全国职业教育康复治疗技术专业"十二五"规划系列教材

卫生职业教育康复治疗技术专业教材

（第二版）

康复心理学

主　编　朱红华　温优良
副主编　王晓东　孙华祥
编　委　（以姓氏汉语拼音为序）

蔡楚丹（珠海市妇幼保健院）

陈涌标（珠海市香洲区人民医院）

付晓东（河南省周口职业技术学院）

黄　莉（湖南永州职业技术学院）

贾新静（山东省泰山护理职业学院）

刘凤英（广东省珠海市卫生学校）

罗　宇（珠海市香洲区人民医院）

孙华祥（山东聊城职业技术学院）

王晓东（深圳市第二人民医院）

温优良（赣南医学院附属康复医院）

吴瑜媛（珠海市妇幼保健院）

曾　姝（湖北武汉民政职业技术学院）

张均伟（广东省惠州卫生职业技术学院）

周振辉（中山市陈星海医院）

朱红华（广东省珠海市卫生学校）

复旦大学出版社
www.fudanpress.com.cn

内容提要

本教材共分16章。第二版教材除了在第一版的基础上着重介绍心理学基础知识，如心理现象及其实质、心理应激与心理防御、病理心理学，以及心理康复基本技能、残疾人的心理问题、常见病症和各系统常见疾病患者的心理康复等，还增加了"考点提示""案例分析""实训指导"等其他内容，以满足学生专业学习、岗位工作和卫生专业技术资格考试的需要。为方便学生学习，本书在章首写明了学习要点，章末编写了思考题。

本教材可供高职高专和中职中专康复技术专业学生使用。

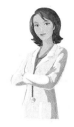

前　言

为了实现残疾人身心的全面康复，最终实现重返社会的康复目标，康复工作者在开展躯体康复同时，针对残疾人的心理问题，积极开展心理康复日显重要。为了便于康复技术专业学生在今后的工作中更好地开展心理康复，在该专业学生中开展心理学方面教育尤显重要。已成为卫生职业院校康复治疗及相关专业的必修课程。为了满足卫生职业院校康复治疗专业的教学需要，我们编写的《康复心理学》第一版出版以来，得到了全国多所院校的教学实践，并受到一致好评，结合心理康复在临床康复中的发展需要，本次进行了修订。

本教材除了在第一版的基础上着重介绍心理学基础知识，如心理现象及其实质、心理应激与心理防御、病理心理学，以及心理康复基本技能、残疾人的心理问题、常见病症和各系统常见疾病患者的心理康复等外，还增加了"考点提示""案例分析""实训指导"以及其他内容，以满足学生专业学习、岗位工作和卫生专业技术资格考试的需要。为方便学生学习，本书在章首写明了学习要点；章末编写了思考题。

通过本教材的学习，学生应能初步掌握康复心理学的基本理论和基本技能，掌握临床常见病症的心理问题和心理康复方法，以及常见康复对象心理障碍的原因、临床表现和心理康复措施，具备做好心理康复工作的基本素质。

本教材邀请了全国多所卫生职业院校的资深康复医学教师和医院康复医学科具有丰富临床经验康复医生、康复治疗师担任编委。其中第一章、第十章、第十五章、第十六章，以及实训1、实训2由朱红华编写；第二章由付晓东编写；第三章、第四章由刘凤英编写；第五章、第八章由黄莉编写；第六章、第七章由贾新静编写；第九章由张均伟和温优良合写；第十一章、第十二章由孙华祥编写；第十三章由孙华祥和曾姝合写；第十四章由曾姝编写；实训3由陈涌标编写；实训4由罗宇编写；实训5由周振辉编写；案例1～案例4由王晓东编写；案例5由吴瑜媛编写；案例6由蔡楚丹编写；案例7、案例8由温优良编写。在此对各位编委表示真诚的谢意！

由于时间仓促，工作经验和水平有限，不妥之处在所难免，欢迎从事康复心理学教学和临床工作的同仁提出宝贵意见。本教材在编写过程中,学习并引用了许多康复医学界前辈和同行学术成果,也得到了各编委所在单位的大力支持,谨此一并致谢。

编者

2016 年 5 月

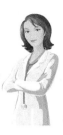

目 录

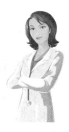

第一章 绪 论

学习要点

1. 掌握康复心理学的概念。
2. 了解康复心理学的发展。
3. 掌握康复心理学在康复医学中的作用。
4. 熟悉康复心理学的研究对象、研究内容和研究方法。

第一节 康复心理学概述

一、康复心理学的概念

康复心理学是一门运用心理学的理论和技术研究康复领域中有关心理问题的学科,是康复医学和心理学的交叉学科。它把心理学的系统知识应用于康复医学的各个方面,主要研究伤、病、残者的心理现象,特别是心理因素对残疾的发生、发展和转归的作用等。其目的是解决康复对象的一系列心理障碍,帮助他们接受残疾现实并逐渐适应,挖掘他们的潜能,使他们重新回归家庭和社会。同时,康复心理学还探索残疾人与社会的相互影响、心理与躯体在残疾时的相互影响等实际问题。康复心理学是康复医学的一个重要组成部分。

考点提示

康复心理学的定义。

当代生物-心理-社会医学模式认为,一个完整的个体不仅是一个生物人,而且也是一个社会人,他们生活在特定的生活环境和不同层次的人际关系网中,从核心家庭关系到亲属、同事、邻居及集体的关系,对个体的心身健康均有着深刻的影响;另一方面,周围自然环境也对个体身心健康有着影响。因此,在康复过程中,既要注重人的生物性因素,也要关注心理-社会因素的影响。

由于人体功能的正常运转,不仅有赖于生物机体的良好功能,同时也有赖于心理-社会因素的协调平衡。因此,要达到让患者全面康复、回归社会的目的,在积极进行躯体康复治疗的同时,还要综合考虑患者的文化背景、教育修养、经济状况、社会职业地位等因素的作用,考虑患者所处社会环境的影响,促进心理-社会功能的康复。

二、康复心理学的发展

康复心理学是在康复医学与心理学的相互交叉、相互渗透的基础上发展起来的一门新兴学科，并随着康复医学的发展而发展。第二次世界大战后，成千上万的残疾士兵返回家园，战争的创伤使他们既有身体的残疾，又有心理上的严重打击，由此产生一系列的心理-社会问题。为使他们尽快地达到躯体、心理以及社会职业等方面的全面康复，最终回归家庭、回归社会，美国政府采取了一系列措施，成立了各种各样的康复机构，使康复医学得到迅猛发展。经过美国 Howard A. Rusk 和英国 Ludwig Guttmann 等学者积极实践和大力倡导，康复医学成为一个独立的专科。与此同时，由于战争而引起的情感创伤，需要心理学家医治，出现了康复心理学的工作机构。20 世纪 50 年代初期，随着康复中心的增加，康复心理学得到公认和发展，同时产生了康复心理学的组织，如美国心理学会成立的"失能的心理因素全国理事会"后来发展成为美国心理学会的康复心理部。康复心理部的目标有 8 个：①鼓励会员推广和交流与康复有关的心理学学术成果和资料；②召集与心理学问题有关的同道们更好地宣传为残疾者服务的心理和社会的因素；③发展残疾者与其组织的联系；④与其他有共同目标的组织合作；⑤向群众宣传残疾者的心理和社会的因素；⑥向立法与管理机构解释康复工作中的心理和社会因素的重要性和康复心理学的价值；⑦促使康复心理学成为一个独立的职业专科；⑧努力为康复心理学家们创造合适的训练标准和方案。

医学科学和心理学为康复心理学的发展提供了理论基础。随着人类对医学科学认识的不断深入，基础医学和临床医学的各项成果很快地被应用到康复医学中，极大地丰富和充实了康复医学的内容；与此同时，精神分析理论、行为理论、认知理论、心理生理理论以及人本主义理论的发展对心理康复的发展产生了巨大影响，使得康复医学与心理学、社会学等其他学科不断交叉和渗透，最终形成和发展了康复心理学。20 世纪 40～50 年代医学心理学的飞速发展对康复心理学的发展起到了极大的推动作用，其中智力测验、神经心理测验、记忆力测验以及社会心理学方面的评定量表等心理测验技术的应用，使得心理、行为指标量化，为康复心理学提供了重要的评估手段；行为治疗、认知治疗等各种心理治疗手段在康复心理学中得到了广泛的应用。

经过近 50 多年的发展，康复医学从一个跨科性的学科变为一个学科群，康复心理学已成为康复医学学科群中一个相关学科。康复心理学在我国具有广阔的前景，全国各地现有大量疗养和康复机构是其发展的雄厚基础，随着康复医学的发展，具有我国特点的康复心理学亦正在形成。

三、康复心理学在康复医学中的作用

康复心理学在康复医学的作用表现在对患者进行医学康复、社会康复、教育康复、职业康复的全面康复中，康复心理学贯穿患者功能康复的整个过程，并且在患者心理-社会适应能力方面的高层次康复中发挥重要的作用和影响；在运动疗法、作业疗法、言语矫正和康复护理等方面，心理康复也起到了积极的作用。

（一）心理康复与医学康复

医学康复是康复医学的重要范畴之一，其目的是通过医疗的手段使患者的躯体功能障碍得到恢复。但是，患者在患有躯体功能障碍的同时往往伴有不同程度的心理障碍，两者通过神经、内分泌等因素相互影响,相互制约,形成恶性循环,从而影响患者全面康复目标的实现。因此,为了达到全面康复的目标,在开展医学康复的同时必须通过认知疗法、行为疗法、理性情绪疗法等措施进行心理康复,使患者的心身康复顺利进行。

（二）心理康复与教育康复

教育康复是通过各种教育和培训促进病、伤、残的康复,使他们重返社会并能自立。但是,患者受自身伤残的影响,他们要想与其他人一样正常工作、学习和生活,既要克服躯体功能障碍,又要克服心理障碍,战胜自我。因此,心理康复是教育康复过程中不可缺少的一部分,康复人员应在开展教育康复的同时通过帮助患者克服挫折感、树立自信心等措施解除其心理障碍,从而提高教育康复的效果,实现全面康复和重返社会的最终目标,实现康复对象应有的社会地位和真正意义上的权利平等。

（三）心理康复与职业康复

职业康复是帮助患者训练职业能力,恢复就业资格,取得就业机会,和健全人一样平等地参加社会劳动。这些对于发挥残疾者的潜能、实现人的价值和尊严、取得独立的经济能力并贡献于社会等均有重要的意义。但是,康复对象因其身心功能障碍,从事社会劳动受到多方面限制。因此,一方面,在开展职业康复前对患者进行心理评估,掌握患者的心理状态,以便有的放矢地进行职业咨询;另一方面,在职业康复操作中应用心理学的理论和原理进行指导,可以使职业康复顺利、有效地进行,实现全面康复的目标。

（四）心理康复与社会康复

心理康复在社会康复中的作用主要表现在以下 3 个方面。

1. 心理康复是社会康复的重要措施之一 社会康复的范畴相当广泛,涉及患者的家庭生活(婚姻、生育及衣、食、住、行等)、升学就业、消遣娱乐、公共服务及政治生活等方面。其中,每一个方面都有大量的心理问题存在,均需要开展心理康复。因此,心理康复是社会康复的必不可少的措施之一。

2. 心理康复是实现患者重返社会的关键环节 社会康复的目的是通过功能和环境条件的改善使患者回归社会,在社会生活的各个方面受到同等对待,不受歧视,自主自立地参与社会和生活,成为社会上的有用之人,拥有同等的权益,履行社会职责,为社会的各项事业作出应有的贡献,实现自我完善和个体价值的体现,满足个体应有的需要。然而,在满足这些需要时,心理-社会因素的作用往往大于躯体功能的作用,只有在心理康复良好的状态下,个体才能体验到幸福、快乐,体会到自身的价值和人生的意义。如果心理健康得不到康复,个体难以适应社会,更谈不上重返社会。

3. 心理康复能提高患者社会适应能力 康复对象生活在社会上,往往会受到多种不良刺激的干扰,使其身心功能障碍加重。要想改变这种状态,一方面需要减少或消除外界不良因素刺激,尽可能为患者营造利于身心健康的良好生活环境;另一方面,还应加强心理康复工作,增强患者的心理承受能力和抵抗外界不良刺激的免疫力,并及时地解除心理障碍,以便患者能更好地适应社会生活。此外,心理康复还能使患者的高层次需要如自尊、社会地位等得到满足。

综上所述,心理康复在康复的整个过程中是必不可少的措施之一,占有重要的地位。要实现全面康复、重返社会的目标,应充分认识到康复对象复杂性,应用生物-心理-社会医学

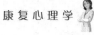

模式来开展康复工作,重视并有效进行心理康复,充分挖掘人的潜能,调动其主观能动性,实现康复的最终目标。

第二节　康复心理学的研究对象

由于疾病的结构谱发生了变化,加之人口老龄化所带来的老年性疾病的增加,康复医学的治疗对象在发生变化,与此同时,康复心理学的研究对象也随之发生改变。各种损伤以及急、慢性疾病和老龄化所带来的功能障碍的患者,各种功能障碍的残疾者是当代康复心理学研究的主要对象。

一、疾病急性期、亚急性期及恢复期的患者

随着康复意识的增强和行之有效的康复临床实践,早期康复治疗的重要性越来越被临床医师和患者所认识和接受。目前,疾病的急性期或恢复期的患者已逐渐成为康复医学最主要的治疗人群,同时也是康复心理学的重要对象。因为对于患者而言,在疾病的整个病程中,他们会由于疾病本身或其他因素的影响产生各种心理问题,并因此影响疾病的临床治疗和康复治疗的效果和进程。因此,对此类患者开展康复心理治疗不仅可促进疾病的临床治愈、提高康复治疗的效果和预防并发症,而且也为疾病后期的功能康复创造了良好的心理条件。

二、各种慢性病患者

当今,各种慢性病已成为康复医学治疗的重要对象之一。在这类患者中,以骨关节、肌肉、神经疾病最为常见,心血管疾病次之,呼吸系统和其他系统的疾病位居其后。由于组织器官的慢性病损,不仅使慢性病患者的活动能力有不同程度的受限,而且也因长期处于"患病状态"使患者的心理负担加重而产生精神创伤,加之社会和家庭环境的不良因素,更进一步加重了患者心理创伤的程度。如果患者的这些心理问题不及时解除,必将对各种康复措施的实施和整个康复治疗的效果产生直接影响。因此,该类患者也是康复心理学的重要研究对象。

三、老年病患者

由于老年人群在社会中所占比例的日渐增高,老龄化已成为当前社会的主要问题。老年人患有多种老年病和慢性病,患者受疾病和家庭、社会等其他一些因素的综合影响,往往心理问题复杂多样,严重影响到老年人的疾病康复和安度晚年生活。因此,根据老年人生理心理特点和需要开展老年病患者的心理康复具有非常重要的意义。

四、残疾人

目前,康复医学的主要对象仍是各种先天性残疾、非传染性疾病所致残疾和外伤性残疾患者,这些患者因各种原因导致肢体、精神、言语、智力、视力、听力等残疾,日常生活、工作和学习受到严重影响,并因此出现各种心理问题,需要心理上的支持和社会的帮助。因此,该

类患者也是康复心理学的研究对象。

第三节 康复心理学的研究内容

康复心理学重点研究康复中的心理问题,社会、生活、学习、文化等应激源对机体的刺激作用与康复的关系,机体应激后的心理反应特点及其与康复的关系等,康复过程中的患者心理状况评估,以及康复治疗中有关的心理治疗和行为治疗等。具体的研究内容如下详述。

一、行为与残疾的关系

包括行为因素对残疾的影响和残疾对个体心理行为的影响及其适应过程。如研究哪些心理、社会及行为因素造成残疾,如何改善环境、改造行为模式,减少残疾的发生;研究病、伤、残者的心理行为反应及其适应过程,从而为及时正确地给他们以心理学的帮助提供依据。

二、研究各种心理行为治疗技术的应用

各种心理治疗技术几乎均可以在康复医学中得到应用,其中行为治疗技术的应用最为普遍。在康复机构中,需要种种心理治疗,包括人类行为的整个范畴。康复心理学的心理治疗主要解决因残疾而发生的心理行为问题和因心理行为因素而造成残疾改变的问题。支持性心理疗法、理性情绪疗法、认知疗法、行为疗法等均是康复医学中常用的心理治疗方法。

三、康复心理评估

康复心理学还负责康复的心理评定工作。应用各种心理测试手段,检测和评定残疾者的心理行为变化情况和心理特征,目的在于了解残疾者心理障碍的性质和程度,掌握康复过程中的心理行为变化情况,研究残疾者心理变化规律等。

四、为康复对象及其家属提供心理咨询

帮助患者及其家属正确面对残疾的现实,改善和消除不良情绪,矫正不良行为。特别是及时干预心理危机,避免患者自杀。

五、研究康复治疗方法有关心理问题

研究运动疗法、作业疗法、言语疗法等康复治疗手段的心理康复作用以及患者在实施各种治疗时的心理问题,避免在治疗中出现负面影响,充分发挥各种治疗手段的积极作用。

第四节 康复心理学的研究方法

康复心理学主要研究康复医学领域中的各种复杂心理现象,由于心理现象受主观随意性的影响较大,所以在研究中必须依据客观事实,采用可以进行检验的方法,避免任何主观臆测,其主要研究方法如下。

一、观察法

观察法是指在自然情境或预先设置的情境中对研究对象的行为进行直接观察、记录而后分析，以期获得其心理活动变化和发展规律的方法。采用观察法研究患者心理，首先要求有明确的计划（包括观察的目的、重点、要求与次数），否则可能出现忙乱或重要的遗漏。其次应做好尽可能全面而细致的记录，以备反复观察与分析所需。最后要善于分析记录材料，避免武断，力求作出切合实际的推断和结论。

二、实验法

实验法是指人为地控制或创设一定条件来引起某种心理现象以进行研究的方法，其主要特点是严格控制条件，主动引起所要研究的现象，对结果进行量的分析和反复验证。

实验法有两种形式：实验室实验法和自然实验法。实验室实验法是在实验室借助于各种专门仪器设备进行心理实验的方法，其特点是可严格人为控制条件，从而获得较精确的科学结果，但由于患者意识到正在接受试验，因此易干扰实验结果的客观性。自然实验法是在自然情境下，由实验者创设或改变一些条件，以引起患者某些心理活动进行研究的方法，其特点是在试验过程中保持正常活动的自然条件，可以消除患者紧张情绪而处于自然状态，因此研究结果比较切合实际。

三、调查法

调查法是通过书面或口头问题的回答，了解患者的心理活动的方法。该法通常采用问卷法和谈话法来收集调查资料。问卷法是采用预先拟定好的问卷表进行，通过患者回答问题的情况，分析其心理特点及有关对象的状况。谈话法是和患者有目的、有计划地面对面谈话，从而了解他的某些心理特点的方法。

四、个案研究法

个案研究法是指对单一的研究对象进行深入而具体研究的方法。个案研究时，要追溯个案的背景资料，了解其生活经历。资料的来源可由患者自己提供，也可由其家属、同事、朋友等其他相关人员提供。在广集个案资料时应分析资料的可靠程度，必要时进行调查核实。资料的内容包括个人经历、家庭背景、教育状况、生活体验、工作情况、社会关系以及重要的生活事件等，还可借助于患者的作业、日记、书信、绘画等进行分析，获知患者的神经类型和性格特点，探索其对事物与人际关系的态度。

思考题

1. 什么是康复心理学？它在康复医学中的地位如何？
2. 康复心理学的研究对象有哪些？
3. 康复心理学的研究内容包括哪些？
4. 康复心理学在康复医学中有什么作用？

（朱红华）

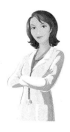

第二章 心理学基础

✚ 学习要点

1. 掌握心理现象的内容,心理的实质,感觉、知觉、记忆、思维、想象、注意的概念,记忆的过程,遗忘规律,情绪、情感、意志的概念,人格、能力、气质、性格、需要的概念,动机的概念与功能,性格的概念与特征,自我意识的概念与结构。

2. 熟悉感觉、知觉的特性,记忆的分类,情绪、情感的功能,马斯洛的需要层次理论,能力的概念与分类,气质类型及其心理行为特点。

3. 了解感觉、知觉、思维、想象的分类,情绪、情感的区别和联系,情绪的外部表现,兴趣的概念和分类,性格的类型学说。

心理学研究的对象是人的心理现象。人的心理现象纷繁复杂,表现形式是多姿多彩的。面对这个色彩缤纷、变幻莫测的世界,人们在认识和改造世界的过程中,会产生哪些心理现象,这些心理现象有哪些特点和规律,如何在实践中运用这些规律,让我们带着这些问题,一同走进神秘的心理世界。

第一节　心理现象及其实质

一、心理现象

人们在认识世界、改造世界的过程中出现的种种心理活动,称为心理现象。法国文学家雨果曾经说过:"世界上最浩瀚的是海洋,比海洋更浩瀚的是天空,比天空还要浩瀚的是人的心灵。"由此可以说明人的心理现象非常复杂。为了便于研究,心理学上一般把心理现象区分为心理过程和人格两个方面。

心理过程是指人的心理活动发生、发展的过程,是人脑对客观现实的反映过程。它包括认识过程、情绪和情感过程及意志过程3个方面。认识过程是人脑对客观事物的属性、特点及其规律的反映,包括感觉、知觉、记忆、思维、想象等认识活动。情绪和情感过程是一个人在对客观事物的认识过程中表现出来的态度体验。意志过程是人们为了改造客观事物,自觉地确定目的,调节支配行动,克服困难,最终实现目标的过程。三者之间是相互联系、相互制约的,情绪情感和意志是在认识的基础上产生和发展起来的,同时又影响认识过程。

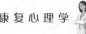

人格是指一个人的整个精神面貌,是具有一定倾向性的心理特征的总和。它包括人格倾向性、人格特征和自我意识。人格倾向性是指一个人所具有的意识倾向,也就是人对客观事物的稳定的态度。人格倾向性包括需要、动机、兴趣、理想、信念和世界观等,它是人从事活动的基本动力,决定着人的行为方向。人格心理特征是一个人身上经常表现出来的稳定的心理特点,主要表现在能力、气质和性格等方面。自我意识是一种自我调节系统,由自我认识、自我体验、自我调控 3 个部分构成。

心理过程和人格是个体心理活动的两个方面,两者是相互依存、相互制约的不可分割的整体。人格通过心理过程形成并表现出来,又反过来制约和调节心理过程的进行。如果没有对客观事物的认识,没有对客观事物产生的情绪和情感,没有对客观事物的积极改造的意志过程,人格是无法形成的。而已经形成的人格又会制约着心理过程的进行,并在心理活动过程中得到表现,从而对心理过程产生重要影响。

心理现象的内容可归纳如下:

心理现象
(心理活动)
- 心理过程
  - 认识过程:感觉、知觉、记忆、思维、想象、注意等
  - 情绪和情感过程
  - 意志过程
- 人格
  - 人格特征:能力、气质、性格等
  - 人格倾向性:需要、动机、兴趣、理想、信念、世界观等
  - 自我意识:自我认识、自我体验、自我调控

二、心理的实质

(一) 心理是脑的功能

人的心理究竟是什么? 它是怎样产生的? 古今中外,围绕心理的实质出现了形形色色的观点和假说,形成了两种对立的心理观,即唯物主义心理观和唯心主义心理观。

唯心主义心理观认为心理是不依赖于物质而独立存在的。我国明代哲学家王阳明曾说过"天下无心外之物",认为心理是世界的本源,世界的万事万物是心理的产物。

唯物主义心理观认为心理的产生有赖于物质的存在。早在战国后期,荀子便提出了"形具而神生"这一唯物主义观点,肯定了心理产生于机体的某一特定器官,但心理究竟产生于哪一种器官,经历了不同的认识阶段。在古代,由于科学技术发展的局限性,人们认为心理是有内脏器官产生的,心脏是产生心理的主要器官。我国古代哲学家孟轲就曾说过"心之官则思",把心脏看成思考的器官。这种观点至今在汉语言中还留有痕迹,如:汉字中几乎所有与心理活动有关的字都带"心"或"忄"旁,如"思、想、感、情、愤、怒、恐、惧"等,与心理活动有关的成语也多带有"心"字,如"心想事成""心中有数""心心相印"等。

随着知识经验的积累和医学的进步,人们逐步增强了对脑的认识,把心理的产生与脑的活动联系起来。我国明代著名医学家李时珍在《本草纲目》中,就明确地作出了"脑为元神之府"的论断。现代科学以无可辩驳的事实证明:生物发展到一定阶段产生了神经系统之后,才出现了心理活动的功能。心理活动的基础是神经系统,其最高部位是脑。心理的发生和发展是以脑的发育完善为物质基础的,脑是心理活动的器官,心理是脑的功能。

(二) 心理是对客观现实的反映

心理是脑的功能,但人脑只是产生心理的物质基础,人脑只有在客观现实的作用下才能

产生心理。没有客观现实作用于脑,心理活动便无从产生。

1. **客观现实是心理的源泉** 客观现实包括人类生存的自然环境、社会环境和有机体自身的状态。人的心理活动不论是简单还是复杂,在客观现实中都可以找到它的源泉。例如,医生对患者进行诊断,就是对患者的症状、体征及疾病过程中各种病理表现相互关系的反映;神话中虚构的形象其原始材料也来源于客观现实,如孙悟空、猪八戒的形象就是把猴和猪的形象拟人化而已。人脑好比是个"加工厂",客观现实就是"原材料",没有"原材料",大脑这个"加工厂"就不能生产出任何产品。有什么样的客观事物作用于脑,就会产生什么样的心理活动。没有客观现实提供信息,人脑就不可能产生心理现象。由此可见,客观现实是心理活动的内容和源泉,如果脱离了客观现实,心理活动就成为无本之木、无源之水。

2. **心理是客观现实的主观能动的反映**

(1)心理是客观现实的主观反映:人的一切心理活动,从感觉、知觉、思维、想象,到情感、意志,都是人脑对客观现实的反映,就其反映的内容来说是客观的,但反映的方式和结果却是主观的。人对客观现实的反映,并不是机械的、刻板的、照镜子式的反映,由于每个人的知识经验、生活经历、个性以及当时的心理状态不同,就必然使人的心理活动带有鲜明的个人主观色彩。表现为不同的人对同一个事物的反映不同,甚至同一个人在不同时间、不同情景下对同一事物的反映也不相同。例如,对同一学习内容,有的学生兴致盎然,有的则觉得索然无味;对同一部文学作品,同一个人在不同的成长阶段也会有不同的评价等。因此,人对客观现实的反映是主观性的反映。

(2)心理是客观现实的能动反映:心理不是对客观现实的简单复制,而是通过人和客观现实的相互作用,对客观现实进行积极的、能动的反映。人不仅可以反映客观现实的表面现象和外部联系,而且可以反映客观现实的本质和规律,从而有目的、有计划地改造客观现实。如人们根据云雨形成规律施行人工降雨,根据天体运行规律发射人造卫星,根据遗传变异规律进行品种改良等,这都说明了人对客观现实的反映是能动的反映。

第二节 心理过程

心理过程是指人的心理活动发生、发展的动态过程,是人脑对客观现实的反映过程,包括认识过程、情绪情感过程和意志过程3个方面。

一、认知过程

(一) 感觉

1. **感觉的概念** 感觉是人脑对直接作用于感觉器官的客观事物的个别属性的反映。我们周围的客观事物通常都具有多种个别属性,如物体的大小、形状、颜色、硬度、滋味、气味等,当这些个别属性直接作用于人的眼、耳、鼻、舌、身等感觉器官时,头脑中就会产生事物相应的形象,这就是感觉。例如,我们面前有一个苹果,用眼睛看,知道它有红红的颜色、圆圆的形状;用鼻子嗅,可以闻到浓浓的清香;放在嘴里一咬,可以尝到甜甜的味道;拿到手里,可以感到光滑的果皮等。这里的红、圆、香、甜、光滑是苹果的一些个别属性,这些

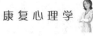

属性直接刺激了我们不同的感觉器官,从而使我们的大脑认识了苹果的这些属性,这个过程就是感觉。

感觉是最简单、最基本的心理现象,然而它在现实生活中却具有非常重要的作用。首先,感觉提供了内外环境的信息。通过感觉,人们能够认识外界事物的各种属性,感觉保证了机体与环境的信息平衡。如果没有感觉提供的信息,人就不可能根据自己机体的状态来调节自己的行为,信息超载或不足,都会给个体的心理和生理带来严重的不良影响。"感觉剥夺"实验就证实了这一点。其次,感觉是一切较高级、较复杂的心理现象的基础。人的知觉、记忆、思维等复杂的认知活动,都是在感觉所获得的信息基础上发生的;人的情绪体验,也必须依靠人对环境和自身内部状态的感觉。所以,没有感觉,一切较复杂的、较高级的心理现象就无从产生。

2. 感觉的种类 根据刺激信息的来源和感觉的性质,一般把感觉分为以下两类。

(1)外部感觉:接受外部刺激,反映外部事物个别属性的感觉,包括视觉、听觉、嗅觉、味觉、皮肤觉等。

(2)内部感觉:接受机体内部刺激,反映机体内部状态和内部变化的感觉,包括运动觉、平衡觉、内脏觉、本体感觉等。

3. 感受性和感觉阈限 在我们的生活环境中,存在着各种各样的刺激,但并不是任何刺激都能引起感觉。例如,我们感觉不到落在皮肤上的尘埃,听不到远处低低的说话声,我们无法用眼睛看到声音,无法用耳朵识别光线等。只有作用于感觉器官的刺激是适宜的刺激,而且刺激达到一定强度时,我们才能产生感觉。我们把感觉器官对适宜刺激的感觉能力称为感受性。感受性的大小可以用感觉阈限来度量。刚刚能引起感觉的最小刺激量叫绝对感觉阈限,刚刚能引起差别感觉的刺激的最小变化量叫差别感觉阈限。感受性与感觉阈限在数量上成反比关系,即阈限值越低,感受性越高。

4. 常见的感觉现象

(1)感觉的适应:这是指感受器在刺激物持续作用下使感受性发生变化的现象。这种变化可以是感受性的提高,也可以是感受性的降低,这对人适应环境具有重要的意义。如视觉上的明适应和暗适应是最典型的感觉适应,暗适应是眼睛对暗光感受性提高的表现,而明适应是对强光感受性降低的表现。古语所说"入芝兰之室,久而不闻其香;入鲍鱼之肆,久而不闻其臭",就是嗅觉的适应现象。

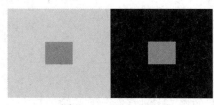

图 2-1 明暗对比

(2)感觉的对比:这是指同一感受器在不同刺激作用下,感受性在强度和性质上发生变化的现象。如图 2-1,一个灰色方块放在黑色背景上比放在白色背景上显得更加明亮一些。如吃过药再吃苹果,会觉得苹果很甜,先吃糖再吃苹果,就感觉不到苹果的甜味。"红花还需绿叶衬"、"月朗星稀"等都是生活中的感觉对比现象。

(3)感觉的相互作用:这是指一种感觉的感受性因其他感觉的影响而发生变化的现象。如食物的色、香能提高味觉的感受性,某些嗅觉刺激能提高视觉感受性,微光刺激能提高听觉的感受性,轻微的音乐可使患者的疼痛减轻,强烈的噪声会使患者的疼痛加剧等。

（4）联觉:联觉是由一种感觉引起另外一种感觉的心理现象。联觉是感觉相互作用的表现,最常见的是视觉联觉。如红、橙、黄等颜色类似太阳和火光的颜色,往往会使人有温暖的感觉,因而被称为暖色;而蓝、青、绿等颜色与蓝天、大海、树木的颜色相近,往往会引起凉爽的感觉,因而被称为冷色。联觉作用广泛应用于绘画、建筑设计、室内装饰等领域,临床上我们也运用联觉作用来治疗疾病,如"颜色疗法""音乐疗法"等。

（5）感觉的发展和补偿:感觉的发展是指人的感受性在实践活动中获得提高的过程。在人们的实践活动中,因实践活动的需要,对某种感觉做长期的、精细的训练,能使某些感觉的感受性明显高于一般人。如有经验的医生,能听出心音微小的变化,经验丰富的中医能分辨出各种各样的脉象等。丧失某种感觉能力的人,可以在生活实践中利用其他感觉的超常发展来弥补,叫感觉补偿。例如,盲人的听觉和触觉特别发达、聋哑人视觉特别敏锐等。

（6）感觉后像:这是指刺激停止作用后,感觉在短暂时间内仍不消失的现象。例如,音乐停止后有余音萦绕的感觉,就是听觉后像;现实生活中,电影就是利用人们视觉后像的原理,将那些间断的画面连续起来产生的动态景象。

（二）知觉

1. 知觉的概念 知觉是人脑对直接作用于感觉器官的客观事物整体属性的反映。在现实生活中,我们不仅要认识事物的个别属性,而且要认识事物的整体,没有感觉对客观事物个别属性的反映,人们也不可能获得对客观事物整体的反映。例如,我们通过感觉认识到苹果的形状、颜色、硬度、味道等属性,在综合这些个别属性的基础上,产生了对"苹果"这个整体属性的认识,这就是知觉。我们看到一个人,听到一首音乐,这些都属于知觉现象。

感觉是知觉的基础,知觉是在感觉的基础上产生的,但知觉并不是个别感觉信息的简单总和,而是对事物的多种属性和各部分之间相互关系的综合反映。

2. 知觉的种类 根据知觉所反映对象的性质不同,可以把知觉分为空间知觉、时间知觉和运动知觉。

（1）空间知觉:这是人对物体的大小、形状、方位和距离等空间特性的反映。它包括形状知觉、大小知觉、方位知觉和深度知觉等。

（2）时间知觉:这是人对客观事物的延续性和顺序性的反映,如四季变化、昼夜更替、时间长短、先后顺序等。

（3）运动知觉:这是人对物体运动特性的反映。运动知觉是多种感官的协同活动的结果,参与运动知觉的有视觉、动觉、平衡觉,其中视觉起到重要作用。

3. 知觉的基本特征

（1）知觉的选择性:人所生活的环境是纷繁复杂的,每时每刻都会有各种各样的刺激作用于人的感觉器官,人不可能同时清晰地感知到周围的所有事物,而只能选择其中一种或几种事物作为知觉对象,把对象周围的事物作为知觉的背景,这种把知觉对象从背景中区分出来的特性称为知觉的选择性。知觉的对象与背景是可以相互转换的,如图2-2,A图若以黑色为知觉对象,白色为背景,看到的是两个人脸的侧面;若以白色为知觉对象,黑色为背景,看到的则是花瓶。B图既可以看成一位年轻女子,也可以看成一位老妇人。知觉的选择性与对象的特点和个人的兴趣、需要、经验等有关。

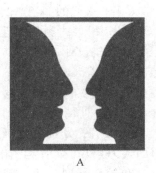

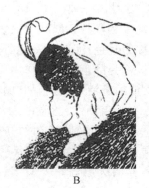

A   B

图2-2 知觉的选择性—双关图

（2）知觉的整体性：客观事物都是由许多部分和属性组成的，当客观事物的个别属性作用于人的感官时，人能够根据知识经验而知道它的其他属性，从而把知觉作为一个统一的整体，知觉的这种特性称为知觉的整体性。如图2-3是一些不规则的黑色碎片和白色线条，但人们一般都倾向于把它看成一些黑色圆盘和一个白色立方体。

（3）知觉的理解性：人们在知觉的过程中，不是被动地反映知觉对象，而是主动地运用已有的知识经验对知觉对象作出某种解释，赋予知觉对象一定的意义，这就是知觉的理解性。如图2-4，看到这张图片，人们不是消极地看图片上的这些黑白斑点，而是力求理解这些斑点的关系，对它作出合理的解释，是雪地还是一只动物？人对知觉对象的理解与自己过去的知识经验有着非常重要的关系，对于同一知觉对象，由于个人的知识经验不同，对事物的理解程度也有所不同。例如，一张X线片，不懂医学知识的人是无法从中得到具体信息的，而放射科医生就能从X线片中看出身体的病变情况。

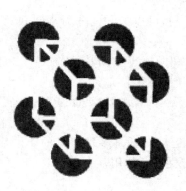

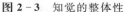

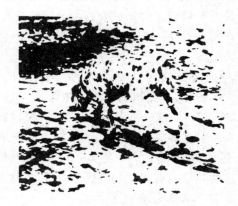

图2-3 知觉的整体性   图2-4 知觉的理解性

（4）知觉的恒常性：当知觉的条件在一定范围内发生变化时，人的知觉映象并不因此发生相应的变化，保持相对不变，这就是知觉的恒常性。例如，对于一个我们熟悉的人，不会因他的发型或服饰的些许变化而变得不认识了。再如图2-5，无论你在教室的哪个方位看教室的门，也无论教室的门是开着的还是关着的，你总把教室的门看成是矩形的，这就是形状的恒常性。知觉的恒常性能使人不受外界的干扰，在不同情况下都能按照事物的实际面貌反映客观事物，从而适应不断变化的外界环境。

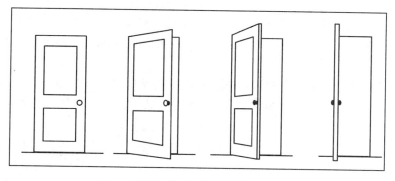

图 2 - 5 知觉的恒常性

（三）记忆

1. 记忆的概念 记忆是人脑对经历过的事物的反映。人们感知过的事物,思考过的问题、体验过的情感、从事过的活动,都会不同程度地保留在人的头脑中,并在一定条件下以经验的形式重现出来,这就是记忆。从信息加工的观点来看,记忆就是人脑对外界输入的信息进行编码、存储和提取的过程。

记忆作为一种基本的心理过程,是和其他心理活动密切联系的。没有记忆,人们无法积累知识经验,只能每次都重新去认识那些已经接触过的事物,人的认识活动只能停留在感知阶段,其他一切心理活动都将无法进行。可见,记忆是人们学习、工作和生活的基本能力,没有记忆,生活将是难以想象的。

2. 记忆的种类

（1）根据记忆的内容,记忆可分为形象记忆、情绪记忆、运动记忆、逻辑记忆。

1）形象记忆:这是以感知过的事物形象为内容的记忆。它是直接对客观事物的具体形象和外部特征的记忆,具有比较鲜明的直观性。例如,对日常生活中人物的音容笑貌、自然景色的记忆等。形象记忆可以通过视觉、听觉、触觉、味觉和嗅觉等获得。

2）情绪记忆:这是以体验过的情绪、情感为内容的记忆。例如,你第一天到校上学时那种兴奋激动的心情,至今仍记忆犹新,这就是情绪记忆。

3）运动记忆:这是以过去经历过的动作为内容的记忆。例如,对学过的临床技能操作的记忆,就是运动记忆。

4）逻辑记忆:这是以概念、判断、推理等逻辑思维为内容的记忆。例如,对数理化中的定义、定理、公式、法则的记忆。

（2）根据记忆内容保持时间的长短不同,可把记忆分为瞬时记忆、短时记忆、长时记忆。

1）瞬时记忆:这是指外界刺激停止后,通过感官所获得的感觉信息保持时间极短的记忆。储存时间为 0.25～2 秒,又称感觉记忆。如果这些感觉信息进一步受到注意,则进入短时记忆。

2）短时记忆:这是指保持时间在 1 分钟左右的记忆。例如,边听课边记笔记,就属于短时记忆。短时记忆中的信息经过复述,就进入了长时记忆。

3）长时记忆:这是指保持时间一分钟以上甚至终身的记忆。长时记忆中存储着我们过去的经验和知识,为所有心理活动提供必要的知识基础。

（3）根据记忆过程中意识的参与程度,可把记忆分为内隐记忆、外显记忆。

1）内隐记忆:这是指在不需要意识或有意回忆的情况下,个体过去的经验自动对当前任务产生影响所表现出来的记忆。例如,人际交往中对交往对象的印象和交往反应就体现着内隐记忆。

2）外显记忆:这是指个体有意识地或主动地收集某些经验来完成当前任务时所表现出来的记忆。外显记忆能随意地提取记忆信息,能对记忆信息进行较准确的语言描述,例如线索回忆、再认等。

3. 记忆的基本过程　记忆是一个复杂的心理过程,包括识记、保持、再认和回忆 3 个基本环节。

（1）识记:这是把所需信息输入头脑的过程,即识别和记住事物的过程。识记是记忆的初始环节,对记忆效果的好坏有重要影响。根据识记时有无明确的目的,可以将识记分为无意识记和有意识记。

1）无意识记:这是指没有预定的目的,也不需要意志努力而进行的识记。个体在不同环境熏陶下,养成的生活习惯,积累的生活经验,多来自无意识记。

2）有意识记:这是指有明确的识记目的,运用一定有助于识记的方法,需要作出意志努力的识记。例如,上课认真听讲,记住老师讲述的内容,就属于有意识记。实践证明,有意识记的效果优于无意识记。

根据有意识记是否建立在对识记材料理解的基础上,有意识记又可分为机械识记和意义识记。机械识记,是指在对识记材料没有理解的情况下,依靠机械地重复进行的识记。人们记地名、人名、历史年代、生理指标等,常常依靠机械识记。意义识记,是指在对识记材料理解的基础上进行的识记。由于意义识记是一种与思维活动密切联系的、积极主动的识记,在识记的速度、准确性、巩固性等方面,都优于机械识记。

（2）保持:这是信息在头脑中贮存和巩固的过程,即是把知识经验储存在头脑中。保持是记忆过程的中心环节,是实现回忆的重要保证,没有保持就谈不上记忆。

（3）再认和回忆:这是指人从头脑中提取信息的过程。再认和回忆是识记、保持的结果和表现,是记忆的最终目的。

1）再认:这是指过去经历过的事物重新出现时能够识别出来。例如,认出多年未见的儿时伙伴,考试时做选择题、判断题等,都属于再认。

2）回忆:这是指过去经历过的事物不在面前时,能够在头脑中把它再现出来的过程。例如,和老朋友一起回想往事,考试时做名词解释、问答题等都属于回忆。

4. 遗忘

（1）遗忘的概念:遗忘是指对识记过的事物不能再认和回忆,或者错误的再认和回忆。遗忘与保持是矛盾的两个方面,遗忘既有积极作用又有消极作用,不需要记忆的东西遗忘有利于保持大脑的清晰和记忆功能的良好状态,但遗忘同时会给人们的学习、生活带来很多困难。

（2）遗忘的规律

1）遗忘与时间:德国心理学家艾滨浩斯对遗忘现象和时间的关系作了系统的研究,并总结出了遗忘曲线(图 2-6)。研究表明,遗忘在学习之后立即开始,遗忘的过程最初进展得很快,以后逐渐缓慢。遗忘曲线所揭示的规律对于学习具有重要的指导意义。学习新知识后要及时复习,趁记忆材料未被大量遗忘时进行巩固和强化记忆。

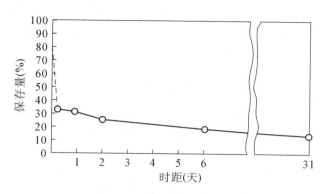

图 2－6　艾滨浩斯遗忘曲线

2）识记材料的性质与数量：一般认为,形象的、有意义的材料比抽象的、无意义的材料遗忘得慢;在学习程度相等的情况下,识记材料数量越多,忘得越快,材料少则遗忘较慢。

3）学习的程度:学习程度是指学习过程中正确反应所能达到的程度。学习后的巩固水平超过其刚能背诵的程度称为过度学习。研究表明,学习程度越高,遗忘越少,过度学习达150％时保持效果最佳。

4）识记材料的序列位置:较长的识记材料,最后识记的部分最不容易遗忘,其次是最先识记的部分,遗忘最多的是中间部分。

5）识记者的态度:在人们的生活中不占重要地位的、不引起人们兴趣的、不符合一个人需要的事情,容易出现遗忘。符合识记者需要、兴趣的材料不容易遗忘。

5. 记忆的品质

（1）记忆的敏捷性:这是指记忆速度的快慢。一般以在单位时间内能记住或回忆多少事物为指标,是记忆的重要品质之一。记忆的速度快,便能在一定的时间内掌握更多的材料,学习更多的知识。有的人过目不忘,有的人久难成诵,就是在记忆敏捷性方面的差异。

（2）记忆的持久性:这是指记忆内容保持时间长短的特点。有了记忆的持久性,才会有知识的巩固。记忆保持的时间越长久,人们就越能充分运用以往积累的知识经验。

（3）记忆的准确性:这是指记忆内容是否准确无误。记忆准确的人,回忆起来的事物与原来识记过的材料完全相符,没有歪曲和遗漏,也没有减少或增多。准确性是记忆的最重要的品质,没有记忆的准确性,记忆的其他品质也就没有什么意义。汉末学者蔡邕的 400 篇作品,是他被害后,女儿蔡文姬准确无误地背出来,才得以流传至今。

（4）记忆的准备性:这是指从记忆中提取所需知识速度快慢方面的特征。记忆的目的在于在实际需要时,能迅速、灵活地提取信息,回忆所需的内容加以应用。准备性强的人,记忆的知识处于活跃状态,能随时提取出来用以解决有关问题。例如,在知识竞赛中,虽然大家都掌握了回答某些问题的有关知识,但有的人反应很快,有的人反应很慢,这就是记忆准备性品质的差异。

（四）思维

1. 思维的概念和特征

（1）思维的概念:思维是人脑对客观事物间接的、概括的反映。在日常生活中,人们经常说到"让我想一想"、"请你考虑考虑",这里的"想一想"和"考虑考虑",指的就是思维活动。

思维和感觉、知觉一样,都是人脑对客观事物的反映,但感觉、知觉是对客观事物直接的反映,它反映的是事物的个别属性、整体特征、表面现象及外部联系,属于认识活动的低级阶段,而思维是对客观事物间接和概括的反映,它反映的是事物的本质特征和内部联系,属于认识活动的高级阶段。

(2)思维的特征:思维具有间接性和概括性两个特征。

1)间接性:思维的间接性指人能借助一定的媒介和一定的知识经验对客观事物进行间接的认识。例如,中医通过望、闻、问、切四诊法,来诊断疾病;西医则可以通过问诊、体格检查、辅助检查等诊断患者体内有无病变等。

2)概括性:思维的概括性是指在大量感性材料的基础上,把一类事物共同的特征和规律抽取出来,加以概括。例如,流感、乙肝、艾滋病等,我们把这一类具有传染性的疾病统称为传染病。

2. 思维的分类

(1)根据思维任务的性质、内容和解决问题的方法不同,可把思维分为动作思维、形象思维和抽象思维。

1)动作思维:这是指通过实际操作解决直观而具体问题的思维形式。其特点是思维和动作不可分离,离开了动作,思维也就终止。幼儿将玩具拆卸、组装,就属于直观动作思维。在个体心理发展中,动作思维是3岁前幼儿主要的思维方式。成人有时也要运用动作思维来解决问题,例如,技术工人检修机器时,一边检查一边思考故障的原因。

2)形象思维:这是指人们利用头脑中的事物的具体形象来解决问题的思维。3~6岁儿童的思维主要以形象思维为主,成年人解决问题时也常用到此类思维活动。例如,艺术家、作家经常运用形象思维进行艺术构思,塑造艺术形象或典型人物形象。

3)抽象思维:这是指以概念、判断、推理等形式进行的思维。例如,学生学习各种科学知识,科学家进行某种推理、判断等,都要运用抽象思维。抽象思维的发展较晚,一般成长到青年期以后才具有较发达的抽象思维。

(2)根据思维探索问题答案的方向不同,可把思维分为聚合思维和发散思维。

1)聚合思维:这是指把问题所提供的各种信息聚合起来,朝着同一个方向得出一个正确答案的思维。例如,医生根据患者的症状、体征以及实验室检查的结果,对患者进行正确的诊断,就是一种聚合思维。

2)发散思维:这是指根据已有信息,从不同角度、以不同的方式思考,寻求多种答案的一种开放性思维。例如,一词多组、一题多解,一种疾病有多种治疗方案等,都属于发散思维。

(3)根据思维的创新程度不同,可把思维分为常规思维和创造性思维。

1)常规思维:这是指人们运用已获得的知识经验,按现成的方案和程序直接解决问题的思维。例如,学生运用已学的公式解决同一类型的问题,医生使用一种治疗方案治疗不同患者的同一种疾病等。

2)创造性思维:这是指重新组织已有的知识经验,提出新的方案或程序,并创造出新的思维成果的思维活动。科学研究、发明创造、技术革新等创造性活动都是通过创造性思维实现的。

3. 思维的过程　人的思维活动是复杂的心理过程,思维的过程就是通过分析、综合、比较、分类、抽象、概括等对外界信息进行加工,通过概念、判断、推理等思维形式,揭示客观事物的本质特征和内部联系。

(1)分析与综合:这是思维活动最基本的过程。分析是指在头脑中把事物的整体分解成各个部分或各种属性的过程。例如,我们把植物分解为根、茎、叶、花、果实、种子进行认识,把一篇文章分解为若干段落加以理解等。综合则是在头脑中将事物的各个部分、各种属性和特征结合起来,形成对事物的整体认识。例如,把字、词组成句子,对一个学生德、智、体、美、劳进行综合评价等,都属于综合过程。

(2)比较与分类:比较是在头脑中把各种事物或现象加以对比,确定它们的异同及关系的过程。例如,多种疾病具有相似的临床表现,通过比较进行鉴别诊断等。分类是在头脑中根据事物或现象的异同,把它们区分为不同种类的思维过程。例如,根据词的语法功能、形态、意义,可以把词分为实词、虚词两大类,实词又可分为名词、动词、形容词等。

(3)抽象与概括:抽象是在头脑中把同类事物或现象的共同的、本质的特征抽取出来,并舍弃个别的、非本质特征的思维过程。概括是将抽取出来的事物的共同的、本质的特征综合起来,推广运用到同类事物中去的过程。例如数学公式、几何定理都是概括的结果。

4. 思维的品质 思维的品质是衡量一个人思维发展水平的重要指标,良好的思维品质主要表现在以下几个方面。

(1)思维的广阔性:这是指思维过程中善于把握事物之间的联系,全面而细致地思考问题、分析问题。与广阔性相反的是思维的狭隘性,表现为孤立片面地考虑问题,只见局部,不见整体;只见树木,不见森林。

(2)思维的深刻性:这是指在思维过程中善于通过表面现象抓住问题的本质。在感性材料的基础上,去粗取精、去伪存真、由此及彼、由表及里,进而抓住事物的本质与内在联系,认识事物的规律性。与深刻性相反的是思维的肤浅性,表现为思维过程缺乏逻辑性,思维结果空泛、肤浅,对事物的认识仅仅停留在表面现象和外部联系上。

(3)思维的灵活性:这是指善于根据客观条件的发展变化灵活机智地解决问题。在现实生活中,有的人遇事足智多谋、善于随机应变,而有的人机械呆板、墨守成规,就是思维灵活性方面的差异。

(4)思维的敏捷性:这是指思维过程中能够迅速地发现问题和及时地解决问题。所谓"眉头一皱,计上心来",就是思维敏捷的一种表现。与敏捷性相反的是思维的迟钝性,表现为遇事优柔寡断、犹豫不决、束手无策等,但思维的敏捷性并不意味着匆忙草率。

(5)思维的独立性:这是指在思维过程中善于独立地分析问题和解决问题。与独立性相反的是思维的依赖性,表现为遇事盲从附和,解决问题时缺乏主见、人云亦云等。

(6)思维的批判性:这是指在思维过程中善于客观地、正确地评价并修正自己与他人的思维成果。思维的批判性还体现在敢于冲破习惯思维的束缚,敢于打破常规去思维,敢于另辟蹊径,独立思考,发现前所未有的东西。

(五)想象

1. 想象的概念 想象是对头脑中已有的表象进行加工改造,形成新形象的过程。想象是在表象的基础上形成的,表象是指曾经感知过的事物在头脑中留下的形象,而想象是个体通过对已有表象加工改造,形成的新形象。这种新的形象可以是人们从未感知过的事物的形象,也可以是现实中并不存在的事物的形象。例如,《西游记》中孙悟空、猪八戒以及各种

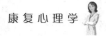

妖魔鬼怪的形象都是作家想象的产物。尽管这一类形象离奇古怪,有时甚至荒诞无稽,但它们仍来自现实,来自对人脑记忆表象的加工。

2. **想象的种类**　根据产生想象有无目的分为无意想象和有意想象。

(1) 无意想象:这是没有预定目的,不自觉产生的想象。例如,看到天上变幻莫测的云,把它想象成柔软的棉花、活动的羊群、起伏的山峦等事物形象,就是无意想象。药物和疾病引起的幻觉,也属于无意想象。梦是在睡眠状态下出现的一种想象活动,是无意想象的一种特殊形式。

(2) 有意想象:这是有预定目的、自觉进行的想象。根据有意想象内容的新颖程度和形成方式的不同,有意想象又可分为再造想象、创造想象和幻想。

1) 再造想象:这是根据言语的描述或图形符号的示意,在人脑中形成相应事物的新形象的过程。例如,建筑工人根据建筑设计图纸想象出建筑物的形象;阅读毛泽东的诗词《沁园春·雪》,在头脑中形成北国冬日的壮丽景象;学习时通过解剖挂图想象实体的情况等,都是再造想象。

2) 创造想象:这是根据一定的目的、任务,在人脑中独立地创造出新形象的过程。创造想象是一切创造性活动的必要环节,没有创造想象,创造活动就难以顺利完成。在科学发明、文艺创作、新产品设计时,人脑中构成的新形象都属于创造想象。

3) 幻想:这是创造想象的一种特殊形式,它是一种与人的生活愿望相结合并指向未来的想象。如果幻想以客观现实为依据,符合事物发展规律,经过努力可以实现,一般称为理想。例如,青少年想将来当科学家,想为人类多做贡献,这是符合社会发展规律的,经个人努力能够实现的。如果幻想完全脱离客观现实的发展规律,不可能实现,一般称为空想。例如,有人幻想长生不老,到处寻找灵丹妙药,这是不切实际的永远也不能实现的。

(六) 注意

1. **注意的概念和特性**　注意是心理活动对一定对象的指向和集中。注意具有指向性和集中性两个特性。

注意的指向性是指心理活动有选择地反映一定的对象,而离开或忽略其他对象。指向性表现出人的心理活动具有选择性。例如,学生在上课时,只关注老师的讲解和活动,而忽略周围环境中发出的声音。注意的集中性是指心理活动倾注于选择对象的稳定和深入程度。它使人的心理活动离开一切与注意对象无关的事物,而集中到认识对象上来,并对其他活动产生抑制性影响。例如,外科医生在做复杂的手术时,注意力高度集中在患者身上,与手术无关的人和物,都处于他的注意范围之外。

注意不是一种独立的心理过程,而是一种心理状态,是伴随着感觉、知觉、记忆、思维、想象等心理活动同时进行的,是各种心理过程共有的特性,并保证心理活动的正常进行。

2. **注意的种类**　根据有无预定目的,以及是否需要意志努力,可把注意分为无意注意、有意注意、有意后注意 3 种。

(1) 无意注意:这是指没有预定目的,也不需要意志努力的注意。例如,正在教室里听课,突然有人推门进来,这时大家会不由自主地把视线朝向他,这种注意就是无意注意。

(2) 有意注意:这是指有预定的目的,需要一定意志努力的注意。例如,由于认识到学习的重要性,在学习中遇到困难或干扰时,通过意志努力使注意力保持在要学习的东西上,这种注意就是有意注意。

（3）有意后注意：这是指有预定的目的，但不需要意志努力的注意。有意后注意是在有意注意的基础上发展起来的。例如，在刚开始做某种工作时，由于对它不熟悉，困难较大，往往需要一定的努力才能把自己的注意保持在这种工作上。经过一段时间的努力，对这种工作熟悉了、有兴趣了，就可以不需要意志努力而继续保持注意，这时有意注意就转化为有意后注意。

3. 注意的品质

（1）注意的广度：又称注意的范围，是指在同一时间内能清楚地把握的注意对象的数量。注意的广度在人们的实践活动中具有重要的意义，注意广度的大小决定着人们在同一时间内获取信息量的多少，直接影响到学习和工作效率。例如，在学习中，注意广度大，阅读速度就快，逐字逐句地读和"一目十行"地读，其速度差异是显而易见的。注意的广度与知觉对象的特点和个体的知识经验、活动任务、情绪与兴趣状态等有关。

（2）注意的稳定性：这是指注意在同一对象或活动上所能持续的时间。注意的稳定性是衡量注意品质的一个重要指标，它在人们的生活和工作中具有重要的意义。例如，学生在课堂上保持稳定的注意，才能有效地进行学习；外科医生只有在手术中聚精会神地工作，才能保证手术的成功。注意的稳定性取决于事物的性质和主体的状态，内容的丰富、明确的目的任务、积极的态度、浓厚的兴趣等，都有利于注意的稳定。

（3）注意的分配：这是指在同一时间内把注意指向两种或两种以上的对象或活动上。所谓"眼观六路""耳听八方"，指的就是注意的分配。事实证明，注意的分配是可行的，人们在生活中可以做到"一心二用"，甚至"一心多用"。例如，教师一边讲课，一边板书，一边观察学生的反应；汽车驾驶员开车时，一边观察路面，一边进行各种操作等。

注意的分配对完成复杂的工作任务具有重要的意义。实现注意的分配要满足两个条件：一是同时进行的几种活动中，至多只能有一种是不熟练的，其余的必须达到熟练和自动化的程度；二是同时进行的几种活动之间必须有内在联系。例如，演员边弹吉他、边唱歌、边跳舞，是在弹、唱、舞之间建立了内在联系的反应系统后，才能实现注意分配的。

（4）注意的转移：这是根据新的任务，主动地把注意从一个对象转移到另一个对象上。例如，在课程安排上，如果先上英语课，再上解剖课，学生就应根据学习任务的变化，及时把注意力从英语课转移到解剖课上。灵活而又正确的转移是提高工作效率的基础，医护人员每天要接触大量的不同患者，这就要求具有灵活转移注意的能力。一般来说，注意转移的快慢和难易，取决于原来注意的紧张度和引起注意转移的新事物的性质。原来的注意紧张度越高，新事物或新的活动越不符合引起注意的条件，转移注意就越困难。

二、情绪和情感过程

（一）情绪和情感的概念

情绪和情感是人对客观事物是否符合自身需要而产生的态度体验。人非草木，孰能无情？人们在认识客观事物的过程中，对客观事物常会产生好恶或肯定与否定的态度。例如，对美好事物的爱慕、对丑恶现象的憎恶、成功时的喜悦、失败时的痛苦等，就是情绪和情感的不同表现形式。

需要是情绪情感产生的基础。人对客观事物采取什么样的态度，要以该事物是否满足人的需要为中介。与人的需要无关的事物，不会引起人的情绪或情感体验；凡是符合人的需要、满足人的需要的事物，会引起人积极的、肯定的情绪和情感；凡是不符合人的需要、妨碍

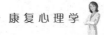

需要满足的事物,会产生消极、否定的情绪和情感。例如,我们会因生活中遇到知己而感到欣慰、无端遭到攻击而产生愤怒等。

情绪和情感是两个既有区别又有联系的概念。从需要角度来看,情绪往往同生理性需要相联系,为人和动物所共有,而情感则是与社会性需要相联系,是人类所特有的较高级的体验;从发生的角度来看,在个体情感发展过程中,情绪的发展在先,情感体验产生在后;从反应的特点来看,情绪具有情境性、不稳定性和易变性的特点,而情感则具有稳定性、深刻性和持久性的特点;从表现的特点来看,情绪具有较强的冲动性和明显的外部表现,而情感则常以内隐的形式存在,外在表现不明显。情绪和情感的区别是相对的,它们之间存在着密切的联系。稳定的情感是在情绪的基础上发展起来的,而且也要通过情绪的形式来表达。情绪也离不开情感,情绪的变化反映情感的深度,在情绪中蕴含着情感。

（二）情绪和情感的功能

1. 适应功能　情绪和情感是个体生存、发展和适应环境的一种重要方式。婴儿出生时,还不具备独立的生存能力和言语沟通能力,这时主要依赖情绪来传递信息,成人也正是通过婴儿的情绪反应,及时为婴儿提供各种生活条件。在成人生活中,人们通过各种情绪、情感,了解自身或他人的处境与状况,适应社会的需要,求得更好的生存和发展。

2. 动机功能　情绪和情感是动机的源泉之一,是动机系统的一个基本成分。例如,部分患者就医的动机就源于对疾病的恐惧。适度的情绪兴奋,可使身心处于活动的最佳状态,能够激励人的活动,提高人的活动效率,进而推动人们有效地完成工作任务。

3. 组织功能　情绪和情感对其他心理活动具有组织的作用。这种作用表现为积极情绪、情感的协调、促进作用和消极情绪、情感的干扰、破坏作用。研究表明,中等强度的积极情绪和情感,有利于提高认识活动的效果,而消极的情绪、情感则会对操作效果产生负面影响。

4. 信号功能　情绪和情感在人际间具有传递信息、沟通思想的功能。这种功能是通过情绪的外部表现,即表情来实现的。例如,在许多场合,人们能通过表情来传递信息,用微笑表示赞赏、用点头表示默认等。

（三）情绪和情感的分类

1. 基本情绪　关于情绪的类别,长期以来说法不一,但一般认为有 4 种基本情绪,即快乐、愤怒、恐惧和悲哀。基本情绪与人的基本需要相联系,它们是先天的,不学而能的,基本情绪的不同组合可以派生出许多复杂的复合情绪。

（1）快乐:这是指盼望的目标得以实现、紧张得以解除时产生的情绪体验。快乐的程度取决于愿望满足的程度和意外的程度。快乐可分为满意、愉快、欢乐、狂喜等。

（2）愤怒:这是指所追求的目的受到阻碍,愿望无法实现时产生的情绪体验。愤怒的程度取决于外界干扰的大小和对其察觉的程度。愤怒可分为轻微的不满、生气、愠怒、大怒、暴怒等。

（3）恐惧:这是指试图摆脱和逃避某种危险情景而又无能为力时产生的情绪体验。恐惧与缺乏处理可怕情景的能力有关。恐惧可分为惊讶、害怕、惊骇、恐怖等。

（4）悲哀:这是指失去所盼望的事物,或理想和愿望破灭时产生的情绪体验。悲哀的程度取决于失去的事物对自己的重要性和价值。悲哀可分为遗憾、失望、难过、悲伤、哀痛等。

2. 情绪状态　情绪状态是指在特定时间内,情绪活动在强度、紧张性和持续性上的综合表现。

（1）心境：这是一种微弱而持久的情绪状态，也就是我们平时所说的心情。心境具有弥漫性的特点，它不是关于某一事物的特定体验，而是以同样的态度体验对待一切事物，使人的一切活动都带有某种情绪色彩。例如，心情舒畅时，觉得一切都是美好的，干什么事情都兴致勃勃；当心情郁闷时，一切都黯然失色，干什么事情都无精打采，甚至会"见花落泪，对月伤怀"。所谓"忧者见之则忧，喜者见之则喜"，就是心境弥散性的表现。心境持续的时间有很大差别，有时持续几小时，有时可能几周、几个月或更长时间。这主要依赖于引起心境的各种刺激的特点和个体的人格特点。心境产生的原因是多方面的，生活的逆顺、事业的成败、人际关系的好坏、身体健康状况，甚至天气、景色等自然环境的变化，都可能成为引起某种心境的原因。

心境对学习、工作、生活和身体健康都有很大的影响。积极乐观的心境，可以促进人的主观能动性的发挥，精神振奋，充满信心，提高活动效率，有益于身体健康；消极悲观的心境，会使人意志消沉，丧失信心和希望，降低活动效率，有害于心身健康。

（2）激情：这是一种强烈的、短暂的、爆发式的情绪状态。激情通常是由对个人有重大意义的事件引起的。例如，取得重大成功之后的欣喜若狂、惨痛失败后的沮丧绝望、突如其来的危险所带来的异常恐惧等。

人处于激情状态时，常常伴随着生理变化和有明显的外部表现。例如，狂喜时的手舞足蹈、愤怒时的咬牙切齿、悔恨时的捶胸顿足、恐惧时的语无伦次等。激情状态下人往往出现"意识狭窄"现象，即认识活动的范围缩小，理智分析能力受到抑制，自我控制能力减弱，进而失去意志力对行为的控制，有一种情不自禁、身不由己的感受，甚至作出一些鲁莽的行为或动作。例如，一些青少年犯罪，就是在激情状态下，一时冲动，酿成大错。当然，激情也有积极的一面，一些激情可以成为激发人行动的巨大动力，增强克服困难的勇气，以推动活动的顺利进行。

（3）应激：这是由出乎意料的紧急情况所引起的高度紧张的情绪状态。在日常生活中，有时会遇到突如其来的事件和意想不到的危险，它要求人们动员自己的全部力量，迅速作出选择，采取有效行动，以应对这些突发事件，这时产生的情绪状态就是应激。例如，飞行员、驾驶员突遇险情，人们遇到突然发生的水灾、火灾、地震等自然灾害，突然遭到歹徒的抢劫等，这些突发事件常常使人们的身心都处于高度紧张状态之中，并产生相应的反应，就是应激状态。

在应激状态下，人可能有两种表现：①惊慌失措，目瞪口呆，急中丧智，陷入困境；②急中生智，当机立断，化险为夷，转危为安。应激状态与刺激的性质、强度以及个体的适应能力、人格特征、知识经验等有关。注意在实践中锻炼，培养思维的敏捷性，提高意志的果断性，增强动作的灵活性，强化技能的熟练性，人们的应激水平就能逐渐得到提高，如军人的实战训练、学生的模拟考试等，目的都在于促成应激状态下的积极反应。

3. **情感的种类** 情感是与人的社会性需要相联系的主观体验，是人类特有的心理现象之一。情感的种类繁多，渗透到人类社会生活的各个领域，人类较高级的社会性情感有道德感、美感、理智感。

（1）道德感：这是人们根据一定的道德标准去评价自己或他人的思想和言行时产生的情感体验。例如，当自己的思想、言行符合道德标准时，就会产生荣誉感、幸福感、自豪感等

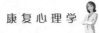

情感;反之,则会感到羞愧、内疚、自责、不安。当他人的思想、言行符合道德标准时,会产生崇敬、钦佩、赞赏等情感;反之,则会产生厌恶、鄙视、憎恨等情感。道德感是伴随着人们的道德认识而产生和发展的,它对人的道德行为起着巨大的推动、控制和调节作用。

(2) 美感:这是人们根据一定的审美标准评价事物时所产生的情感体验。美感是由现实生活中美的客观事物引起的,凡是符合人们美的需要的一切事物都能引起人的美感。例如,秀丽的桂林山水、苍茫的内蒙古草原、雄伟的万里长城,可以使人体验到大自然的美和人的创造之美;纯朴、善良、正直、诚实的品质和行为,可以使人体验到人性之美;美妙的音乐、精美的绘画等可以使人体验到艺术之美。人在感受美的同时,通常会产生一种愉快的体验,而且表现出对美的事物的强烈倾向性。所以,美感有时也能成为人的行为推动力,沉醉其中,乐此不疲。美感是在社会生活实践中发展的,受社会历史条件的制约。不同的社会、不同的民族、不同阶级和阶层的人们,对美的评价标准不尽相同,对美的需要也不同,因而,对美的体验也各不相同。

(3) 理智感:这是在智力活动中,认识和评价事物时所产生的情感体验。例如,人们在探索未知事物时表现出的兴趣、好奇心和求知欲,解决问题过程中出现的困惑、惊讶,问题得以解决时的幸福和喜悦,以及对真理的热爱、对科学的追求、对谬误和偏见的蔑视和憎恨等,都属于理智感。理智感体现着人对自己智力活动的过程与结果的态度,是人们学习科学知识、认识和掌握事物发展规律的一种重要动力。正如波兰伟大的天文学家哥白尼所说:他对天文的深思产生于"不可思议的情感的高涨和鼓舞",正是他探索天体的奥秘时产生的理智感,推动他创立了"日心说"。

（四）情绪的外部表现

情绪情感虽然是一种内部的主观体验,但在情绪情感发生时,常常伴随着某些外部表现。这些可以观察到的行为特征,称为表情。与人的情绪变化有关的表情主要有面部表情、身段表情和言语表情。

1. 面部表情　面部表情是以面部肌肉活动为主的一种情绪表达方式。例如,高兴时"眉飞色舞",忧愁时"愁眉苦脸",气愤时"怒目圆睁",恐惧时"目瞪口呆",憎恨时"咬牙切齿",紧张时"张口结舌"等,整个面部肌肉的协调活动显示出人类丰富多彩的情绪状态。

2. 身段表情　这是情绪在身体动作上的表现。人在不同的情绪状态下,身体姿势会发生不同的变化,例如,高兴时"手舞足蹈",得意时"摇头晃脑",悔恨时"捶胸顿足",愤怒时"双拳紧握",羞怯时"扭扭捏捏",紧张时"手足无措"等。这些躯体和手、足的动作特征,可以真切地流露出一个人的内在情感。在身段表情中,手势是重要的表达形式。手势通常和语言一起使用,更富于表现力。手势也可以单独使用表达某种情绪,如鼓掌欢迎、招手示意等。

3. 言语表情　这是情绪在言语的音调、速度和节奏等方面的表现。言语不仅是交流思想的工具,也是表达情绪信息的手段。例如,爽朗的笑声、痛苦的呻吟都表达了不同的情绪状态;喜悦时,语调高昂,语速较快;悲哀时,声音低沉,语速缓慢;愤怒时,说话大声严厉;平静时,语音平缓而沉着等。

表情是人际交往中信息传达、情感交流不可缺少的手段,也是了解他人主观心理状态的客观指标。借助表情,我们才能"察言观色",在别人的举手投足间洞悉他的内心感受。

（五）情绪与健康

情绪可以通过神经、内分泌及免疫系统的变化影响着人的生理功能。祖国医学早已精辟地阐明了情绪与健康的关系,如"喜伤心""怒伤肝""思伤脾""忧伤肺""恐伤肾"。"笑一笑,十年少""愁一愁,白了头",也说明了情绪对健康的作用与影响。积极乐观的情绪,如高兴、愉快、快乐、满意等有利于人的心身健康;消极的情绪,如愤怒、焦虑、恐惧、抑郁等,常常会影响人正常的生理功能,严重时可导致心身疾病。

三、意志过程

(一)意志的概念

意志是指个体自觉地确定目的,并根据目的来支配和调节自己的行动,克服各种困难,从而实现预定目的的心理过程。人在积极主动地反映客观现实的过程中,不仅接受内外刺激的作用,产生相应的认识和情绪情感,而且还会采取相应的行动反作用于客观世界。表现为在对客观事物认识的基础上,在头脑中确定行动的目的,根据目的来调节支配自己的行动,从而实现预定目的,这种心理活动就是意志。所以,意志是一种力量,没有这种力量,人很难达到预定的目的。受意志支配的行动叫做意志行动。

(二)意志的特征

1. 具有自觉的目的性　意志行动的目的性特征是人与动物的本质区别。人在从事活动之前,活动的结果已经作为行动的目的而存在于头脑之中,并且以这个目的来指导自己的行动。没有目的,就不会有意志行动。

2. 以随意运动为基础　人类的运动可分为随意和不随意两类。不随意运动是指那些不受意识支配的运动。例如,心脏跳动,胃肠蠕动,瞳孔反射等。随意运动是受主观意识支配的、有一定的目的的运动。例如,学习、劳动等。有了随意运动,人就可以根据目的去组织、支配和调节一系列的动作,组成复杂的行动,来实现预定目的。

3. 与克服困难相联系　人的意志行动是有自觉目的的行动,在目的确立和实现的过程中会遇到各种各样的困难,只有在克服困难的过程中,才能表现出一个人的意志力量,没有困难的行动不是意志行动。例如,走路对正常人来说是轻而易举的事情,没有明显困难,一般不认为它是意志行动;而对一个因病长期卧床正在康复的患者来说,每迈一步都要克服许多困难,这时练习走路就是一种意志行动。

(三)意志的品质与培养

1. 意志的品质　人在意志行动过程中表现出来的比较明确的、稳定的特点即意志品质。坚强的意志品质主要包括以下 4 个方面。

(1)自觉性:这是指人在行动中具有明确的目的,并充分认识行动的社会意义,使自己的行动服从于社会要求的品质。具有自觉性的人,通常目的明确,立场坚定,在行动中充分发挥自己的主观能动性。同时,在行动中既不轻易接受外界影响而改变自己原来的决定,也不拒绝一切有益的意见和建议。与自觉性相反的特征是受暗示性和独断性。受暗示性是指容易接受别人的影响,盲目接受别人的思想和行为,轻易改变或放弃自己的决定。独断性则是固执己见、一意孤行,经常毫无理由地拒绝别人的意见、规劝或建议。

(2)果断性:这是指善于明辨是非,迅速而合理地作出决定,并实现决定的品质。具有果断性品质的人,善于审时度势,善于对问题情境作出正确的分析和判断,当机立断,及时行动。果断性在日常生活中具有重要意义。例如,医护人员的果断性,能使患者化险为夷,转

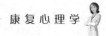

危为安,及早康复。与果断性相反的意志品质是优柔寡断和草率决定。优柔寡断的人在采取决定和执行决定时顾虑重重、犹豫不决,往往导致错失良机;草率决定是指对事情缺乏深思熟虑,不充分考虑主客观条件,不考虑行动的后果,凭借一时冲动,冒失行事。

(3)坚韧性:这是指人在意志行动中坚持决定,以充沛的精力和顽强的毅力,百折不挠地克服一切困难,实现预定目的的品质。具有坚韧性的人善于抵制各种不符合行动目的因素的干扰,目标专一,锲而不舍,有始有终。与坚持性相反的意志品质是动摇和顽固执拗。动摇是指立志无常,见异思迁,遇到困难就灰心丧气,放弃对预定目标的追求,往往虎头蛇尾,半途而废。顽固执拗是对自己的行动缺乏正确的估计,常常固执己见,自以为是,我行我素。

(4)自制性:这是指人在行动中善于控制自己的情绪,约束自己言行的品质。自制性集中反映出意志的抑制职能。自制性强的人,善于控制自己的行为去执行所作出的决定,又善于控制自己的情绪冲动,克服盲目冲动的行为,遇事三思而后行。与自制性相反的是任性和怯懦。任性的人不能约束自己的言行,感情用事,为所欲为;怯懦的人胆小怕事,遇困难就惊慌失措、畏缩不前。

2. 意志品质的培养　良好意志品质的培养,应注意以下 4 个方面。

(1)树立远大的理想:古人云:"君子所取者远,则必有所恃;所就者大,则必有所忍。"远大的理想和坚定的信念是培养意志的前提条件,只有具备了远大的理想和坚定的信念,才能产生巨大的动力,才能使自己的行动具有高度的自觉性,才能克服前进中的重重困难。

(2)激发积极的、愉快的情感:情感与意志是紧密联系的。积极的情感能鼓舞人的斗志,使人在行动中更有活力和激情地去克服困难;而消极的情感则会动摇和销蚀人的意志,使人萎靡不振、丧失斗志。

(3)参加实践活动:坚强的意志是在克服困难的实践活动中形成和发展起来的。"不经历风雨,怎能见彩虹",人只有在实践活动中有意识地面对和克服困难,不断经历风雨的洗礼,在挫折和困难面前不退缩、不自卑,才能不断地在挫折中积累经验和磨炼意志。

(4)进行自我教育:意志的自我教育主要通过自我提醒、自我约束、自我反省,不断地鞭策和激励自己,并在不断克服困难、达到目的的过程中,使自己的意志品质得到发展。

第三节　人　　格

一、人格概述

(一)人格的概念

在现实生活中,我们会看到各种各样的人,如:有人活泼开朗,有人多愁善感;有人冲动莽撞,有人谨小慎微;有人正直诚实,有人奸诈虚伪;有人谦虚好学,有人则骄傲自满等。这些心理差异都是人格差异的表现。人格是我们日常生活中经常使用的词汇,如"尊重他人的人格""他的人格高尚""他出卖自己的人格"……这些描述包含了人格的多重含义,有法律意义上的人格,有道德意义上的人格,也有文学意义上的人格。那么,什么是心理学意义上的人格呢?

人格一词最初源于古希腊语 persona,原意是希腊戏剧中演员戴的面具,面具随人物角色的不同而变换,表现角色的特点和人物特征,就如同我国戏剧中的脸谱一样。因此,面具是剧中人的行为方式和性格特征的标志。心理学用"面具"转意为"人格",指一个人在人生舞台上扮演的角色及其独特的精神面貌。心理学家对人格的定义并不完全一致,综合各家的观点,可以将人格定义为:人格是指一个人整个的精神面貌,即具有一定倾向性的、稳定的心理特征的总和。人格由人格倾向性、人格心理特征和自我意识 3 个部分构成。

（二）人格的特征

1. 人格的整体性　人格是人的整个心理面貌,是由多种成分结合而成的有机整体,这些成分不是孤立地存在着,也不是机械地联合在一起,而是错综复杂地相互作用、相互影响、相互依存,作为一个整体去影响人适应环境、改造环境的活动。例如,气质、性格、需要、动机、价值观、人生观、世界观等,它们紧密联系,综合成为具有内在一致性的品质。人的行为不仅是某个特定品质运作的结果,而是与其他成分密切地联系和协调一致进行活动的结果。

2. 人格的稳定性　在一个人身上会表现出许许多多的心理特征,只有在行为中比较稳定、经常表现出来的心理倾向和心理特征才能表征他的人格。在行为中偶然发生的、一时的心理特征不能称为人格。俗话说"江山易改,本性难移",就形象地说明了人格的稳定性特征。

3. 人格的独特性　人格的独特性是指每个人的心理和行为都存在着差异,人与人之间没有完全相同的心理面貌。所谓"人心不同,各如其面",正说明了人格是千差万别、千姿百态的,这就是人格的独特性。

4. 人格的社会性　人格是在先天遗传素质的基础上,在人类社会文化背景的影响下形成的。如果脱离了人类社会,或者没有受到社会环境的影响,沦落为"狼孩"、"熊孩",心理发展也就定格在动物的水平上,就不可能形成人格,或者不可能形成良好的人格特征。

（三）人格的形成与发展

一般认为,人格是在遗传与环境的交互作用下逐渐形成的。具体说来,主要有以下 2 个因素。

1. 生物遗传因素　人格的形成依赖于一定的自然基础,即遗传素质。遗传素质是指人们先天获得的解剖和生理的特性,特别是脑和神经系统特性,其中高级神经活动的类型是人格形成的重要前提条件。通常在智力、气质等这些与生物因素相关较大的人格特质上,遗传因素的作用较重要。

2. 后天环境的因素

（1）家庭环境因素:家庭是人格形成的启蒙地。家庭的经济、政治地位,父母的受教育水平、教育观点和方法,家庭成员间的关系,家庭的气氛,子女在家庭中的角色,家庭成员的行为方式等都从各方面影响人格形成。研究表明,不同的教养方式对孩子的人格特征具有不同的影响。例如,采用民主型的教养方式,孩子容易形成活泼、直爽、自立、善于交往、思想活跃等积极的人格品质;而采用放纵型教养方式,孩子容易形成任性、自私、唯我独尊、蛮横无理、胡闹等人格特征。

（2）学校教育因素:学校是人格社会化的主要场所,教育对学生人格发展起关键性作用。教师对学生人格发展具有导向作用,而同伴群体对人格发展具有"弃恶扬善"的作用。

（3）社会文化因素:每个人都处在特定的社会文化环境中,文化对人格的影响是极为重要的。社会文化塑造了社会成员的人格特征,使其成员的人格结构朝着相似性的方向发展,

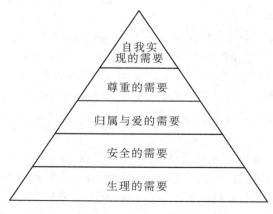

这种相似性具有维系社会稳定的功能。

另外,个人独特的经历、自然物理因素(生态环境、气候条件、空间拥挤程度等)等也会对人格的形成和发展有一定的影响。

二、人格倾向性

人格倾向性是人行为活动的基本动力,决定着人对现实的态度及认识活动对象的选择与趋向,包括需要、动机、兴趣、信念、世界观等。人在与周围事物的相互作用中,选择与舍弃什么、看重与轻视什么、趋向与回避什么、接受与拒绝什么等,都由人格倾向性所决定。

(一) 需要

1. 需要的概念　需要是指个体对自身生存和发展所必备的条件在头脑中的反应。

需要是个体活动的基本动力,是个体行为活动积极性的源泉,常以意向、愿望、动机、抱负、兴趣、信念、价值观等形式表现出来。需要一旦被意识到,就形成一种寻求满足的力量,驱使人朝着一定的对象去活动,以满足这种需要。一般来说,需要越强烈、越迫切,由它引起的活动动机就越强烈。

2. 需要的分类　人的需要是非常复杂的,对需要进行分类的方法也是多种多样的。

(1) 根据需要的起源,可以把需要分为生物性需要和社会性需要。生物性需要是指与人维持生命和延续种族相联系的一些需要,如饮食、呼吸、睡眠、排泄、运动、休息、性等需要。社会性需要是人类在社会生活中形成的,为维护社会的存在和发展而产生的需要,如劳动、交往、成就、求知、道德等需要。

(2) 根据需要对象的性质,可以把需要分为物质需要和精神需要。物质需要是指人对物质对象的需求,如对衣、食、住等有关物品的需要,对劳动工具、交通工具、娱乐工具的需要,对日常生活用品的需要等。精神需要是指人对社会精神生活及其产品的需求,如对科学文化知识的需要、文艺作品的需要、欣赏美的需要、交往的需要和成就的需要等。人类正是由于有了这些精神需要,才促使人去不断地探索和创造,从而使人类的社会生活丰富多彩。

3. 需要的层次理论　需要层次理论是由美国人本主义心理学家马斯洛(A. H. Maslow)提出的,他认为人的发展的一个最简单原则就是满足各层次的需要。他将人的需要按其发展顺序及层次高低分为以下 5 个层次(图 2-7)。

图 2-7　马斯洛需要层次模式

（1）生理的需要：这是人类最原始、最基本的需要，如对阳光、水分、空气、食物、排泄、睡眠、求偶、疾病的治疗、性的需要等。这些是维持个体生存和生殖繁衍的基本需要。

（2）安全的需要：它表现为人们要求稳定、安全、受到保护、有秩序、能免除恐惧和焦虑等。例如，人们希望得到一份较安定的职业，愿意参加各种保险，这些都表现了他们的安全需要。

（3）归属和爱的需要：一个人要求与其他人建立感情的联系或关系，如结交朋友、追求爱情、参加一个团体并在其中获得某种地位等，就是归属和爱的需要。

（4）尊重的需要：这包括自尊和受到别人的尊重。自尊包括对获得信心、能力、本领、成就、独立和自由的愿望；来自他人的尊重包括威望、承认、接受、关心、地位、名誉和赏识等。

（5）自我实现的需要：这是发挥自己的才能和潜能，实现个人的理想和抱负的需要。这是最高层次的需要。

马斯洛认为，这5种需要都是人的最基本的需要，是与生俱来的，它们构成了不同的等级或水平，并成为激励和指引个体行为的力量。马斯洛认为，需要的层次越低，它的力量越强，潜力越大。在高级需要出现之前，必须先满足低级需要。只有在低级需要得到满足或部分得到满足以后，高级需要才有可能出现。

马斯洛的需要层次理论与我国古代"衣食足而知荣辱"的思想颇相一致，对于我们探索人类的需要有一定的启发作用，在临床实践方面也有一定的意义。我们对患者首先考虑的是他们的生存和安全需要，所以要给予治疗，并注意必要的营养和护理，但我们也不可忽视他们对爱的需要、尊重的需要，甚至自我实现的需要。如果患者得到我们的爱护和尊重，他们就容易解除孤独、焦虑、忧愁、抑郁的情绪，产生信心和希望，有利于疾病的治疗和康复。

马斯洛的需要层次理论，有其积极性的一面，但也有其局限性。它忽视了人的主观能动性、需要的社会制约性、各种需要之间的复杂联系等。如"志者不食嗟来之食"就是很好的例证。

（二）动机

1. **动机的概念** 动机是一种驱使人们进行活动，从而满足需要、达到目标的内部动力或内部心理过程。动机是在需要的基础上产生的，如果说需要是人活动的基本动力和源泉，那么动机就是需要的表现形式。

从动机与行为的关系上分析，动机具有3种功能：其一是激发功能，它具有发动行为的作用，能推动个体产生某种活动；其二是指向功能，它能使行为指向一定的目标和对象；其三是维持和调整功能，当动机激发个体的某种活动后，这种活动能否坚持下去，同样受动机的调节和支配。

2. **动机的分类**

（1）根据动机的起源，可以把动机分为生理性动机和社会性动机。生理性动机起源于生理性需要，它是以有机体的生理需要为基础的，如饥饿、渴、睡眠、性、解除痛苦等动机。社会性动机起源于社会性需要，与人的社会性需要相联系，如劳动动机、认识动机、创造动机、交往动机、成就动机等。

（2）根据动机产生的原因，可以把动机分为外部动机和内部动机。外部动机是指人活动的动机是由外部事物的吸引力诱发出来的，内部动机是指人行为的动机出自本身的自我激发。如学生刻苦学习既可能是因为本身的求知欲、上进心等内部动机，也可能是因为得到

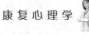

表扬、避免惩罚等外部动机。

3. 动机冲突 现实生活中,由于人们有多种需要,于是就会形成多种动机。如果这些动机同时存在,但又不能同时满足,就会使人难以取舍,引起矛盾的心理状态,这就形成了动机冲突。动机冲突有以下3种基本形式。

(1) 双趋冲突:两个同时出现的目标对个体具有相同的吸引力,并引起相同强度的动机,但由于条件的限制,两者必选其一,即造成了"鱼和熊掌不可兼得"的难于取舍的矛盾心理状态,称为双趋冲突。例如,周末的晚上既想看电视,又想看书。

(2) 双避冲突:一个人同时遇到两个具有威胁性而都想躲避的情景,迫于环境和条件,他必须接受其中一个才能避免另一个,这样就会产生"前怕狼,后怕虎"的左右为难的心理状态,称为双避冲突。例如,对一位必须在手术和药物治疗间作出选择的患者来说,他既恐惧手术的危险又担心药物的不良反应。

(3) 趋避冲突:这是一个人对同一目的产生两种动机,一是好而趋之,另一是恶而避之,"想吃鱼又怕腥",此种矛盾心理,称之为趋避冲突。例如,一位患者想通过手术治好自己的病,但又害怕做手术;学生想参加各种娱乐活动,又怕耽误时间影响学习等。

以上3种是最基本的动机冲突模式,现实生活中人们的内心冲突是极其复杂的。了解这些基本模式,有助于进一步了解更复杂的动机冲突,也有助于解决内心冲突。

(三) 兴趣

1. 兴趣的概念 兴趣是人力求探究某种事物并带有肯定情绪表现的一种认识倾向。表现为个体对客观事物抱有一种选择性态度和自觉的行动,并始终伴随着积极愉快的情绪。例如,一个学生对心理学有兴趣,他就会钻研心理学书籍,并感到乐在其中。

兴趣是在需要的基础上,通过社会实践形成和发展起来的。兴趣是带有积极情绪色彩的一种认识倾向,因而是人们从事活动的内在动力之一,他可以推动人积极地、满腔热忱地从事社会实践活动,从而促使个体满足对客观事物的需要或实现自己的目标。

2. 兴趣的分类

(1) 根据兴趣的内容,兴趣可以分为物质兴趣和精神兴趣。物质兴趣是由人对物质的需要而引起的,如人对住房、家具等的兴趣。精神兴趣是由精神需要而引起的兴趣,如人对科学技术、文化娱乐、社会交往等的兴趣。

(2) 根据兴趣所指向的目标,兴趣可以分为直接兴趣和间接兴趣。直接兴趣是对活动过程本身的兴趣,如对学习过程本身的兴趣、对开汽车本身的兴趣等。间接兴趣是指对活动结果的兴趣,如对通过学习取得文凭的兴趣、对劳动后取得报酬的兴趣等。

3. 兴趣的品质

(1) 兴趣的广泛性:这是指兴趣的范围大小。兴趣广泛的人,对许多事物和活动都兴致勃勃,乐于探究,从而大大丰富自己的知识,更容易在事业上取得成功。当然,良好的兴趣品质不仅应该是广泛的,而且在广泛兴趣基础上还要形成主导性的中心兴趣,一个人如果"样样都喜欢,样样都不专",一无所长,就很难有所建树。兴趣既博又专,才有可能在某个方面取得突出的成就。

(2) 兴趣的倾向性:这是指个体对什么发生兴趣。人们在兴趣的倾向性方面差异很大。例如,有人喜欢文学,有人喜欢艺术,有人喜欢体育等。兴趣的倾向性在一定程度上反映出一个人的需要、素养、知识水平、信念和世界观。兴趣的倾向性有时直接关系到人的兴趣的性质问题,指向于个人生活享乐的兴趣是低级的兴趣,指向于为社会谋福利的兴趣则是高尚的,是应该提倡的。

(3)兴趣的稳定性:这是指个体兴趣的持续时间或稳定程度。在人的一生中兴趣必然会发生变化,但在一定时期内,保持基本兴趣的稳定性,则是个体的一种良好的心理品质。人有了稳定的兴趣,才能把工作持续地进行下去,从而把工作做好,取得创造性的成就。如果兴趣缺乏稳定性,朝三暮四,见异思迁,在事业上就很难获得成功。

(4)兴趣的效能性:这是指兴趣对活动产生的效果。根据个体兴趣的效能水平,一般把兴趣分为有效的兴趣和无效的兴趣。有效的兴趣能够成为推动工作和学习的动力,把工作和学习引向深入,促进个体的发展。无效能的兴趣不能产生实际效果,仅仅是一种向往。

三、人格心理特征

人格心理特征包括能力、气质和性格。它是人格中较为稳定的方面,体现了个体的独特心理活动和行为。

(一)能力

1. 能力的概念　能力是指直接影响活动效率、顺利完成某种活动所必需的个性心理特征。有些因素虽然影响活动的顺利进行,如体力、耐力等,它们不属于人格的组成部分,不能称为能力;有些虽是心理特征,如急躁、稳重、勤奋、谦虚等,但它们不是顺利完成活动必不可少的条件,不直接影响活动效率,因此也不能称为能力。

能力与活动紧密联系着。一方面,人的能力在活动中形成、发展和表现出来;另一方面,从事某种活动又必须以一定的能力为前提。要顺利地完成某项活动,单凭一种能力是不够的,需要多种能力的结合。多种能力的有机结合,称为才能。而才能的高度发展称之为天才。天才绝不是天生的,而是在正常的先天素质的基础上,通过后天环境、教育的影响,以及自己的主观努力而发展起来的。爱迪生说过,天才来自于99%的汗水和1%的灵感,就是这个道理。

2. 能力的分类　人的能力是多种多样的,可以按照不同的标准对能力进行分类。

(1)一般能力和特殊能力:能力按照它的倾向性可划分为一般能力和特殊能力。一般能力是顺利完成各种活动所必备的基本能力,如注意力、观察力、记忆力、思维能力、想象力等,也就是通常所说的智力。特殊能力指从事某种专业活动所必需的能力。例如,画家的色彩鉴别力、形象记忆力;音乐家的区别旋律能力、音乐表象能力以及感受音乐节奏的能力等,均属于特殊能力。

(2)模仿能力和创造能力:按照活动中能力参与活动性质的不同,可以把能力分为模仿能力和创造能力。模仿能力是指通过观察别人的行为和活动来仿效他人的言行举止,然后以相同的方式作出反应的能力。例如,儿童模仿父母的说话、习字时的临摹等都属于模仿能力。创造能力是指个体不受成规的束缚而能够灵活运用知识经验,产生新思想,或发现和创造新事物的能力。

(3)认知能力、操作能力和社交能力:按照能力表现形态的不同可以把能力分为认知能力、操作能力和社交能力。认知能力是指个体接受、加工、储存和应用信息的能力,是个体顺利完成各种活动所必备的最基本、最主要的心理条件。对客观事物的观察、记忆、注意、思维和想象能力都属于认知能力。操作能力是指人操作自己的肢体以完成各项活动的能力,如劳动能力、艺术表演能力、体育运动能力、实验操作能力等。社交能力是在人们的社会交往活动中表现出来的能力,如组织管理能力、言语感染力、判别决策的能力、调解纠纷、处理意外事故的能力等,这种能力对组织团体、促进人际交往和信息沟通都有重要作用。

3. 能力的个体差异　能力的发展及个体差异表现在质和量两个方面,质的差异表现为能力的类型差异,量的差异表现在能力发展的水平和发展早晚的差异。

(1)能力的类型差异:人的能力可以在知觉、表象、记忆、言语、思维等方面表现出具体类型的差异。如在记忆方面,有视觉记忆型、听觉记忆型、运动记忆型和混合型等能力类型差异。另外,不同人往往采取不同的途径或不同的能力组合方式去完成同一种活动。这些都说明人们存在着能力类型的差异。

(2)能力发展水平的差异:主要是指一般能力即智力发展水平上的差异。心理学研究表明,在全人口中,智力水平基本上呈正态分布:两头小、中间大,即智力水平极高的智力超常者和智力水平极低的智力低下者都是极少数,而绝大多数人的智力处于中间不同的层次水平。

(3)能力表现早晚差异:人的能力的充分表现有早有晚。有的人在儿童时期就显露出某一方面的卓越才华,这叫"人才早熟"。例如,我国唐朝的王勃6岁擅长文辞,10岁能赋,26岁写出脍炙人口的《滕王阁序》。奥地利作曲家莫扎特5岁开始作曲,8岁试作交响乐,11岁创作歌剧。与此相反的另一种情况叫"大器晚成"。有些人的才华在中、晚年才表现出来。我国著名画家齐白石40岁时才显露出他的绘画才能,50岁时成为著名画家。达尔文的名著《物种起源》也是50岁以后写成的。

(二)气质

1. 气质的概念　气质是表现在心理活动的强度、速度、灵活性与指向性等方面的一种稳定的心理特征,即我们平时所说的脾气、秉性。

气质是个体心理活动的动力特征。气质具有心理过程的强度(如情绪体验的强度、意志努力的程度),心理过程的速度和稳定性(如知觉的速度、思维的灵活程度、注意力集中时间的长短),以及心理活动的指向性(如有人倾向于外部事物,有人倾向于内心世界)等方面的特点。这些特征为个体的心理和行为染上了一种独特的色彩。例如,有的人性情暴躁,容易发火;有的人遇事沉着,不动声色;有的人活泼好动,能说会道;有的人则多愁善感,胆小怕事。

2. 气质类型及生理学基础　古今中外许多学者对人类气质的差异及原因进行了探讨,提出了各种学说,其中影响最为久远的是体液学说,比较科学的是高级神经活动类型学说。

(1)体液学说:古希腊医生希波克拉底(Hippocrates,公元前460～公元前377)认为人体内有4种液体,即黏液、黄胆汁、黑胆汁、血液,这4种体液在人体内以不同的比例混合,就形成了不同的气质类型。在体液中,血液占优势的为多血质,黏液占优势的为黏液质,黄胆汁占优势的为胆汁质,黑胆汁占优势的为抑郁质。希波克拉底用体液多少来解释气质的类型,虽然缺乏科学依据,但人们在日常生活中确实能观察到这4种气质类型的典型代表。所以,这4种气质类型的名称为许多学者所采用,一直沿用至今。

1)胆汁质:这种人情绪体验强烈、爆发迅猛、平息快速,思维灵活但粗枝大叶,精力旺盛、争强好斗、勇敢果断,为人热情直率、朴实真诚、表里如一,行动敏捷、生气勃勃、刚毅顽强;但这种人遇事常欠思量,鲁莽冒失,易感情用事,刚愎自用。

2）多血质:这种人情感丰富、外露但不稳定,思维敏捷但不求甚解,活泼好动、热情大方、善于交往但交情浅薄,行动敏捷、适应力强;他们的弱点是缺乏耐心和毅力,稳定性差,见异思迁。

3）黏液质:这种人情绪平稳、表情平淡,思维灵活性略差,但考虑问题细致而周到,安静稳重,踏踏实实,沉默寡言,喜欢深思,自制力强,耐受力高,内刚外柔,交往适度,交情深厚;但这种人的行动主动性较差,缺乏生气,行动迟缓。

4）抑郁质:这种人情绪体验深刻、细腻持久,情绪抑郁、多愁善感,思维敏锐、想象丰富,不善交际、孤僻离群,踏实稳重、自制力强,但他们的行为举止缓慢,软弱胆小,优柔寡断。

(2)高级神经活动类型学说:巴甫洛夫用高级神经活动类型学说解释气质的生理基础。巴甫洛夫认为,高级神经活动的基本过程(即兴奋过程和抑制过程)是个体差异及其特点的基础,个体的所有活动都是在兴奋和抑制这两种神经过程协同活动的支配下进行的。决定气质特点的 3 个最主要的神经系统特征是:神经过程的强度、平衡性、灵活性。神经兴奋和抑制过程的 3 个基本特性的独特结合就形成了高级神经活动的 4 种基本类型,即兴奋型、活泼型、安静型和抑制型,它们与体液学说的气质类型有着对应的关系。两者的对应关系见表2-1 所示。

表 2-1　高级神经活动类型与气质类型表

高级神经活动过程	高级神经活动类型	气质类型
强、不平衡	兴奋型	胆汁质
强、平衡、灵活	活泼型	多血质
强、平衡、不灵活	安静型	黏液质
弱	抑制型	抑郁质

高级神经活动类型是气质类型的生理基础,气质是高级神经活动类型的外在表现。高级神经活动类型学说为神经活动类型和气质类型的关系勾画了一个轮廓,对气质的实质作了科学的解释。

3. 气质的意义

(1)气质类型不决定人的智力水平和社会价值:从前面对气质类型特征的分析中,我们可以明显地看到,各种气质都有其积极的特点和消极特点,气质类型本身并无好坏之分。再者,气质并不决定一个人的道德品质、智力水平和社会价值。任何一种气质类型的人都可以成为品德高尚、有益于社会的人,也可以成为道德败坏、有害于社会的人。气质不能决定一个人的成就,任何气质的人经过自己的努力都可能在不同实践领域中取得成就,也可能成为平庸无为的人。

(2)气质与职业选择:不同的职业对从业者的气质有不同的要求,因此在特定的条件下选择气质特征适合的人从事相应工作,可以提高工作效率,减少失误。一般来说,胆汁质、多血质的人较适合从事需要反应快捷、灵活性强的工作,黏液质、抑郁质的人较适合从事需要持久耐心、细致性的工作。

(3)气质与医患交往:不同气质类型患者显露出的个性特征,会直接影响到医患交往。

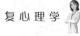

例如,对于容易冲动的胆汁质人,要特别注意晓之以理、动之以情,稳定其情绪,防止冲动行为的发生;而抑郁质的人敏感多疑,要用积极的生活态度启发他们,从多方面对其多加关心,语言要谨慎,防止医源性的不良暗示。

(4) 气质与身体健康:任何一种气质类型都有发展成不良心理的可能。孤僻、抑郁、情绪不稳定、过分性急、冲动等特征都不利于身体健康,而且是某种疾病的易感因素。例如,胆汁质的人易兴奋而不易抑制,生活中强刺激、过度紧张与劳累,会使他们的兴奋过程更强而抑制过程更弱,久而久之,容易出现神经衰弱、心血管疾病等。

(三) 性格

1. 性格的概念 性格是指人对客观现实的稳定态度以及与之相适应的习惯化的行为方式。一个人的性格不仅表现在他做什么,而且表现在怎么做、做什么和怎么做就意味着人对事物的态度和行为方式。性格是人与人相互区别的主要心理特征,是人格的核心,是在后天社会环境中逐渐形成的,最能反映一个人的生活经历,体现一个人的本质属性。

2. 性格的特征 性格是由许多个别特征所组成的复杂心理结构,由于每个人性格特征组合的情况及表现形式不同,因而形成了千差万别的性格。性格的结构具有以下 4 个方面的特征。

(1) 性格的态度特征:这是指人对客观现实的稳固态度方面所表现出来的个体差异,具体表现在以下 3 个方面:一是对社会、集体和他人的态度特征,如诚实、正直、虚伪、粗鲁、大公无私等;二是对学习、工作、劳动的态度特征,如认真细致、勤劳、有创造精神等;三是对自己态度的性格特征,如自信或自卑、谦虚或自负等。

(2) 性格的理智特征:这是指人表现在认识过程中的性格特征,主要指人在感知、记忆、想象、思维等认识过程中表现出来的认知特点和风格的个体差异,也称为性格的认知特征,如有的人感知敏锐、过目不忘、想象丰富,有的人则感知迟钝、缺乏想象、墨守成规。

(3) 性格的情绪特征:这是指人在情绪活动的强度、稳定性和持久性以及主导心境等方面表现出来的特征。在情绪的强度方面,有的人情绪强烈,不易于控制;有的人情绪微弱,易于控制。在情绪的稳定性方面,有的人情绪波动性大,喜怒无常;有的人情绪则稳定,心平气和。在情绪的持久性方面,有的人情绪持续时间长,有的人则稍现即逝。在主导心境方面,有的人经常处于愉快的情绪状态,有的人则经常郁郁寡欢。

(4) 性格的意志特征:这是指人自觉调节、控制自己行动的方式和水平方面的性格特征。在行为目标明确程度方面,目的明确、独立性强或盲动蛮干、易受暗示等;在对行为自觉控制水平方面,主动、自制或被动、任性等;在面对紧急或困难情景时,镇定、果断、勇敢或优柔寡断、粗鲁、怯弱等;在经常和长期的工作中,坚忍不拔、持之以恒或半途而废、虎头蛇尾等。

3. 性格与气质 性格与气质彼此有区别又有联系。

(1) 性格与气质的区别:主要表现为以下两个方面:①气质主要是先天获得的,较难改变,也无好坏之分;而性格则主要是后天养成的,有可塑性,可以按照一定社会评价标准分为好的或坏的。②气质与性格彼此具有相对独立性,同种气质类型的人(如多血质)可以具有不同性格特点(如有的慷慨大方、有的吝啬尖刻),不同气质类型的人也可以有类似的性格特点。

(2) 性格与气质的联系:①气质会影响个人性格的表现和形成,使各人的性格特征显示出各自独特的色彩。例如,具有勤劳性格特征的人,多血质的人表现为精神饱满、情绪充沛,黏液质的人表现为操作精细、埋头苦干。②气质影响性格形成和发展的速度。例如,黏液质的人比胆汁质的人更容易养成自制力。③性格可以在一定程度上掩盖和改造气质。例如,护理人员应具备沉着冷静的性格特征,在严格的职业训练活动中,这些性格的形成有可能掩盖和改造胆汁质者易冲动的气质特征。

4.**性格类型** 性格类型是指在一类人身上所共有的性格特征的独特结合。由于性格的复杂性,至今还没有一个统一的分类标准,也没有一个公认的性格类型学说。最常见的分类如下。

(1)按心理活动倾向性分型:①外倾型:心理活动倾向于外部世界,对外部事物更为关心和感兴趣,情感外露、活泼、开朗、果断、独立、善于交际、不拘小节、遇事易轻率等;②内倾型:心理活动倾向于内部世界,一般表现为以自我为出发点,感情深藏不露、处事谨慎、深思熟虑、冷静沉着、反应缓慢、孤僻寡言、不善交际、较难适应环境。

(2)按心理过程的特点分型:①理智型:以理智来衡量一切并支配行动,处事冷静而善于思考;②情绪型:易于感情用事,其言行易受情绪支配,不善于冷静思考,但情绪体验深刻;③意志型:行为目标明确,积极主动,勇于克服困难,意志坚定,果断而自制。

(3)按个体活动的独立性程度分型:①独立型:有主见,善于独立思考,不易受外来因素的干扰,在困难面前能够镇定自若,有坚定的信念,能够独立地发现问题和解决问题;②顺从型:独立性差,易受暗示,常常是不加分析地接受别人的意见,在紧急情况下往往惊惶失措。

另外,根据心身疾病的易罹患性可将人的性格分为 A 型、B 型、C 型 3 种性格类型。

四、自我意识

(一)自我意识的概念

自我意识是指一个人对自己的认识和评价。平时我们常说"我觉得我有点粗心大意""我觉得我是个急性子的人"等,都属于自我意识。自我意识是人的意识活动的一种形式,也是人的心理区别于动物心理的一大特征。

自我意识在个体发展中具有十分重要的作用。自我意识是人的自觉性、自控力的前提,对自我教育有推动作用,它使人能不断地自我监督、自我修养、自我完善。

(二)自我意识的结构

自我意识是一个多维度、多层次的心理系统。

(1)从表现形式上看,自我意识可以分为自我认识、自我体验和自我调控。

自我认识是一个人对自己的洞察和理解,是自我意识在认识上的表现。自我认识主要涉及"我是一个什么样的人""我为什么是这样的一个人"等问题。对自己认识不当,评价过高或过低,都可能造成自己在人际关系方面的不适应。正确地认识自己、恰当地评价自己,是自我调控和人格完善的重要前提。

自我体验是一个人对自己怀有的情绪体验,是自我意识在情感上的表现。自我体验主要涉及"我是否满意自己""我能否悦纳自己"等问题。自我体验可表现为自尊、自信、自满、自豪、自卑、自责、自怜、自我欣赏、自惭形秽等情绪状态。

自我调控是一个人对自己的思想、言行的调节和控制,是自我意识在意志上的表现。自

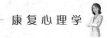

我调控表现为个人对自己行为活动的调节、自己对待他人和自己态度的调节等。如"我怎样克制自己"、"我如何改变自己的现状,使我成为自己理想中的人"等。

自我意识中的自我认识、自我体验和自我调控组成了自我监督和调节的自我监控系统,调节着个体的心理活动和行为。

(2)从心理内容上看,自我意识可以分为生理自我、社会自我和心理自我。

生理自我是个体对自己生理状态的认识。例如,个体对自己的容貌、性别、身高、体重等的认识。

社会自我是个体对自己社会属性的认识。例如,个体对自己在各种社会关系中的角色、地位、作用权利、义务等的认识。

心理自我是个体对自己心理状态的认识。例如,个体对自己的情感、需要、能力、气质、性格等的认识。

不同的表现形式和不同的心理内容,构成了一个人不同于其他人的独特的自我意识。

思考题

1. 如何理解心理的实质?

2. 感觉、知觉有哪些特点? 如何利用感知规律解决临床中的实际问题?

3. 遗忘的规律是什么? 如何根据遗忘规律有效地防止遗忘?

4. 良好的思维品质有哪些? 如何培养良好的意志品质?

5. 良好的意志品质有哪些?

6. 什么是情绪和情感? 两者有什么区别和联系?

7. 气质与性格之间的关系是什么?

8. 4 种典型气质类型有什么特点?

9. 影响人格形成的因素有哪些?

（付晓东）

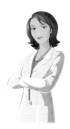

第三章　心理应激与心理防御

学习要点

1. 理解心理应激概念、应激源和应激反应。
2. 掌握应激与健康的关系。
3. 熟悉应激应对的常见方式。
4. 了解挫折概念、挫折产生原因以及常用心理防御机制的表现类型。

应激(stress)是近70年来不断发展着的概念,由于应激影响人们的身心健康,它已成为现代医学研究的一个重要课题。随着有关心理病因学的深入研究而日益被人们重视。在社会心理因素与健康、疾病的联系中,应激是一个十分重要的中间环节。心理应激(psychological stress)是机体在适应内外环境变化过程中产生的。人的一生可遇到各种不同的心理应激,也会在潜意识里进行自我的心理防御。适度的心理应激不但对个体的成长、发展,而且对人的健康和功能活动都有积极的促进作用;但心理应激超过个体的适应承受能力,则可使机体的生理、心理产生损伤性的变化而使机体抗病能力下降,使已有的疾病加速或复发,还可使人罹患心身疾病。

第一节　心　理　应　激

一、心理应激概念

(一)应激的一般概念

应激尚无统一的概念,最初源于物理学,意思是"张力或压力"。美国生理学家坎农(W. Cannon)和加拿大学者塞里(H. Selye)在前人的基础上对应激的生理病理反应进行了开拓性的研究。1932年,坎农最先将其应用于社会领域,他认为,应激是在外部因素影响下的一种体内不平衡状态,在危险未减弱的情况下,机体处于持续的唤醒状态,最终会损害健康;1936年,塞里将这个词引入到生物学和医学领域,第一个将外界刺激和疾病与健康联系起来,塞里通过对患者的观察和大量动物实验后提出了应激学说。他认为"应激是机体对紧张刺激的一种非特异性的适应性反应",其作用在于调动机体的潜能去应付紧张刺激。塞里把这一系列反应称为"全身适应综合征",由3个连续的生理阶段组成。

1. **警觉阶段**　也称为动员阶段,当机体受到伤害性刺激之后,会产生一系列生理生化的变化,以唤起体内的整体防御能力。

2. **阻抗阶段**　生理和生化改变继续存在,合成代谢增强,如垂体促肾上腺皮质激素和肾上腺皮质激素分泌增加,以增强应对应激源的抵抗程度。在大多数情况下,应激只引起这两个阶段的变化,即可达到适应,机体功能恢复正常。

3. **衰竭阶段**　如果应激源持续存在,阻抗阶段延长,机体会丧失所获得的抵抗能力,最终进入衰竭阶段,表现为淋巴组织、脾、肌肉和其他器官发生变化,导致躯体的损伤而产生所谓的"适应性疾病",甚至死亡。

综上所述,应激是指机体在受到各种内外环境因素刺激时所出现的非特异性全身反应。

(二) 心理应激的概念

继塞里之后,以马森(J. W. Mason)和拉泽鲁斯(R. S. Lazarus)为代表的学者对应激的研究不再局限于应激的生理方面,而是更多地关注应激对机体心理功能和健康、疾病的影响。对引起机体应激的刺激也不局限于生物方面,而是扩展到心理、社会方面。拉泽鲁斯特别强调认知因素在应激反应中的作用。后经 Steptoe 和 Vogele 以及 Leventhel 等学者的进一步研究,形成了现代应激理论。现代应激理论除了强调认知评价这一心理中介因素在应激中的重要性外,把应对方式亦当作重要的心理中介机制,心理应激逐渐被人们认识,丰富了应激概念。心理应激可从以下 4 个方面进行理解。

1. **应激是一种刺激物**　这种刺激物来源十分广泛,可以是躯体的、心理的、社会的和文化的,而且应激源不一定都是不愉快的,如庆典、结婚等重大活动构成的心理应激源。

2. **应激是一种反应**　应激是个体对刺激或应激情境所作的应答反应,它导致个体各种机能的变化,且个体能够体验到这些变化。由于个体对情境的察觉和估价存在差异,因此个体对应激源作出的反应也就存在差异。

3. **应激是刺激物与机体相互作用的过程**　应激过程分为输入、中介、反应、应对 4 个部分,这 4 个部分相互联系、相互影响。

4. **应激是机体对内在和外在环境变化的应对过程**　应对能力和技巧是决定机体是否产生应激及应激强度的重要因素。

因此,心理应激的概念是指:个体面临或觉察到环境变化对机体有威胁或挑战时作出的适应性和应对性反应的过程。心理应激有时也称为心理-社会应激、紧张状态、心理压力,或被人们简称应激。

二、应激源

(一) 概念

应激源(stressor)是指引起应激反应的各种刺激因素。具体是指那些经个体认知评价后引起机体稳态失调,并唤起适应和应对反应的事件或情境。

(二) 分类

1. **按来源人们习惯上分为 4 类**

(1) 躯体性应激源:这是指直接作用于躯体的理化与生物学刺激物,如高温或低温、辐射、电击、强烈的噪音、损伤、疾病等。此类应激源一般先引起生理反应,然后随着人们对生理反应的认知评价和归因过程,才会导致应激状态和心理反应。

(2) 心理性应激源:这是指那些能引起机体稳态失调,并唤起适应反应的环境、事件或情境。包括人们头脑中不切实际的预期、凶事预感、工作压力、造成个体生活风格的变化、能力不足以及在满足需要和愿望过程中所遭遇的挫折、个体在生活过程中所遇到的冲突、人际矛盾以及疾病、伤残等导致的焦虑、恐惧和抑郁情绪等。

(3) 社会性应激源:这是指各种自然灾害和社会动荡,例如战争、动乱、天灾人祸、政治经济制度变革、职业变动、失业、竞争、生活节奏加快等。

(4) 文化性应激源:这是指因语言、风俗、习惯、生活方式、宗教信仰等引起"文化性迁移"应激的刺激或情境。

2. 按人类社会生活情况分类　按照马森(J. W. Mason)的观点,应激源又可以概括为生活事件、日常生活中的困扰、职业性应激源、环境应激源4类。

(1) 生活事件(life event):1967年,美国华盛顿大学医学院的精神病学专家霍尔姆斯(T. H. Holmes)和雷赫(R. H. Rahe)通过对5 000多人进行社会调查和实验所获得的资料编制了《社会再适应评定量表》(Social Readjustment Rating Scale,SRRS)。量表中列出了43种生活事件,每种生活事件标以不同的生活变化单位(life change units,LCU),用以检测事件对个体的心理刺激强度。其中,配偶死亡事件的心理刺激强度最高,为100 LCU,表示个人去重新适应时所需要付出的努力也最大,与健康的关系也最为密切。其他有关事件LCU量值按次递减,如结婚为50,微小违规最低为11。利用这个量表评估个体在某一段时间内所经历的各种生活事件,并以生活变化单位(LCU)来度量(表3-1)。霍尔姆斯早期研究发现,LCU一年累计超过300,第二年有86%的人可能会患病;若一年LCU为150~300,则有50%的人可能在第二年患病;若一年LCU小于150,第二年可能平安无事,身体健康。雷赫(1976)研究发现生活变化单位的升高与突然的心源性死亡、心肌梗死、结核病、白血病、多发性硬化、糖尿病、运动创伤和交通事故有类似的相关性。

表 3 - 1　社会再适应量表

序号	生　活　事　件	LCU	序号	生　活　事　件	LCU
1	丧偶	100	14	家庭添员	39
2	离婚	73	15	业务调整	39
3	分居	65	16	经济状况改变	38
4	入狱	63	17	好友去世	37
5	死亡	63	18	改行	36
6	受伤或患病	53	19	夫妻感情破裂	35
7	结婚	50	20	中等负债或借贷	31
8	被解雇	47	21	丧失抵押品赎取权	30
9	复婚	45	22	工作职务改变	29
10	退休	45	23	子女离家	29
11	家庭成员重病	44	24	姻亲纠纷	29
12	怀孕	40	25	个人取得卓越成就	28
13	性生活障碍	39	26	配偶参加或停止工作	26

续　表

序号	生活事件	LCU	序号	生活事件	LCU
27	入学或辍学	26	36	社会活动的改变	18
28	生活条件改变	25	37	少量负债或借贷	17
29	个人习惯改变	24	38	睡眠习惯改变	16
30	与上级有矛盾	23	39	一起生活的家庭人数变化	15
31	工作时间或条件改变	20	40	饮食习惯改变	15
32	迁居	20	41	休假	13
33	转学	20	42	过节	12
34	娱乐方式的改变	19	43	轻度违法事件	11
35	宗教活动的改变	19			

资料来源：Holmes TH α Rahe RH. The Social Readjustment Rating Scale. *J Psychosom Res*，1967，11：213～218

（2）日常生活中的困扰：即个体生存小社会中的麻烦琐事。诸如婚恋不如意、工作不称心、希望的落空、亲人的离散、事业的受挫、童趣的被剥夺，财产与安全的被威胁与被侵犯、交通的拥挤，乃至被人误解等。1981年，拉泽鲁斯（R. S. Lazarus）等学者将日常轻微而持久的烦恼称为"微应激源"（microstressor）或"日常困扰"（daily hassles），指的就是这种日常生活的麻烦带来的苦恼，并且编制了"困扰量表"，用来测定上一个月中引起困扰的日常事件，研究发现，"困扰量表"得分与心理症状的程度有强烈的正相关，困扰越大，心理症状越多。

（3）职业性应激源：职业性应激源是指劳动环境中影响劳动者心理、生理稳态的各种因素的总和。近年来有关职业应激问题已成为世界卫生组织（WHO）关心的一项课题，WHO于1987年专门出版了题为《工作中的心理-社会因素与健康》的专著，综述有关问题。

（4）环境应激源：指来自自然、社会环境的刺激因素。凡是自然及社会环境中的重大或突然的变故，使个体心理、生理稳态受到破坏的因素均可归入此类。

3. 按环境因素分类　将应激源分为三大类。

（1）家庭环境应激源：包括世代间的变动（亲代与子代的社会环境变异），如父母离异、亲子关系恶劣等。

（2）工作或学习环境应激源：如工作负担过重、受教育水平差异等。

（3）社会环境应激源：经济、职业、婚姻、年龄的变迁；个人的社会化程度、社会交往、生活、工作的变化等。

4. 按对个体影响分为两类

（1）正性生活事件：指个人认为对自己身心健康具有积极作用的事件，如各种庆典、喜庆事件等。

（2）负性生活事件：指个人认为对自己产生消极作用的不愉快事件，如失恋、下岗等。

5. 按事件是否可预料或可控制分两类

（1）可预料或可控性事件：如工作学习负担过重、人际关系紧张等。

（2）不可预料或不可控性事件：如空难、地震、车祸等。

一般负性事件与不可预料、不可控性事件对个体心身的影响较大。

三、应激反应

应激反应(stress reaction)是指当个体觉察到应激源威胁后引起生理与心理、行为的变化。一般来说,应激反应是综合反应,生理、心理及行为反应可以同时发生并相互影响。

(一)应激的生理反应

在应激的生理反应中,下丘脑、垂体和肾上腺系统起着重要作用。应激源作用于人体时,中枢神经系统对应激信息接收、整合,传递至下丘脑。下丘脑通过兴奋交感神经-肾上腺髓质机制,引起大量儿茶酚胺释放,增加心、脑、骨骼肌的血液供应。同时,下丘脑还分泌神经激素。如肾上腺皮质激素释放因子(corticotropin releasing factor,CRF)等,兴奋垂体-肾上腺皮质机制,广泛影响体内各系统的功能,以利于机体进一步全面动员,从而更有效地适应外部刺激。

在日常生活中,当人们遇到一些有刺激性的生活事件,如考试、与陌生人会见、接受一项重要任务而造成紧张时,体内释放的肾上腺素会不断增加通向心、脑等器官的血流,提高机体感知能力,增加能量以便应付这些事件。同时,还引起一系列生理反应,如心率加快、心排血量增加、血压增高、胃肠分泌液减少、蠕动减慢、支气管痉挛及呼吸加快、尿频、出汗、手脚发冷、厌食、恶心、腹胀以及失眠多梦等。直到人们适应了外界环境之后,这些生理反应才会逐渐消失而恢复常态。如果人们遇到一些意外灾祸或遭受重大失败挫折而面临紧急危难场面,承受强烈而持续的精神刺激时,将发生一系列更为显著的生理反应:肾上腺素大量释放会引起心肌收缩、心动过速、糖原分解及血糖升高、代谢加速及耗氧增加;去甲肾上腺素释放使周围血管收缩、皮肤苍白、血压升高、肾血流量减少;肾素分泌进一步加剧血压及水盐代谢变化,皮质激素大量分泌,对血压、血糖、水盐代谢、脂蛋白代谢、细胞膜稳定性、胃蛋白酶分泌以及脑电活动均产生显著影响。此外,糖皮质激素大量分泌,还会抑制免疫功能,降低细胞免疫力,干扰抗体形成。总之,严重的应激可引起机体生理功能的紊乱、失衡以至于产生病理性改变。

(二)应激的心理反应

1. 心理应激的反应类型　应激引起的心理反应可分为两类。

(1)积极的心理反应:积极的心理反应是指适度的皮质唤醒和情绪唤醒、注意力的集中、积极的思维和动机的调整等。这些心理反应可以帮助人维持应激期间的心理平衡,准确地评定应激源的性质,作出符合理智的判断,恰当选择应对策略,有效地适应环境。

(2)消极的心理反应:消极的心理反应是指过度唤醒(焦虑)、紧张;过分的情绪唤起(激动)或情绪低落(抑郁);认知能力降低;自我概念不清,或行为上表现为攻击、逃避和退缩等。这类反应会造成人的认识紊乱和自我评价的降低,妨碍个体正确地评价现实情境、选择应对策略和正常应对能力的发挥,对应激源造成的心身变化不能有效地处理。

2. 心理应激反应的阶段　应激的心理反应可以分为5期。一般的顺序是惊叫、否认、侵入、不断修正、结束。进入时相的顺序及每一时相的持续时间和临床表现都有较大的变动性。影响变动的因素有事件发生前对应激程度及持续时间的预期、个人经历及性格类型等。临床上最常见的是否认与侵入两个时相,其余时相可以不出现或不明显,时相顺序也可以变换。这种应激时相的划分在急性应激下较为明显,在慢性应激时则不太明显。对应激的反应并不一定都属异常,只是在反应过度时才属病理性的。

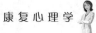

（1）惊叫：常发生于未曾预料的事件信息的突然冲击时，可表现为哭泣、尖叫或昏倒。

（2）否认：这是情绪麻木、概念回避及行为束缚相结合的时相。情绪麻木是缺乏正常对刺激作出反应的感觉；概念回避是有意不涉及应激情境的概念；行为束缚是个体活动范围变窄，表现为专心致志地从事一般的重复动作而不顾周围。

（3）侵入：这是应激性事件的直接或信号性行为以及自发的观念性或情感性折磨再现，包括有关应激事件的梦魇、反复的自发印象，或由其他事件而派生的吃惊反应。

（4）不断修正：这是机体动员应对机制适应的过程。

（5）结束：若应对成功就进入结束，如受阻或未获成功则可能转入创伤后应激障碍（图3-1）。

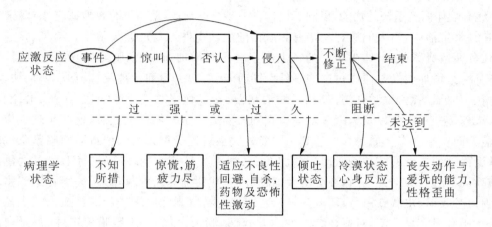

图3-1 应激状态的时相（Horowitz，1981）

3. 应激的心理反应表现

（1）认识反应：轻度的应激状态有助于增强感知，活跃思维，提高认识能力，但中度以上的应激则对认识产生不良影响，如感知过敏或歪曲，思维和言语的迟钝或混乱，注意的强化与分散，自知力下降，自我评价能力降低等。认识活动障碍的原因，一种是强烈的焦虑情绪和冲动行为破坏了个体心理上的内稳态；另一种原因与不能恰当使用自我防御有关，妨碍或歪曲了对应激源的认识。

（2）情绪反应：主要表现为焦虑、恐惧、愤怒、抑郁等情绪反应。焦虑是预料要发生某种不良后果时的一种紧张不安，是心理应激条件下最普遍的一种心理反应。适度的焦虑可以唤起人们对应激的警觉状态，有利于人的认识能力充分施展。过强过久的焦虑会妨碍人的智能发挥，不利于对应激源的应付。焦虑可以成为应激状态下造成失败和心理痛苦的原因。恐惧是面临危险或即将受到伤害时所产生的害怕感。通常伴有逃避倾向，即避免进入危险的境界或从威胁性环境逃走。轻度的恐惧具有一定的积极意义，因为适度的危机感有助于促进积极的应对行为。例如，驶入危险地段的司机，由于害怕发生意外，才能更加注意行车安全。严重的恐惧能造成习得性失助（毫无行为反应，坐以待毙），或情绪释放（哭、喊、唱、跳、闹）等失控行为。愤怒多出现于一个人在追求某一目标的道路上遇到障碍、受到挫折的情境。由于有目的的活动受阻，自尊心受到伤害，为了排除障碍恢复自尊，常可激起愤怒。愤怒情绪经过适当的疏导，在一定程度上可以减轻或化解，如处理不当则可激化，导致直接攻击行为或转向攻击行为的发生。抑郁指诸如悲观、失望、绝望和失助等一组消极低沉的情绪，如愉快感丧失，自我感觉不良，对日常生活的兴趣缺乏，常有自责倾向，自我评价降低，多伴有睡眠和食欲障碍。研究表明，灾难性的生活事件，如亲人丧亡易产生抑郁反应；失恋、被诬陷、失业等也可形成抑郁。严重的抑郁者可萌生消极轻生念头，故对有抑郁情绪的人应当深入了解有无消极厌世观念，严密观察与抑郁有关的心理生理症状，防止意外发生。

（3）行为反应：应激状态下机体的行为可表现为"战"或"逃"，或不"战"不"逃"。"战"是知难而上，去接近应激源，可以是与愤怒有关的拼搏与攻击行为；也可以是非攻击性的，表现为正视现实，分析研究，想方设法解决问题。"逃"则是回避远离应激源的防御行为，多受避免伤害的安全动机驱使，与恐惧情绪有关。不"战"又不"逃"的行为称为退缩性反应，表现为归顺、依附、抑制与讨好，多与保存实力及安全的需要有关，具有一定的生物学与社会学意义。总之，应激状态下产生的各种行为反应都具有一定的适应意义，在一定范围内和一定限度内是有益的，但超越了一定范围与限度则应视为有害。

（4）防御反应：这是指在挫折和应激条件下，个体不自觉采用的自我保护方法，其目的在于避免精神上过分的痛苦、不快或不安，这种心理反应，大多是在潜意识中进行的，又称心理防御机制。

四、应激与健康

适度心理应激源的存在是人成长和发展的必要条件。缺乏应激的生活是单调、枯燥和乏味的，而过度的持久的应激却会给机体带来不利的影响，甚至是疾病。

通常，人们比较关注心理应激对健康的消极影响，然而当我们历史地回顾人类的过去，便会发现：自然界的风、雪、雷、电、地震、台风等应激性事件不但造就了大批自然科学家，也使人类面对这些刺激不再像动物那样慌乱、紧张和束手无策；人类社会的政治、经济、军事、文化上的激烈竞争不但造就了大批出类拔萃的政治家、经济学家、军事家和文化巨匠，也使人类在残酷的生存竞争中不再去怨天尤人，而是冷静、积极地去学习、去工作、去创造，从而在赢得生存的同时，也赢得了自尊。

可见，心理应激对人的健康既有消极的影响，也有积极的影响。

（一）应激对健康的积极影响

就像艰苦的体育锻炼能铸就出强健的体魄一样，痛苦的应激常常能打造出优秀的心理素质和生理功能。应激对健康的积极影响主要体现在以下两个方面。

1. 应激是维持正常功能活动的必要条件　人的生理、心理和社会功能都需要刺激的存在。一只刚出生的猫被蒙上眼睛两个月之后，由于失去了光线的刺激，它便终身失明。经常参加紧张的球赛，运动员的骨骼肌，心、肺功能，神经反射功能，大脑分析、判断、决策功能均得到增强；同样，紧张的学习、工作使人变得聪明、机灵、熟练，大大增强了个体的生存、适应能力。心理学的许多实验研究证明，人在被剥夺感情或处于缺乏刺激的单调状态超过一定时间限度后，会出现幻觉、错觉和智力功能障碍等身心功能损害。塞里认为"如果没有应激就会死亡"。

2. 应激是个体成长和发展的必要条件　个体的成长发育取决于先天遗传和后天环境两个主要方面。心理应激可以被看做是一种环境因素。研究表明，个体的早期特别是青少年时期,适度的心理应激经历可以提高个体后来在生活中的应对与适应能力。如青少年艰苦的家庭条件与生存环境,锤炼出他们坚强的意志与毅力,使他们在以后的各种艰难困苦面前应对自如,社会适应能力大大增强。所以有位哲人说过,痛苦和逆境是最好的老师。缺乏心理应激的青少年(如被父母过度保护),适应环境的能力较差,在离开家庭走向社会的过程中,往往容易发生环境适应障碍和人际关系问题。

（二）应激对健康的消极影响

当应激超过人的适应能力就会损害人的健康,因此,心理应激与疾病的发生、发展都有密切的关系。从目前人类的疾病谱及死亡顺位的变化也证实了这一结论。应激对健康的消极影响主要表现在以下 3 个方面。

1. 直接引起生理和心理反应,使人出现身体不适与精神痛苦　强烈的应激作用于体弱和(或)应激能力差的人,引发急性心理应激状态。临床常见的有急性焦虑反应、血管迷走反应和过度换气综合征等。强度虽小但长期的心理应激常使个体发生慢性心理应激状态。个体总是失败、受挫、失意,就会出现头晕、疲惫、乏力、心悸、胸闷伴心率加快、血压升高等症状和体征,还可以出现各种神经症表现,情感性精神障碍和精神分裂样表现。

2. 加重已有的精神和躯体疾病,或使旧病复发　已患有各种疾病的个体,抵抗应激的功能较低,很容易加重原有疾病或导致旧病复发。Paykel 的研究发现,门诊神经症患者的心理应激程度与疾病的严重程度呈线性关系。躯体疾病的例子则更为常见。如高血压患者在工作压力增大时病情加重;冠心病患者在争执或激烈辩论应激时发生心肌梗死;病情已得到控制的哮喘患儿,在母亲离开后哮喘继续发作等。

3. 导致机体抗病能力下降,罹患心身疾病　人是心、身的统一体,严重的心理应激引起个体过度的心理和生理反应,造成内环境的紊乱,各器官、系统的协调失常,稳态破坏,从而使机体的抗病能力下降,机体处于对疾病的易感状态。体内那些比较脆弱的器官和系统便极易首先受累而罹患心身疾病。临床上的应激性胃溃疡就是典型的例子。

当然,心理应激对健康的影响究竟是积极的还是消极的,受许多因素的影响。一般而言,由于青少年处于生命的旺盛时期和心理的可塑阶段,经过科学的教育和心理疏导,多可使心理应激发挥对健康的积极作用。对老弱妇孺则应通过关爱和帮助,尽可能使心理应激对健康的消极作用降到最低程度。

> **考点提示**
>
> 　创伤后应激障碍的定义、临床表现、治疗方法。

（三）创伤后应激障碍

1. 定义　创伤后应激障碍(post – traumatic stress disorder,PTSD),也称为创伤后应激障碍综合征(PTSD symptoms),是指突发性、威胁性或灾难性生活事件导致个体延迟出现和长期持续存在的精神障碍。灾难可以分为 3 个类别:自然灾难(如中国"5·12"地震),人为过失灾难(因技术原因导致的灾难,如苏联切尔诺贝利核事故),人为蓄谋引起的灾难(美国"9·11"事件)。常见于残酷的战争、灾难事故、暴力伤害的受害者或目击者。其临床表现以再度体验创伤为特征,并伴有情绪的易激惹和回避行为。许多经受创伤的受害者其心理、生理和人际交往方面的应激症状一般会在几天或几个星期内逐步消失。然而,某些受害者的症状可能会非常严重,并且症状至少持续 1 个月以上或更长。

2. 临床表现　PTSD 的核心症状有 3 组,即闯入性症状、回避性症状和激惹性增高症状。

（1）闯入性症状：①反复闯入性地痛苦地回忆起这些事件，包括印象、思想或知觉；②痛苦地梦及此事件。

（2）回避性症状：对此创伤伴有的刺激作持久的回避，对一般事物的反应显得麻木（在创伤前不存在这种情况）。①努力避免有关此创伤的思想、感受或谈话；②努力避免会促使回忆起此创伤的活动、地点或人物；回忆此创伤的重要方面；③很少参加有意义活动或没有兴趣参加；④脱离他人或觉得他人很陌生的感受；⑤情感范围有所限制（例如不能表示爱恋）。

（3）激惹性增高的症状：在创伤前不存在此症状，表现为：①难以入睡或睡得不深；②激惹或易发怒；③难以集中注意。

儿童与成人的临床表现不完全相同，且年龄越大，重现创伤体验和易激惹症状也越明显。成人大多主诉与创伤有关的噩梦、梦魇；儿童因为大脑语言表达、词汇等功能发育尚不成熟的限制常常描述不清噩梦的内容，时常从噩梦中惊醒、在梦中尖叫，也可主诉头痛、胃肠不适等躯体症状。

3. 后果　本病从遭受创伤到出现精神症状的潜伏期为几周到数月不等，很少超过 6 个月，病程有波动，大多数患者可望恢复。少数呈慢性病程，可有人格改变。有学者指出 PTSD 会阻碍儿童日后独立性和自主性等健康心理的发展。

Herman 等经过研究指出，战争所致 PTSD 可持续 50 年，并且共病抑郁的患者自杀危险性亦增加。简而言之，PTSD 会给个人、家庭、社会带来沉重的心理、生理和经济等方面的负担。

4. 诊断标准　PTSD 诊断的一个重要指标，就是创伤后的心身症状在一个月以上。本类障碍的发生是急性应激或持续性心理创伤的直接后果，必须有证据表明其发生在极严重的创伤性事件后的 6 个月内，具有上述典型的临床表现，或者没有其他适宜诊断（如焦虑症、强迫症或抑郁症等）可供选择，但事件与起病的间隔超过 6 个月，症状表现典型，亦可诊断。

5. 影响因素　PTSD 具有明显的影响因素，包括人格特征、个人经历、社会支持、躯体心理素质等。发病多数在遭受创伤后数日至半年内出现。大多数患者 1 年内恢复，少数病人持续多年不愈而成为持久的精神病态和人格改变。社区调查居民终生患病率为 1%～14%。高危人群中（战后复员军人、天灾人祸中的幸存人群）患病率则高达 3%～58%。一般认为女性较男性易患。有的人有人格缺陷或有神经症病史等附加因素，因此降低了对应激源的应对能力或可加重疾病过程。不同人群、不同个体、不同应激事件所致 PTSD 的患病危险性不完全相同。主要影响因素是下列 5 种：①是否具备足够的安全感；②是否脱离创伤情境；③干预措施是否及时；④是否有足够的家庭和社会支持；⑤是否具备有效的应对策略。

6. 治疗方法　目前主要的治疗方法是心理治疗和药物治疗。

（1）心理治疗：常用的是认知行为方法、心理疏泄、严重应激诱因疏泄治疗、想象回忆治疗以及其他心理治疗技术的综合运用。对于创伤后儿童用游戏替代言谈的介入策略，让儿童把创伤经验玩出来。对儿童的支持还包括，通过学校和家长组织进行公共健康宣传，向家长解释儿童的暂时性退行，运用绘画和游戏来控制创伤，青少年的支持性小组治疗，严重案例采用认知行为治疗（cognitive behavioral therapy，CBT）。

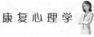

（2）药物治疗：根据不同的症状选用不同的药物。急性 PTSD 时应用肾上腺素受体阻滞剂，低剂量的曲唑酮用于改善睡眠；慢性 PTSD 时应用 SSRI 类药物，谨慎使用苯二氮䓬类（安定类）。关于 PTSD 的药物治疗在最初的数小时内降低恐慌和心理铭记选择肾上腺素受体阻滞剂，最初几天降低敏感性和记忆固化选择肾上腺素受体阻滞剂、情绪稳定剂。最初数月减少症状选择 SSRI 和低剂量的曲唑酮用于睡眠。一年以后减少症状和共病选择 SSRI、肾上腺素受体阻滞剂、情绪稳定剂。哈佛大学学者罗杰·皮特曼利用普萘洛尔对急性创伤后应激障碍的治疗取得了不错的效果。医学空间（MEDcyber.com）消息——近期在欧洲神经精神药理学年会上进行交流的随机、双盲、对照研究显示，氯氮平单药治疗创伤后应激障碍（PTSD）不仅疗效满意，患者的耐受性也较好。

（四）急性应激障碍

1. 定义　急性应激障碍是指在剧烈的、异乎寻常的精神刺激、生活事件或持续困难的作用下引发的精神障碍。

考点提示

急性应激障碍的定义、临床表现和康复治疗。

2. 临床表现　急性应激障碍在临床上常表现为强烈的恐惧或精神运动性抑制，甚至木僵状态，常伴有惊恐性焦虑的自主神经症状。

3. 治疗方法　急性应激障碍主要采用以下治疗方法。

（1）药物治疗：主要针对表现激越兴奋的、抑郁的患者，首先需要使用相应的药物治疗，以保证患者的睡眠，减轻焦虑、烦躁不安和抑郁情绪。

（2）营养支持：对处于精神运动性抑制状态的患者，若不能进食，应给予输液和补充营养。

（3）心理治疗：由于本病是由强烈的生活事件引起，因此心理治疗对于患者的心理康复很重要。临床常用心理康复方法主要有支持性心理疗法、认知疗法和放松训练治疗等。

五、应激的应对

人类社会中应激源的存在是不可否认的客观事实。如何正确地应对应激源，减少或免除不良应激对健康的影响？一旦遭遇到不可预测或不可控事件或情境，又怎样才能尽快康复？关键是锻炼个体应激的应对。对应激处境采取的对策不同，效果亦不同。

（一）国外专家提出的处理应激技术

1. McLean 的 3 个步骤　降低应激源的强度、维护健康的技巧、缓冲应激对健康的危害。

2. Flannery 提出 4 种应对策略　有自信心能控制应激源；掌握所从事的任务，为了长远的利益敢于牺牲当前的利益；注意饮食营养，定期体育锻炼，放松；利用社会支持。

3. Slaby（1988）提出的 60 法　在"应激为你所用 60 法"中提到有 60 种可供选择的方法，归纳为以下 6 个方面。

（1）基本观点：主要是认识应激的客观存在，并要争取为自己所用；其次，要善于在危机中找机遇。

（2）了解自己躯体的状况：早期发现病症，及时治疗，注意休息，锻炼身体等。

（3）了解和掌握自己的情绪：作现实的选择，制定好计划和努力的目标，认清自我价值，发现自己的优点与不足,面对现实。

(4) 处理好社会和人际关系:如懂一点为人处世之道,待人以仁,为人有礼,保持幽默感,灵活一些,不传闲话等。

(5) 处理工作的一些方法:如凡事要有一些准备,多与周围人交流,力争把事情办好;对可预见性的应激,设置些缓冲区,使用提高效率的现代技术等。

(6) 学会放松和静思。

(二) 国内提出的应激应对原则

结合我国的文化传统,道德观念,社会风尚,国内有学者提出 7 条原则。

1. 树立应激的社会观念　对应激源的处理抱积极适应与干预的态度。对无法预计或无法控制的应激事件,如自然灾害,只要平时有过对应激处境的实践锻炼,就容易镇静下来,主动采取应急措施,将损失减少到最低程度。

2. 主动参加社会锻炼　不断提高自己对应激的反应阈值水平。同一应激事件,不同的人反应不同,其区别之一就是个人素质与经验。而素质与经验通过锻炼是可以加强的。久经锻炼的人临危不惧,常能急中生智。相反,极少社会实际锻炼的人,娇生惯养,自我为中心,遇事则常常急中丧智、惊慌失措、呆若木鸡。

3. 建立正确的价值观　应激系统中很重要的一个调节因素是主观上对应激源的认知评价,不同的价值观有不同的评价,并会引起不同的反应。在社会支持网络中,就存在个体与群体的关系。要真正发挥社会支持网络的作用,必须摆正个体与群体或社会的关系,这取决于价值观的问题。个人应对应激的技巧是重要的,但离开群体、离开社会,就不可能真正应对社会应激处境,特别是重大的应激处境。

4. 提倡顾全大局　遇事要从大处着想,明辨是非。如处理人际关系时,提倡严于律己,宽以待人。加强相互理解、相互体谅,是防止人际间矛盾激化的有效方法之一,在处理家庭关系、同事关系、上下级关系或邻里关系时,尤应如此。

5. 注意自我调节,有张有弛　对于工作过于紧张、过于繁忙,或学生学习负担过重,以及生活压力很大的人,都有必要自我调节,减轻负担,有意识、有计划地"减压",做到有张有弛,劳逸结合,这样不但能缓冲应激处境,还能提高工作效率。

6. 充分发挥家庭、社会支持系统的调节作用　许多实例已证明,家庭社会支持系统对个人的应激反应能够起到缓冲作用,减少躯体与精神上的应激反应,减少或免除疾病的发生与发展。

7. 求助于心理医生　在应激反应过程中,自我调节不能满意时,出现一些不能解决的心理问题或者疾病先兆或疾病,此时应立即求医,进行心理咨询、心理治疗或药物治疗。

第二节　挫折与心理防御

一、挫折

(一) 挫折的概念

挫折(frustration)是指个体在从事有目的的活动过程中,遇到无法克服的障碍而产生的紧张状态和情绪反应。挫折也可以认为是一种特殊的慢性应激。挫折是常有的心理现象，一个人的行为经常可能遭受不同程度的挫折。

（二）挫折产生的原因

人们产生的任何挫折，都与其当时所处的情境有关。构成挫折情境的因素是多种多样的，分析起来主要有两大类。

1. 外在的客观因素　构成心理挫折的外在的客观因素主要来自自然和社会两方面。

（1）自然因素：这是指由于自然的或物理环境的限制，使个体的动机不能获得满足。如亲人的生离死别、地震、暴风雪的袭击等。由自然发展规律和时空的限制而形成的心理挫折。

（2）社会因素：这是指人在社会生活中所受到的人为因素的限制，其中包括一切政治、经济、民族习惯、宗教信仰、社会风尚、道德法律、文化教育的种种约束等。如学非所用，在工作岗位上不能充分发挥作用，学习的课程与兴趣间的矛盾；家长和老师教育方法的不当等等。凡此种种社会因素均构成挫折。

2. 内在的主观因素　内在的主观因素即个人生理、心理因素带来的限制和阻碍，包括以下两类。

（1）生理因素：这是由个人容貌、身材、体质不足，使自己所要追求的目的不能达到而产生的挫折。

（2）心理因素：包括人格特点、动机、需要、情绪和欲望等。这些因素常常限制人的动机实现，从而产生心理矛盾，造成挫折。

挫折的产生是当事人对动机与目标关系的认识、评价和感受。由于挫折表现为一种主观的情绪感受，因此它与个人对挫折的承受力和排解力有很大关系。

二、心理防御机制

防御是精神分析理论中的一个重要概念，一般来说，防御是在潜意识里进行的，因此个体并不会意识到它在发挥作用。根据个体防御机制运作的水平不同，导致的结果也不同。

（一）心理防御机制的概念

心理防御机制（psychological defense mechanism）是一种潜意识层的心理保护机制，主要是个体应对心理应激或挫折时的策略。个体用防御机制来使自己适应来自心理内部或心理外部的应激状态。

（二）心理防御机制的作用

心理防御机制的应用有两种作用：一种是积极的作用，能暂时减轻或消除痛苦和不安，对情绪有缓解作用；另一种是消极作用，因为现实存在的问题并没有真正解决，防御机制在性质上带有掩耳盗铃式的自我欺骗，多半是逃避现实的，有时还会使现实问题更加复杂，使人陷入更大的挫折或冲突的情境之中。

（三）常用的心理防御机制

1. 否认机制　把已经发生的挫折和不愉快的情境加以否定，从根本上认为它从没发生过，以避免心理上的不安和痛苦。它也是最原始、最简单的心理防御机制，如眼不见为净、掩耳盗铃、否认亲人的死讯或考试成绩等。

2. 投射(外射)机制　这是指个体将自己所不喜欢的、所不能接受的欲望冲动和感受投射到他人身上,以此来避免心理上的不安,维护个体的自尊,如以小人之心度君子之腹、找替罪羊、投射测验等。

3. 内射(摄入)机制　它是将外界的因素吸收到自己的内心,成为自己人格的一部分的一种心理防御机制。例如,人们受早期的人格发展过程中事物影响,婴幼儿时期受父母行为与言行影响,而逐渐形成自己的人格。

4. 退行机制　这是指遭受外部压力和内心冲突不能处理时,退回到原先幼稚行为的现象,借此使自己感到舒服、安慰。例如,有一5岁孩童本来已经学会了自行大小便,后来突然开始尿裤、尿床。原来是家中添了一个"屎尿"需要照顾的婴儿,母亲把全部精力放到婴儿身上,而无暇顾及"不惹麻烦"的5岁孩童之故。

5. 反向机制　个体将潜意识中被禁止的欲望转化为意识领域里的反面行为,从而帮助个体更平静地生活在一个戒律众多的世界里。例如,此地无银三百两,内心贪婪的人大谈金钱是万恶之源、反对拜金主义等。

6. 潜抑机制　个体把意识中对立的或现实中所不能接受的冲动、欲望、想法、情感或痛苦经历,不知不觉地压抑到潜意识中去,以至于当事人不能察觉或回忆,使自己避免痛苦。潜抑作用是所有心理防御机制的最基础和最基本的方法(如梦、失语、失态、笔误等)。

7. 幻想机制　这是指一个人遇到现实困难时,因为无力实际处理这些问题,就利用幻想的方法,任意想象应如何处理心理上的困难,以达到内心的满足。例如,"灰姑娘"型幻想,即一位在现实社会里备受欺凌的少女,坚信她有一天可以遇到诸如英俊王子式的人物,帮助她脱离困境。

8. 隔离机制　这是指将部分事实从意识境界中加以隔离,不让自己意识到,以免引起精神上的不愉快。此处所讲的部分事实,乃是指整个事情中的一部分,最常被隔离的是与事实相关的感觉部分。例如,不说人死了,而说过去、仙逝或长眠等,因为后面这些字眼同样能表达"死"讯,从感觉上来讲,也不会感到太悲哀或不祥。

9. 转移机制　个体将情绪反应(喜爱、憎恶、愤怒等)转移给无关的人或物以调节心理平衡。例如,一个售货员或一个服务员因家中一大堆烦恼问题既无法解决又不能向孩子或老人发泄,只好迁怒于顾客,服务态度极差。迁怒于人、迁怒于物是人们常有的倾向,即把自己对某一对象的情感,因某种原因无法向其对象直接发泄,而转移到其他较安全或较为大家所接受的对象身上。

10. 抵消机制　这是指以象征性的事情来抵消已经发生了的不愉快的事情,以补救心理上的不适与不安。健康的人常使用此法以解除其罪恶感、内疚感和维持良好的人际关系。如一个丈夫在娱乐城玩得太晚而回家很迟,他也许会为妻子带回较贵重的礼物来抵消他的愧疚之情。又如,按我国习惯,过阴历年时不要打破东西。万一小孩打破了碗,老人则赶快说"岁岁平安"。

11. 合理化机制　合理化作用又称文饰机制。这是指个人遭受挫折,或无法达到所追求的目标以及行为表现不符合社会规范时,给自己找一些有利的理由来解释。虽然这理由常常是不正确的,在第三者看来是不客观或不合逻辑的,但本人却强调这些理由去说服自己,即用一种能为自己所接受的理由来替代真实的理由,以避免精神上的苦恼。例如,吃不到葡萄说葡萄是酸的,即"酸葡萄"心理或"甜柠檬"心理。

12. 补偿作用 这是指一个人因生理上或心理上有缺陷,而感到不适时,企图用种种方法来弥补这些缺陷,以减轻不适感。例如,盲人的触觉、听觉敏锐。又如,一个一向淘气的10岁男孩,由于突然同时失去了母亲和妹妹,他的父亲就把全部爱和希望给予了他,使他感到自己应该懂事了,不能再淘气了,于是一下变为好学生。但是,过分的补偿则可导致心理变态。

13. 升华作用 这是把社会不接受的冲动或欲望,经过改头换面,转向比较高尚的、社会所能接受的方式表现出来,以保持内心的宁静和平衡。这样的话,原来的动机冲突得到了宣泄,不仅消除了动机受挫而产生的焦虑,而且还使个人获得成功满足感。升华作用具有建设性,有利于社会和本人。例如,居里夫人年轻时曾恋爱受挫,对方因其学识浅薄而嫌弃她,从此她立志在学术上超过此人,于是埋头科研,奋发努力,终于不但与居里比翼双飞,且成为举世闻名的科学家。

14. 幽默作用 这也是一种积极的精神防御机制的形式,是较高级的适应方法之一。当一个人遇到挫折时,常以幽默来化解困境,维持自己的心理平稳。例如,大哲学家苏格拉底不幸有位脾气暴躁的夫人。有一次,当他在跟一群学生谈论学术问题时,听到夫人的叫骂声,不久便见他夫人提了一桶水过来,往他身上一泼,弄得他全身都湿透了,在场的人很尴尬。可是苏格拉底只是轻轻一笑,说:"我早就知道,打雷之后,一定会下雨。"本来很难为情的场合,经此幽默,也就把尴尬化解了。一些有修养的人,常常会利用幽默,将困难或窘迫化转成轻松和自然。

三、应对

(一) 应对的概念

尽管应对的概念迄今还存在分歧,但就其本质来讲,可理解为应对(coping),是指个体面对应激情境或事件时,调动自身内部或社会资源对该情境或事件作出认知调节和行为努力的动态过程。

(二) 应对的功能

1. 问题指向性应对 即改变现存的人-环境关系。问题指向性应对是通过改变个体的行为或改变环境条件来对抗应激源,改善个人和环境的关系。例如,寻找解决问题的方法,搜集信息和寻求帮助等等。

2. 情绪调节性应对 即对应激性情绪或生理性唤醒的控制。情绪调节性应对是通过应对调节由应激引起的情绪情感上的不适,包括认知、心理和行为的努力,并维持内环境的稳定。例如,忍耐、逃避、发泄情绪、对人诉说等。

(三) 应对的常见方式

1. 积极应对与消极应对 许多研究者认为应对行为处于单维双极人格特征压抑-敏感"连续谱"的一点,处于中部为适应性应对,处于两端为非适应应对。处于压抑一端的人忽视、回避、远离威胁情境;处于敏感一端的人会想尽一切办法(包括再思、寻求支持)快速解决问题(Byrne, 1964; Krohne & Rogner, 1984)。哈恩等(Hann, 1977)将有助于个体在应对中实现自我价值的策略排在最高层,属于成熟自我心理的过程和积极应对;而那些可能带来适应性神经症的防御方式属中间层;早期弗洛伊德提出的防御机制中大多数都被排在最底层,属不成熟或消极的方式,会使个体陷入紧张,造成身心障碍。

2. 成熟应对与非成熟应对　维兰特(Vaillant,1975)等人认为应对行为即运用心理防御机制。若以"解决问题"表示成熟的应对方式,"求助"与"合理性"应与"解决问题"呈正相关也归为成熟应对方式,而与"解决问题"相反的另一极"退避"表示不成熟的应对方式,不同类型的应对行为可以反映人的心理发展成熟程度。

思 考 题

1. 什么是应激?常见的应激源有哪些?
2. 简述应激对健康有哪些影响。
3. 简述应激应对有哪些常见方式。

(刘凤英)

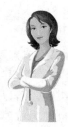

第四章 心身疾病

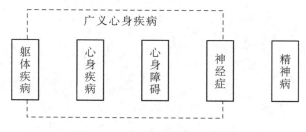 学习要点

1. 理解心身疾病的概念、发病原因。
2. 熟悉心身疾病发病机制。
3. 掌握心身疾病的康复原则。

第一节 概　　述

一、心身疾病概念

心身疾病有广义和狭义之分。广义的心身疾病是指心理-社会因素在发病发展过程中起重要作用的躯体器质性疾病(如原发性高血压等)和躯体功能性障碍(如偏头痛等)。狭义的心身疾病是指其发病、发展、转归和防治都与心理因素密切相关的躯体器质性疾病。心身疾病的定位可参考图 4-1。

```
              广义心身疾病
┌──────────────────────────────────────┐
│  躯    心    心    神    精           │
│  体    身    身    经    神           │
│  疾    疾    障    症    病           │
│  病    病    碍                       │
└──────────────────────────────────────┘
```

图 4-1　心身疾病定位示意图

心理-社会因素引起躯体功能改变,根据其强度和作用的持续时间,可分为以下 3 种。

(一)心身反应

心身反应(psychosomatic reactions)是指应激源引起的躯体功能改变,一般在刺激作用或威胁消失后就随之恢复。

(二)心身障碍

心身障碍(psychosomatic obstacles)是指应激源过强或作用较久使心身反应持续存在,

可以不伴有器质性改变。

（三）心身疾病

心身疾病（psychosomatic diseases）是在心身障碍的基础上，躯体伴有器质性病理改变，即狭义的心身疾病。由于具有生理上的障碍，心身疾病又称心理生理疾病。

Heinroth（1818）最早将失眠一类疾病称为心身障碍；以后，Jacobi（1822）又将溃疡性结肠炎、消化性溃疡、偏头痛、支气管哮喘及类风湿关节炎纳入其中。其后，Alexander（1934）又加进了甲状腺功能亢进及神经性皮炎而成为人们所熟知的 7 种经典的心身疾病（包括转换性癔症，此病后来被排除，认为它是通过中枢神经系统而不是自主神经系统起作用的）。

随着人们对心身疾病研究的深入，心身疾病的概念也在不断更改。人们越来越认为任何疾病的发生都是多因素造成的。人是一个有机的整体，并且共同作用于个体的全部活动。现代医学和心理学的研究证明，很多种疾病都能找到其致病的心理因素。这些因素与人们熟知的病毒、细菌、遗传一样也能引起躯体疾病。

因此，"心身疾病"就是指"由心理-社会因素引起的，持久的生理功能紊乱及其所致的器质性疾病"，心身疾病是一组躯体疾病或综合征。它们的发病、发展、预后、转归以及预防和治疗都与心理-社会因素密切相关。

二、心身疾病的判定标准

心身疾病在临床上非常多见，根据美国精神协会（1980）出版的《精神障碍诊断与统计手册》第 3 版（DSM－Ⅲ），同时具备下述 3 条标准即可判定为心身疾病：①具有由心理-社会因素引起的躯体症状；②有明确的器质性病理改变，或者有已知的病理生理学为基础；③不是神经症或精神病。这 3 条标准基本上适用于没有躯体症状的隐匿性心身疾病以外的所有心身疾病。要注意的是，有时心身疾病和神经症可以同时出现在一个人身上。

三、心身疾病的范围

现代医学研究表明：影响人类健康的因素中，生活方式、行为和环境因素已占 66.5％，而综合国内外流行病学资料，心身疾病在临床各科疾病中，已达 1/3 左右，而且呈上升趋势。

心身疾病广泛分布于全身各个系统，尤其多见于自主神经支配的器官与系统。

（一）心血管系统

原发性高血压、冠心病（心绞痛、心肌梗死）、心律不齐等。

（二）消化系统

胃、十二指肠溃疡，溃疡性结肠炎，食管痉挛，贲门或幽门痉挛，神经性呕吐，慢性胰腺炎，神经性（心因性）厌食等。

（三）呼吸系统

支气管哮喘、神经性咳嗽、过度换气综合征等。

（四）内分泌、代谢系统

甲状腺功能亢进症、糖尿病、肥胖症等。

（五）神经系统

紧张性头痛、偏头痛、痉挛性斜颈、自主神经功能紊乱急性视神经脊髓炎、多发性硬化症等。

（六）泌尿生殖系统

慢性前列腺炎、遗尿、阳痿、月经不调、经前紧张症等。

（七）肌肉骨骼系统包括免疫机制疾病

类风湿关节炎、全身肌痛症、颈臂综合征等。

（八）妇产科

功能性子宫出血、不孕症等。

（九）儿科

心因性发热、心因性呼吸困难、周期性呕吐、胃或肠功能紊乱。

（十）皮肤科

荨麻疹、湿疹、过敏性皮炎、皮肤瘙痒症等。

（十一）眼科

原发性青光眼、弱视、眼肌疲劳症等。

（十二）耳鼻科

美尼尔综合征、晕动症、口吃、咽部异物感等。

（十三）口腔科

心因性齿痛、颞关节炎症、口腔黏膜溃疡等。

（十四）癌症

各种恶性肿瘤疾病。

第二节　心身疾病的发病机制

一、发病原因

心理功能和生理功能相互影响、相互制约，构成了人体完整的生命活动。机体通过心理和生理的统一活动，与自然界和社会环境不断进行物质、能量和信息交换，以适应环境条件的变化，保持人体的健康。显然，自然、社会、心理和生理 4 个方面的因素都与人体的各种疾病有关。

（一）生理因素

1. 生理始基（analogue）　即心身疾病患者在患病前的生理特点。同样的心理-社会刺激，如地震、洪水、战祸、灾荒等波及大量人口的刺激，其中只有少数人得了心身疾病。而这些患者的心身疾病又不都是一种病，如有人患溃疡病，有人却患冠心病。这主要是由患者的生理特点不同所致，因而使他们具有对不同心身疾病有着不同的易患性。如在溃疡发病过程中，胃蛋白酶的增高起重要作用，由于它消化了胃黏膜而造成溃疡。实际上，患者在病前，其蛋白酶的前体——胃蛋白酶原的水平就已经比一般人高，因此这种胃蛋白酶原的增高即可称之为溃疡病的生理始基。当然有溃疡病生理始基并不一定会有溃疡病,因为人群中有相当多的人具有这一特征,而其中只有一部分溃疡病患者是由于心理-社会刺激对他们起着"扳机"(trigger)作用。这说明只有生理始基和社会心理刺激同时存在的情况下,才会有溃疡病的产生。

现已发现,高甘油三酯血症是冠心病的生理始基,高尿酸血症是痛风症的生理始基,高蛋白结合碘者则为甲状腺功能亢进的生理始基。对生理始基的研究不仅对了解心身疾病的发病机制有重要意义,而且对这些疾病的预防也提供了极为重要的线索。

2. 遗传与不良生活习惯 患心身疾病如冠心病的家族中,患同类疾病的概率比一般人群高 10 倍,他们往往具有共同的性格和生理素质。此外,冠心病家庭成员多有高脂肪膳食、吸烟、饮酒、缺少体力活动等相似的生活方式。

(二) 心理因素

影响心身疾病的心理因素主要是情绪和人格类型。

1. 情绪因素 人的心理活动通常与某种情绪活动相关联,如愤怒、恐惧、焦虑、忧愁、悲伤、痛苦等情绪虽然是适应环境的一种心理反应,但强度过大或时间过久,或反复出现,就会使人的心理活动失去平衡,导致神经系统功能失调、内分泌失调、血压持续升高,从而导致某些器官、系统的疾病。如心脏可出现心律失常,如阵发性房性心动过速、房性或室性期前收缩(早搏)。紧张情绪还可导致兴奋亢进的交感神经末梢释放大量的去甲肾上腺素,同时肾上腺髓质分泌肾上腺素进入血流,动员储存的脂肪,使血中的脂质增加,当这些游离的脂肪酸不能被肌肉活动所消耗,就可能导致动脉硬化。愤怒、激动、焦虑、恐惧等消极情绪能促使胃液分泌和酸度升高,而抑郁、悲伤则可使胃液分泌减少和胃肠蠕动减慢,长期焦虑还可使充血的胃黏膜糜烂。

在支气管哮喘疾患中,心理因素起重要作用者约占 30%。有支气管痉挛素质、易产生 IgE 抗体者,哮喘易被促发。哮喘的病程可因心理因素而改变。有些儿童的哮喘只在家中发作,在学校则不发作,甚至在两种场合都接触同样的致敏源也是如此。这说明心理因素起着重要作用,甚至有些哮喘患者可由条件反射而引起哮喘发作。

2. 人格类型 近代的研究资料支持这样一种观点,即有些心身疾病具有特殊的人格特征(表 4-1)。

表 4-1 人格特点与疾病

病 名	人 格 特 点
冠心病	急躁、冲动、忙碌、时间紧迫感、具攻击性
高血压	经常压抑愤怒和不满、有雄心、办事认真
哮 喘	依赖性强、不成熟、内向被动、情绪不稳定
溃 疡	被动、顺从、情绪不稳、过分关注自己
偏头痛	具攻击性、固执、任性、不满拘泥细节
癌 症	习惯于自我克制、情绪压抑、过分合作
糖尿病	情绪不稳、紧张、焦虑、抑郁

对癌症的医学心理学研究表明,长期处于孤独、矛盾、抑郁和失望情境下的人易患癌症。

如有人对 1 337 名医学生进行追踪观察,发现有 48 名癌症患者都具有共同的人格特点,即内向、抑郁、隐藏着愤怒和失望。

有一学者对 100 多名企业人员作长期观察中发现,约有 75％的人,其冠心病发作的主要原因是过度操劳和精力消耗,他们在紧张工作期间血中脂质水平明显升高。还发现大多数患者属于 A 型行为模式(type A behavioral pattern)或称为"冠心病易患行为模式"。其特征为:①为取得成就而努力奋斗;②富有极大的竞争性;③很易引起不耐烦;④有时间紧迫感;⑤语言和举止粗鲁;⑥对工作和职务提出过多的保证;⑦有旺盛的精力和过度的敌意。有的学者认为 A 型行为并非是冠心病的结果,而是起因。A 型行为类型与冠心病之间存在着明确的关系,而且其胆固醇、甘油三酯、去甲肾上腺素、促肾上腺皮质激素及胰岛素对葡萄糖的反应增高,凝血时间缩短。经常出现抑郁的冠心病患者更易患心肌梗死。

（三）社会因素

社会因素是指人们生活和工作的环境、人际关系、社会角色和经济状况等。大量的研究表明:心身疾病的发病率是发达国家高于发展中国家,城市高于农村,脑力劳动者高于体力劳动者。50 年前,溃疡病和高血压病患病呈男性高于女性,约为 4∶1;而近年来男女患病比例已逐渐接近,溃疡病约为 3∶2,高血压病已接近 1∶1。据分析可能是由于越来越多的妇女参加了工作和社会活动,因而增加了社会心理刺激的结果。另一项流行病学调查表明,发病机会最多者是中层社会中经济条件偏低者,为了竞争以获得较好的生活条件,他们要付出较多的努力,但他们的个人要求和需要并非经常可以得到满足,因而这种个人需求和社会压力之间的冲突就可以引起心身疾病。

二、发病机制

一般躯体性疾病中,病因(如病原微生物)侵入机体后常因与特定器官的亲和力而引起特定器官的病变。在心身疾病中,目前并未发现病因与特定器官的亲和、病变关系。同样的病因作用于不同的个体,可引起相同或不相同的心身疾病。显然,作为信号的心理-社会刺激作用于机体后,经历了一个内在的加工过程,才导致心身疾病的发生。这个内在的加工过程是心身疾病发生的中间环节。目前,一般认为,在心身疾病的发病过程中有 4 个关键环节:①心理因素;②生理因素;③脆弱器官;④心身疾病。心理-社会因素以各种信息影响大脑皮质的功能,而大脑皮质则通过自主神经系统、内分泌系统、神经递质系统和免疫系统这些重要的生理中介机制,影响内环境的平衡,使靶器官产生病变。正是这个中间环节即中介机制,将心理变化与生理变化联结在一起,从而导致了心身疾病。

（一）神经生理机制

神经心理学研究表明,一切心理活动都离不开以大脑皮质为中心的中枢神经系统。各种心理、社会因素作为信息(刺激)传入,首先被大脑皮质觉察并认知评价而产生一定的情绪,而情绪对机体的生理功能产生影响。如果反应强烈而持久,就可能引起相应的病理改变。情绪是大脑皮质和皮质下中枢(边缘系、下丘脑、脑干网状系)协调活动的产物,即情绪不但受大脑皮质调节,且直接与边缘系和下丘脑有关。情绪的直接中枢在边缘系,而边缘系与下丘脑有广泛的神经联系,如主观认为是恐惧的信息,就会引起惊恐、焦虑或愤怒。这种恐惧心理又对大脑功能产生不良影响,以致导致功能障碍,当心理反应时,交感神经中枢兴奋,通过网状结构向下传递,可引起总体性交感神经反应,导致血压上升、全身代谢增强、胃肠道抑制等。如副交感神经活动亢进时,上述的功能活动起着相反作用。因此,长期持续的心理反应能使交感和副交感的对立统一出现失调。

（二）神经内分泌机制

情绪活动与神经内分泌有密切联系。长期持续的不良情绪体验和心理矛盾是通过两条途径来产生各种躯体反应的,其中下丘脑起了重要作用。

1. 大脑边缘系-下丘脑-自主神经通路 即交感神经-肾上腺髓质系统的效应作用。情绪的直接中枢在边缘系,而边缘系与下丘脑有广泛的神经联系。长期的不良情绪可使下丘脑兴奋交感神经-肾上腺髓质机制,引起大量儿茶酚胺(肾上腺素、去甲肾上腺素)释放,导致生理反应如血液循环加快(以增加心脑、骨骼肌的血液供应)、外周血管收缩、血压升高以及呼吸加速等。

2. 大脑边缘系-下丘脑-垂体前叶-肾上腺皮质通路 下丘脑可分泌多种神经激素。如分泌促肾上腺皮质激素释放因子作为一种化学信息兴奋垂体前叶-肾上腺皮质机制,使垂体前叶分泌促肾上腺皮质激素(ACTH),进而促进肾上腺皮质激素特别是糖皮质激素(氢化可的松)的合成与分泌,以利机体产生相应的生理、行为变化。通过神经内分泌机制,心理-社会因素引起的情绪反应经上述两条途径转变为躯体的生理反应。

（三）神经递质机制

神经元之间通过突触传递信息,其中化学突触的突触前膜释放的是神经递质(neurotransmitters),它进入突触间隙后,运动至突触后膜,与特异性受体结合引起突触后神经元的兴奋或抑制。研究表明:谷氨酸、5-羟色胺、γ-氨基丁酸、儿茶酚胺、乙酰胆碱等是中枢神经系统内重要的神经递质,它们起着神经调节、传导信息的作用。例如,5-羟色胺是控制情绪的主要物质,它的缺乏可以出现情绪低落、紧张易怒。

（四）神经免疫学机制

近代免疫学研究已证实,免疫功能受中枢神经系统特别是下丘脑调节。紧张刺激或情绪可通过下丘脑及由它控制分泌的激素影响免疫功能,如产生胸腺退化,影响T淋巴细胞成熟,使细胞免疫功能降低;皮质类固醇的增高对巨噬细胞有抑制作用,降低吞噬功能,使病原迅速扩散,影响B淋巴细胞产生抗体,降低抵抗力而致病。

综上所述,心理-社会因素作用于人体,经中枢神经系统评估而产生情绪,神经内分泌系统和免疫系统共同作用,可将精神因素转变为生理、躯体的因素。若持续、强烈地存在不良情绪刺激,可使上述各个系统作用失衡,从而引起心身疾病。

第三节 心身疾病的康复原则

从现代医学的角度看心身疾病的康复应该采取整体的、多维度的和综合性的康复措施。心身疾病的康复,从内容上应包括心理的和生理的;从形式上应包括个体的和社会的;从方法上应包括心理咨询、心理治疗、药物治疗和物理治疗以及对症治疗等。

一、个体认知

1. 制定个性化教育方案

（1）选择合适的教育时机，进行疾病相关知识的教育，使其了解治疗方法、预后，掌握自护方法，消除患者的焦虑心理，提高教育效果。

（2）根据不同的文化程度，选择疾病知识教育的内容。

（3）健康生活方式指导，指导患者养成良好的饮食习惯，定时、定量进餐，耐心地向其讲解饮食对促进溃疡组织修复和全身状态恢复的重要性。

2. 应从新的医学模式的角度去看待躯体疾病　积极科学地开展群体的社会性、整体性、综合性、系统性的研究与防治工作，在治疗躯体疾病的同时，进行行为干预和心理治疗可有效地帮助心身疾病患者的康复。

患者对应激的认识水平，能增强应对能力；消除相关应激源或降低相关应激源刺激频率，改善社会适应能力；减轻生理反应，缓解病情。

二、社会重视

采取措施，消除相关的心理-社会因素的刺激，避免持久性的劣性刺激，改善个体生活的社会环境，创造良好的医疗护理环境和条件，形成优良的社会氛围，避免人为的精神创伤。

三、心身同治

对心身疾病的治疗要根据病程的不同时期和主要矛盾确定治疗的主次，兼顾到患者的躯体和心理两方面。一方面要采取有效的躯体治疗，以解除症状、促进康复，如对溃疡病的制酸，高血压病的降压，支气管哮喘的支气管扩张剂治疗等；另一方面，如果需要持久的疗效，减少复发，则需要在心理和社会水平上加以干预和治疗。

心身疾病是由心理-社会因素诱发的躯体性疾病，原则上需要并用心理和躯体两方面的治疗，或者两者结合进行综合治疗。急性发病且躯体症状严重者，以躯体治疗为主，辅以心理治疗；慢性过程或以心理症状为主者，实施常规躯体治疗的同时，重点做好心理治疗。

（一）药物治疗

药物治疗是对心身疾病的基本治疗手段，除各类疾病需要对症治疗外，目前认为在心理咨询和治疗的同时采用适当的药物治疗，对调节心身疾病或者情绪活动有着非常重要的作用。据国内外研究证实，引发心身疾病的主要情绪障碍是抑郁和焦虑情绪。抗焦虑药，如苯二氮类，能消除焦虑、紧张，有良好作用，可促进疾病的恢复。抗抑郁类药物主要作用原理是抑制脑内神经元对去甲肾上腺素及5-羟色胺的再摄取或破坏，使脑内突触间隙的递质量增加，从而有效地改善情绪状态。临床常用抗抑郁药物有三大类：三环类药物主要包括多塞平、阿米替林、丙咪嗪、氯丙咪嗪等；四环类有马普替林、米安舍林；单胺氧化酶类有托路沙酮、苯乙肼。近年来国内外研制出一些临床效果明显而不良反应小的新药，如氟西汀（百忧解）、舍曲林、帕罗西汀等。

（二）心理治疗

心理治疗方法很多，如精神分析疗法、认知疗法、行为疗法等（见第六章第三节心理治疗）。治疗的目的在于影响患者的人格、应对方式和情绪,以减轻因过度紧张而引起的异常生理反应。应根据具体病情使用以下方法。

1. 行为治疗 这是以学习原理为基础的一种治疗方法。让患者学会和适应新的反应方式,消除或克服旧的病态的反应方式,以纠正、克服或消除病态症状。主要训练患者控制自己的行为。其主要方法有条件的消退和条件的对抗。

2. 生物反馈治疗 借助于仪器,让患者能通过学习来改变自己的行为或矫正内脏的反应。具体方法为,应用生物反馈装置,以躯体生理信息转变成易于理解的信号或计数。提示患者有意识地去控制病理过程,通过不断地反馈,促使功能恢复。

3. 自我训练 内容有自我矫正、自我中和。自我矫正是一种自我训练的方法之一。以自我功能去平衡失调的方法,在治疗心身疾病时,尚有训练特定器官的方法。自我中和是解除受压抑的心身症状。治疗时采取自我释放、自我疏泄和自我言语表达的方法,在进行疏泄时,一旦在自我训练后感到有所改善,可引导患者更主动的发泄或讲出心理和躯体的症状。

其中,行为治疗方法对原发性高血压、某些类型的心率失常、偏头痛和紧张性头痛效果较好。

第四节 常见心身疾病及其康复

一、原发性高血压

原发性高血压(primary hypertension)是一种以循环动脉血压升高为主要表现,以全身细小动脉硬化为基本病变的一种被最早确认的心身疾病。

(一)发病原因

一般认为,原发性高血压是一种多因素导致的疾病,除与高钠膳食、遗传缺陷等原因有关外,心理-社会因素在本病的始动机制中起主要作用。

1. 流行病学调查 在恶劣的社会环境中生活,或责任过重、工作压力过大,或应激性不良、生活事件过重过多的人群中,患高血压病者多。如同样的黑人,凡世代居住非洲的,患高血压者甚少,而生活在美国北方大城市的,因其社会经济条件差,犯罪率高,暴力事件多,人口密度大,迁居率、离婚率高,所以患高血压者多;而在工作压力大的日本,高血压病是居民主要的死因之一。现代城市居民因就学就业竞争压力大,生活节奏快,人际关系复杂,患高血压者明显高于农村。

2. 动物实验 长期的紧张刺激使动物血压升高。如让不同群体的大鼠生活在缺少食物的一个笼子里,结果大鼠均因争食厮打殴斗而患高血压病;关在笼子里的狒狒王,眼看自己的"下属"自由地进食而不理它的威风和尊严,经常气得暴跳如雷,终于患上顽固性的高血压病。

3. 情绪对血压的影响 情绪对血压的影响特别明显。长期的忧虑、恐惧、愤怒常导致血压的持续升高,1971 年 Hokanson 等人对愤怒导致高血压的研究表明,在激怒的被试者中,那些必须压抑敌对反应而不允许发泄愤怒的人比允许发泄愤怒的人血压要高。有人通过催眠暗示的办法研究情绪对血压的影响,发现经催眠暗示,被催眠者表现愉快时,血压可下降 20 mmHg(2.67 kPa),脉搏每分钟减少 8 次;相反,在暗示愤怒时,血压可升高 10 mmHg(1.33 kPa),脉搏由 65 次/分增加到 120 次/分。

此外,人们发现,原发性高血压患者多有易焦虑、易冲动、求全责备、主观好强的 A 型性格特点,而临床对高血压病的观察也表明:药物配合心理治疗的效果明显高于单纯药物治疗组。

（二）康复

1. 提高应对能力,稳定情绪　要让患者了解原发性高血压的相关知识,找出引起疾病的原因,提高其应对心理-社会应激源的能力,有条件的应隔离紧张刺激,缓解心理压力。

2. 配合心理治疗　近年来,在原发性高血压的治疗方法上主张采用药物治疗的同时,积极配合认知疗法、松弛疗法、自律训练、生物反馈疗法、气功、太极拳等心理治疗,在这方面的研究已经取得了经验和成果。

二、冠心病

冠状动脉粥样硬化性心脏病,简称冠心病(coronary heart disease,CHD)是当今世界上危害人类健康和生命最严重而且死亡率最高的疾病之一。经国内外近一个世纪的大量研究认为,CHD 除与高血压、高血脂、重度吸烟、遗传因素有关以外,心理-社会因素也是重要的病因之一。

（一）发病原因

有关 CHD 发病率和易感者的研究表明,CHD 的发病率在竞争激烈的工业发达国家和发展中国家的发达地区较高,在脑力劳动者中居多,在 A 型性格行为者中多见。美国心脏病学家 Friedman 及 Rosenman 等,1960～1975 年对 3 154 名 39～59 岁男性的研究表明:A 型性格行为者,勤奋努力、争强好胜、苛求自己与他人、易激惹、人际关系紧张、常有过度敌意,其发生 CHD 的人数 3 倍于 B 型行为者。1978 年美国国立心、肺及血液研究所,组织有关专家讲座研究的结论是:"A 型行为与美国中年雇员 CHD 的发病危险有关,这种危险与年龄、收缩压升高、血清胆固醇或吸烟等因素相比较更大,相当于后面三者相加的强度级别"。我国的研究资料也表明,在 CHD 中,A 型行为者占 75.73%。而 A 型行为与 B 型行为者患 CHD 的比例为 3.64∶1。

尽管食物中含饱和脂肪过多一直被认为是 CHD 的一个主要原因,但一些习惯吃高饱和脂肪食物的国家和民族以及芬兰、非洲的马塞部落患 CHD 的却并不多见。不少学者认为,导致血液中胆固醇增高而引起 CHD 的主要原因更重要的是心理-社会因素,包括心理应激、生活方式和习惯、性格、行为类型等。而且,心理-社会刺激与 A 型行为不仅是 CHD 的危险因素,对 CHD 的预后也起着重要作用。大量临床资料证实,剧烈的情绪波动、精神创伤、心理紧张冲突均可诱发 CHD 患者的心绞痛发作,而在继发心肌梗死的可能性上,A 型行为者明显高于非 A 型行为者。

（二）康复

1. 提高认识,改善行为方式　向患者介绍冠心病相关知识,使其对疾病有正确的认识,使患者既不要盲目自信、满不在乎,也不要有思想顾虑,并认识到消除恐惧心理、了解易感因素,对疾病的稳定和康复大有裨益。既然行为因素在冠心病的发病中占重要地位,而 A

型行为的某些特征是冠心病的一个危险因素,那么指导患者改善行为方式,矫正吸烟、酗酒、过食、缺少运动等危险行为,遇事冷静思考,避免急于求成,学会放松调节,顺其自然,对冠心病的康复就非常重要。

2. 配合心理治疗 采用药物治疗的同时,积极配合心理治疗:运用放松训练调节患者紧张、焦虑和不安,稳定情绪。利用认知疗法,加强情绪的调控,帮助患者消除有害情绪,培养高雅的兴趣爱好,如读书、书画、对弈、品茶、练习气功、聆听音乐等。

三、消化性溃疡

消化性溃疡(peptic ulcer)包括胃、十二指肠溃疡。导致溃疡发生的直接因素是胃酸和胃蛋白酶在胃黏膜的屏障防御功能下降时产生的自身组织消化。胃肠道同样对内外刺激十分敏感,情绪变化很容易引起胃液分泌及胃肠运动功能变异,临床上常可发现许多溃疡患者的起病往往有一段难忘的痛楚经历,而病情的加重与复发也往往与负性的情绪体验有关,因此,消化性溃疡一直被列为常见的心身疾病之一。

(一)发病原因

著名学者 Wolff 对一位因食管烫伤而不得不通过腹壁造瘘进食的患者阿汤进行细致的观察。通过患者的瘘口,Wolff 直接观察到:当阿汤处于愤怒、怨恨或焦虑时,他的胃和脸一样充血发红,胃液分泌增多,胃运动增加,甚至看到胃酸和胃蛋白酶腐蚀胃黏膜;当他悲伤、忧虑时,胃黏膜苍白,胃液分泌不足,胃运动减弱,此时即使把食物放进去也不易消化,而且损伤胃壁。

有学者用大鼠做制动实验,造成大鼠的焦急与挣扎,24 小时后 80% 的大鼠患上了胃溃疡。如让制动大鼠近亲繁殖,对其第六代再行制动,12 小时后大鼠 100% 都患胃溃疡。大量的临床观察与动物实验证实:①胃蛋白酶原的高水平倾向是消化性溃疡的遗传性生理基础。这些人在应激情境下容易患消化性溃疡。②被动、顺从、依赖性强、缺少人际交往、守旧、刻板,情绪不稳定是消化性溃疡患者常有的人格特征。这些人对心理-社会性的刺激较敏感。③长期的精神紧张和强烈的心理应激可扰乱消化系统的正常功能,促使胃液分泌过多和(或)排出减慢,诱发或加重消化性溃疡的发生。

综上所述,对慢性消化性溃疡来说,心理-社会因素与生理性因素都是不可缺少的条件。

(二)康复

1. 避免过度情绪,养成规律生活习惯 降低应激源刺激频率,避免过度情绪,指导患者养成有规律的工作和生活,保证充足的睡眠和休息,嘱咐患者禁烟酒,勿暴饮暴食,定时进餐,避免辛辣、生冷、油炸、浓茶、咖啡等不易消化及刺激性食物。这提示我们采取综合性健康教育方式、给予全方位的护理干预、重视身心健康,是降低消化性溃疡发病率和复发率的有效途径。消化性溃疡的发生除与幽门螺旋菌感染、药物及饮食有关外,心理-社会因素也是其重要的因素。观察发现心理-社会因素对患者疾病的转归、发生、发展有直接的影响,因此了解患者住院期间的心理变化,选择合适的教育方法可提高健康教育的质量,保证患者得到及时有效的健康教育,消除患者负性心理,提高患者对疾病的正确认识,增强患者应对变化的信心和能力,达到促进康复的目的。

2. 配合心理治疗 药物治疗的同时,配合心理治疗,主要是支持性心理治疗,鼓励患者充分表达自己内心的痛苦和情感,注意倾听患者的叙述,与患者共情,减轻患者心理负担,调整行为方式,消除不良情绪,使患者以积极的心态接受治疗,尽快康复。

四、支气管哮喘

支气管哮喘(bronchial asthma)很早就被公认为呼吸系统中典型的心身疾病。其病因主要有过敏反应、感染和心理-社会因素,不过不同的患者对这三大主因的敏感性不同。有些学者认为,心理因素与生理因素几乎各占一半,也有学者对 487 例患者的研究表明:过敏因素为主者占 29%,感染占 40%,而心理因素为主者占 30%。在儿童患者中,心理-社会因素显得更为重要。

(一) 发病原因

心理-社会因素对下列 3 种人的影响比较明显。

1. **家庭关系特别是母子关系失常的人**　母亲过分溺爱孩子,孩子过分依恋母亲;或者父母管束过严,家庭矛盾冲突频繁者。如临床上常见的哮喘患儿,在父母面前发作很重,离开父母在医护人员照料下则很少发作;对变应原过敏的孩子在家里时哮喘病一再复发,可一离开家庭,即使变应原依然存在,孩子也不发病了。

2. **心理感受敏感而强烈,并惯于压抑克制自己情绪的人**　强烈的紧张性刺激,如人或动物打斗的场面,社交、性交的紧张体验均可使这些人发生哮喘,甚至形成条件反射。有位 20 多岁的女青年,每当收到恋爱对象爱情有波折的来信,就出现胸闷,继而哮喘发作。还有的人因吸入花粉而患哮喘,后来当他看到人造的玫瑰花后,也出现喘息症状。

3. **容易接受暗示的某些人**　Luparello 等人曾选择 40 名有过敏史的哮喘患者和正常人作对照实验。首先向所有的被试者宣布:这是一个空气污染实验,每个人必须吸入几种浓度不同的物质(其实所吸入的都是根本无害的非过敏性溶液)。结果患者组的 1/3 出现了呼吸困难,其中 12 人哮喘发作,而健康组无一人出现反应。然后告诉患者"这是暗示的作用而不是溶液引起的"真相后,那些受影响者也就恢复了正常。对这些人来说哮喘与心理暗示密切相关。

(二) 康复

1. **提高患者战胜疾病的信心**　指导患者及其亲属正确对待哮喘,及时将与哮喘有关的相关知识传授给患者及家属,让患者了解心理因素可以诱发或加重哮喘的发作,帮助患者提高战胜疾病的信心,改善其心境。使患者自觉地发挥主观能动性,摆脱依赖性。对哮喘患儿帮助其父母减轻焦虑、紧张心理也十分重要。

2. **重视心理治疗**　在药物治疗期间和疾病好转后要重视心理治疗,主要有认知疗法、暗示疗法和气功疗法。由于气功训练可以产生一系列对心理活动的促进作用,练功后情绪的稳定性、自制性和意志的坚强性以及心情均有明显改善,能帮助患者增强应对应激能力,对患者的康复收到良好的效果。心理治疗:①提高对病理心理状态的认识并给予积极的处理;②采用放松训练法、系统脱敏法、生物反馈法等,消除消极情绪,解除呼吸困难与焦虑情绪间的恶性循环;③改变与支气管哮喘有关的不良行为方式和家庭教育模式;④指导和鼓励应用最好的自我照顾,提高安全感。

五、癌症

尽管癌症(cancer)是否属于心身疾病,学者们还有不同的意见,尽管理化因素、病毒、慢性感染、遗传、药物、激素及至年龄都被证实为癌症的病因,然而,人类发现:心理-社会因素与癌症有不可忽视的密切关系。

（一）发病原因

我国古代医籍中明确指出"郁结伤脾,肌肉消薄,与外邪相搏而成肉瘤",这里的"郁结"即指人具有难以消除的心理问题或心理障碍;又说"乳岩由于忧思郁结,所愿不遂,肝脾气逆,以致经络阻塞,结果成核"。临床发现:癌症发生前,患者大多有极度伤心的事件发生,莱森(Leshen)综述了 1902～1957 年的 75 篇有关文献,认为忧郁、失望和难以解脱的悲哀是癌症的先兆。F·L·格林尼的研究也认为,生离死别的忧郁悲伤和焦虑多发生在癌症前一年左右。姜乾金(1987)通过临床对照调查分析显示,在癌症患者发病史中,"家庭不幸事件""工作学习过度"和"人际关系不协调"等生活事件有重要意义,与北京医科大学和中国心理研究所的调查结论完全一致。

此外,对癌症患者个性的研究认为:那些谨小慎微、忧虑重重、惯于压抑愤怒、克制情感等 C 型行为性格的人,一旦遭受重大精神创伤与生活磨难,比较容易罹患癌症。大量临床实践证明:已经患上癌症的患者,其心理状态明显地影响着癌症的发展与预后。一般认为:心理-社会紧张刺激引起的恶劣情绪可以降低机体免疫、监视功能和免疫杀伤机制,使机体每天都可能产生的突变细胞难以清除,从而发展为肿瘤。

综上所述,心理-社会因素与肿瘤的关系表现在两个方面:一是成为癌症的病因之一;二是影响癌症患者的存活时间与预后。毫无疑问,重视心理-社会因素有助于癌症的防治。

（二）康复

1. 自我心智重建　①相信肿瘤是一种疾病,它是可以攻克的;②相信体内的免疫机制是恶性肿瘤的"克星",能将其杀伤、消灭和消除;③深信抗癌治疗的巨大作用;④正确对待"充满紧张压力的事件",具备健全的"消除紧张压力"的方法。

2. 给予心理支持　①主动接近患者,了解患者的心理;②消除患者的自卑心理;③同患者进行积极的交谈,树立乐观的生活态度。

3. 自我放松训练　包括瞑想法、气功、催眠法、生物反馈治疗等。

4. 心理预防　①正确处理生活变故事件,避免强大的心理刺激给人们造成的心理压力;②积极协调、正确处理和保持协调的人际关系;③积极参加社会、文娱活动,消除心理疲劳,增强抗病能力。

思考题

1. 简述心身疾病的发病原因。
2. 简述心身疾病的康复原则。
3. 心身疾病是通过哪些中介机制影响健康的?

（刘凤英）

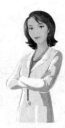

第五章 变态心理学

学习要点

1. 掌握心理障碍的概念、精神病性障碍、抑郁性障碍、各种神经症和人格障碍的定义。

2. 熟悉精神病性障碍、抑郁性障碍、神经症和人格障碍的临床表现或类型、诊断与鉴别诊断。

3. 了解正常与异常心理的判断标准、心理障碍的发病原因和分类。

4. 了解精神病性障碍、抑郁性障碍、神经症和人格障碍的病因、康复治疗措施。

第一节 概　　述

一、概念

变态心理是指人的感知、思维、情感、智能、判断、行为、记忆及人格等心理过程和个性发生异常。变态心理可分为广义和狭义两种。广义的变态心理是指所有偏离正常的心理或行为;狭义的变态心理一般指心理障碍(mental disorder)。心理障碍是指个体无法按社会规范或适宜的方式来适应日常生活要求,而表现出的心理异常或行为偏离。这种障碍既可能是功能性的,又可能包括器质性的改变。

二、正常与异常心理的判断标准

心理障碍的表现多种多样,目前仍没有一种单一的方法可以有效衡量和区分心理的正常与异常。临床一般综合应用多种判断标准,从多个角度、多个侧面来判断个体心理是否出现或存在异常。目前影响较大的有内省经验标准、统计学标准、医学标准、社会适应标准等。

(一)内省经验标准

内省经验标准就是凭个人的认识和经验去评价他人心理活动的特点和规律,判断是否正常,该标准包括两个方面:一是从个体主观体验的角度来判断,如果本人感到有焦虑、抑郁等消极情绪,或没有明显原因的不适感,或感到自己难以控制自己的行为,而寻求他人的支持和帮助,那么可以判断此人可能有心理障碍;二是观察者根据自己的知识和经验,或者以一般人对正常心理与行为的看法为参照,评价他人的心理活动和行为表现,作出被观察者心理正常还是异常的判断。这是一般人判断心理正常与否的方法。

（二）统计学标准

这一标准的基础是对人群某项心理特征的测量,以具有某项心理特征的人在人群中的分布为依据。在普通人群中,对于个体心理特征进行测量的结果常常显示该特征呈常态分布,即绝大多数人处于中间位置。因此,将居中的大多数人的心理视为正常,而将远离中间的两端视为异常。决定一个人的心理正常与否是以其心理特征偏离平均值的程度来决定的。显然,心理正常与异常的界限是人为划定的,是以统计数据为标准的。依据这种标准判断的心理异常是相对的,它是一个连续的变量,偏离平均值的程度越大,则越不正常。

（三）医学标准

医学标准是将心理障碍和躯体疾病同样看待,认为心理障碍的患者脑部都应当有相应的病理变化存在。如果找到与一个人的心理现象或行为表现相对应的病理解剖或病理生理变化,则可以判定此人有精神疾病或心理障碍。患者的异常心理和行为表现被视为疾病的症状,产生原因则是脑功能失调。这一标准为临床医师广泛采用,实际上是医学模式在心理障碍研究中的应用。

（四）社会适应标准

社会适应标准应从 3 个方面进行判断:①从是否符合社会规范方面判断:如果个体的心理或行为特征明显偏离社会公认的行为规范,不能适应社会的要求,就可以判断为心理障碍。②从个体的社会适应能力方面判断:社会适应标准还有另一层含义,即个体适应环境的能力是否缺失,或者社会功能是否不同程度地受到损害。一般认为,个体的社会适应能力应包括 4 个方面:生活自理能力;人际交往和沟通能力;工作、学习和操持家务的能力;遵守社会规则的能力,如社会道德、法律、行政法规和社会风俗习惯等。无论个体的心理特征和行为表现多么明显地偏离社会文化常模,都不能判定其心理障碍的存在。只有当个体的异常行为对其适应正常生活要求有影响时,才可以判断为心理障碍。③从个体一贯的心理状态和行为模式方面判断:心理健康与否,除了和社会常模相比外,与个体一贯的心理状态和行为模式相比较,也可以看出其心理过程或心理特征是否发生了明显的改变。如果个体的心理和行为特征在短时间内出现明显改变,则需要注意是否产生了心理障碍。

上述每条标准都有其根据,都有一定的使用价值,但又各有缺陷和不足,不能单独应用以解决全部问题。因此,临床应用时应当相互参考,根据多重标准进行综合判断。

三、发病原因

心理障碍的发生常常是生物的、心理的、社会的、药物的等多种因素交互作用的结果。

（一）生物学因素

生物学因素包括遗传素质、生化改变、躯体疾病和药物影响等。遗传因素和变态心理的关系已有很多研究,通过家系调查、双生子研究、寄养子研究、染色体研究及遗传分子学等方法,提示了遗传因素在不同的变态心理的形成中有不同的作用。

（二）心理因素

心理因素包括心理素质与心理应激。心理素质是发生心理疾病的基础条件,心理应激则是致病诱因。心理素质偏差的人心理抗震能力较差,个性特征孤僻、不合群、偏执,与环境的协调性差,包容性差、恋爱挫折、人际关系紧张、家庭经济贫困、学习压力大、就业困难等都会对其构成心理应激,引发各种心理疾病。

(三) 社会因素

强调社会文化因素的作用,认为心理和行为的异常是社会文化的产物。一个人如果能得到社会支持与同情,遇到的挫折就少,心理就会处于正常状态;反之,就会出现社会文化关系的失调,甚至产生心理行为的异常。还有社会文化、社会变迁都会对人的心理健康构成影响。

四、分类

目前倾向于采用现象的描述分类,即将共同的临床特征列为一类,而不涉及内在的动力机制。2001年4月中华精神科学会通过了《中国精神疾病分类方案与诊断标准(第三版)》(CCMD-3),充分考虑了与国际疾病分类趋向一致,采纳了美国医学会编的《精神疾病诊断与统计手册》(DSM-Ⅳ)的某些优点,现将ICD-10、DSM-Ⅳ和CCMD-3分类简列,供参考(表5-1)。

表5-1 心理障碍分类表

CCMD-3	ICD-10	DSM-Ⅳ
1. 器质性精神障碍	1. 器质性(包括症状性)精神障碍	1. 通常在婴儿、儿童或少年期的障碍
2. 精神活性物质或非成瘾物质所致精神障碍	2. 使用精神活性物质所致的精神和行为障碍	2. 谵妄、痴呆、健忘及其他认识障碍
3. 精神分裂症(分裂症)和其他精神病性障碍	3. 精神分裂症、分裂样障碍和妄想性障碍	3. 由躯体疾病引起的、在他处未提及的精神障碍
4. 心境障碍(情感性精神障碍)	4. 心境(情感)障碍	4. 与物质有关的障碍
5. 癔症、应激相关障碍、神经症	5. 神经症性、应激相关的及躯体形式障碍	5. 精神分裂症及其他精神病性障碍
6. 心理因素相关生理障碍	6. 伴有生理紊乱及躯体因素的行为综合征	6. 心境障碍
7. 人格障碍、习惯与冲动控制障碍、性心理障碍	7. 成人人格与行为障碍	7. 焦虑障碍
8. 精神发育迟滞与童年和少年期心理发育障碍	8. 精神发育迟滞	8. 躯体形成障碍
9. 童年和少年期的多动障碍、品行障碍、情绪障碍	9. 心理发育障碍	9. 做作性障碍
10. 其他精神障碍和心理卫生情况	10. 通常起病于童年与少年期的行为与精神障碍	10. 分离性障碍
	11. 非特定的精神障碍	11. 性及性身份识别障碍
		12. 饮食障碍
		13. 睡眠障碍
		14. 未在他处提及的冲动控制障碍
		15. 适应障碍
		16. 人格障碍
		17. 可能成为临床注意焦点的其他问题

第二节 精神病性障碍的心理康复

一、概念

精神病性障碍是由于器质性或功能性损害导致自我检验和现实检验能力丧失、人格全面受损及工作、学习能力丧失的一组心理障碍。精神病性障碍包括各种严重的精神障碍,这类患者的思维、情感及言语、行为动作与外界环境不相协调,不能被人理解,患者认识不到自己有精神病,不愿接受治疗,有的还不能自理个人或家庭生活,妨碍了工作和学习,常给家庭、集体、社会造成不良影响和负担,并且接受现实检验能力受损,甚至完全脱离或歪曲现实。

二、病因

病因尚未明,近百年来的研究结果也仅发现一些可能的致病因素。

(一)生物学因素

1. **遗传因素** 这是精神分裂症最可能的一种素质因素。国内家系调查资料表明:精神分裂症患者亲属中的患病率比一般居民高 6.2 倍,血缘关系越近,患病率也越高。

2. **性格特征** 约 40% 患者的病前性格具有孤僻、冷淡、敏感、多疑、富于幻想等特征,即内向型性格。

3. **其他** 精神分裂症发病与年龄有一定关系,多发生于青壮年,约 1/2 患者于 20～30 岁发病。20 世纪 80 年代国内 12 个地区调查资料:女性总患病率(7.07%)与时点患病率(5.91%)明显高于男性(4.33% 与 3.68%)。

(二)心理-社会因素

1. **环境因素** ①家庭中父母的性格、言行、举止和教育方式(如放纵、溺爱、过严)等都会影响子女的心身健康或导致个性偏离常态。②家庭成员间的关系及其精神交流的紊乱。③生活不安定、居住拥挤、职业不固定、人际关系不良、噪音干扰、环境污染等均对发病有一定作用。农村精神分裂症发病率明显低于城市。

2. **心理因素** 一般认为生活事件可发诱发精神分裂症。诸如失学、失恋、学习紧张、家庭纠纷、夫妻不和、意外事故等均对发病有一定影响,但这些事件的性质均无特殊性。因此,心理因素也仅属诱发因素。

三、临床表现

(一)幻觉

幻觉指没有相应的客观刺激作用于感官时出现的知觉体验,在临床上较常见的幻觉有幻听、幻视,幻听主要是言语性幻听,有命令性幻听、评论性幻听、争论性幻听;幻视可以是不成形的、缺乏具体的结构,且鲜明生动。在临床上较少见的幻觉有幻嗅、幻味、幻触、内脏性幻觉、功能性幻觉、思维化声。

（二）思维障碍

正常的思维活动具有目的性、具体性、逻辑性、实践性的特点。思维障碍的临床表现有思维形式障碍和思维内容障碍。

1. **思维形式障碍**　常见的有思维贫乏、思维松弛、思维破裂、思维中断等。

2. **思维内容障碍**　最常见的是妄想。妄想是一种错误的、歪曲的信念，既不符合客观事实，也不符合个体所处的背景和文化中公认的信念，但患者却坚信不疑。临床上常见的妄想类型有：①关系妄想：患者把周围环境中与自己无关的物或人的言行都看成与自己发生了某种关联；②被害妄想：最常见的一种，患者坚信某个人或组织正在用种种方式加害自己；③钟情妄想：患者坚信自己被某个异性所爱，并认为对方一直在通过眼神向自己示爱，尽管自己和对方从来不认识，多为女性发病者；④影响妄想：认为自己的思想、行为受外界某种力量的支配，如天体、外星球或是电磁波、某种仪器所发出的激光等。此外，还有罪恶妄想、疑病妄想、嫉妒妄想、夸大妄想、内心被揭露感等。

（三）情感障碍

常见的情感障碍有情感迟钝、情感淡漠、情感倒错。

（四）意志行为障碍

常见的意志和行为障碍有意向倒错和精神运动性抑制等。

（五）自知力障碍

自知力是一个人对自己的认知和态度，在此指"患者对自身精神状态的认识和了解程度"，自知力的丧失是诊断精神疾病的重要依据，也是与非精神疾病的区别。评定自知力时应从 3 个方面考虑：对疾病的认识；对精神病理性体验的正确分辨和描述；对治疗的依从性。自知力完整与否是一个随病情发展的过程，直到疾病缓解时，自知力才能恢复。如果患者不愿意说出全部的异常表现，或是在口头上对症状进行了泛泛的批判，或对治疗的依从性不够好等，即为自知力恢复不完全。

（六）兴奋状态

兴奋是指整个精神活动的增强，患者有言语、动作、行为的明显增多。因疾病性质不同表现各异，有的以情感失调为中心，伴言语和活动增多，也有的以动作行为的异常为主。因病因不同分为躁狂性、青春性、器质性兴奋。

（七）木僵状态

木僵指患者精神活动的全面抑制，轻者言语、动作、行为显著减少、缓慢，严重的运动完全抑制，缄默不语，不吃不动，保持一个固定的姿态僵住不动，可根据其原因分为紧张性、心因性、抑郁性、器质性木僵。

（八）意识障碍

1. **对周围环境的意识障碍**　这是指对周围环境感知的清晰度降低，意识范围变窄或在此基础上意识内容发生变化。患者不能清晰地感知周围事物或只能感知与自己的心里应激有关的事物，或感知到一些令人恐惧的幻觉。

2. **自我意识障碍**　这是指对自身的独特存在、精神活动的自我支配及与其他人或事物的界限的认识发生障碍。患者感受到自我的不真实,或以其他人或动物的个性特征和内心体验进行活动。

四、临床类型

(一)精神分裂症

这是一组病因未明的精神病,多起病于青壮年,常有感知、思维、情感、行为等多方面的障碍和精神活动的不协调。一般无意识障碍和智力缺损,病程多迁延。精神分裂症是最常见、最难描述、最难作出完整定义的重性精神病。

(二)偏执性精神病

这是一组病因未明,以妄想为主要特征的精神障碍。以固定、持续、较系统的妄想为主要症状,伴有相应的情绪与行为。伴有与妄想内容相联系的幻觉,但在临床相中不占突出地位。在不涉及妄想的情况下往往没有明显的精神异常,病期虽久并不引起精神衰退。智力保持良好。本病较少见。病程可迁延数年,预后欠佳。少数起病较急,病程在半年以内者,预后较好。

(三)反应性精神病

这是在强烈应激事件作用下急剧出现的精神障碍,症状多反映应激事件内容,伴有相应的情感体验,预后较好的一组精神病。

(四)器质性精神病

这是指各种脑器质性精神病、躯体疾病和中毒引起的可逆性或不可逆性脑功能损害时所致的精神障碍,包括脑器质性精神障碍、躯体疾病所致精神障碍(即症状性精神病)和精神活性物质所致精神障碍(即中毒性精神障碍)。

五、康复治疗

(一)抗精神病药物

抗精神病药物能有效地控制急性和慢性精神症状,提高精神分裂症的临床缓解率;缓解期内坚持维持治疗者多可避免复发;在防止精神衰退治疗中常发挥出积极作用,目前已有40余种抗精神病药物用于资料表明,常用药物有氯丙嗪、氯氮平、舒必利、奋乃静、氟哌啶醇等。氯丙嗪为首选药物,氯丙嗪、氯氮平均有较明显治疗效。氟哌啶醇具不明显的抗幻觉和妄想作用,并能减轻或消除孤独退缩症状,适用于急性和慢性精神分裂症。过去较常用的三氟拉嗪、氟奋乃静、利血平等,现已很少使用。

长效抗精神病药物问世不仅有助于抗药患者的治疗,也方便了解缓解期患者的维持治疗从而降低了复发率。口服长效制主要有五氟利多,口服 30～60 mg 的治疗作用可持续 1 周,目前国内应用较广泛的注射长效制剂有氟奋乃静癸酸酯和癸氟哌啶醇(安度利可),一次注射的持续作用时间各为 3 周和 4 周。

(二)电抽搐治疗

电抽搐治疗对紧张性兴奋和木僵、兴奋躁动、伤人、自伤和消极情绪严重者的疗效显著。症状控制后应配合精神药物治疗。

（三）胰岛素昏迷治疗

对妄想型和青春型精神分裂症疗效较好。由于治疗方法复杂,需要专门的设施和受过训练的人员监护,以及治疗期长等因素的限制,现在几乎已被更方便、更安全的抗精神病药物取代。

（四）心理治疗

经典精神分析治疗不适用于本症。其他的心理治疗作为一种辅助治疗有利于提高和巩固疗效,适用于妄想型和精神因素明显的恢复期患者,行为治疗有利于慢性期患者的管理与康复。

（五）精神外科治疗

精神外科治疗是一种破坏性治疗措施,适应证应从严掌握,仅作为应用其他方法久治无效、危及社会和周围人安全的慢性维持治疗患者的最后治疗手段。

第三节　抑郁性障碍的心理康复

一、概念

抑郁性障碍(depression)是以显著而持久的心境低落为主要特征的一组疾病。临床上主要表现为情感低落,伴有相应的认知和行为改变,包括抑郁发作和持续性心境障碍。常有复发倾向。

> **考点提示**
>
> 抑郁性障碍的定义、临床表现和康复治疗方法。

流行病学调查显示,欧美国家抑郁症的终身患病率为 12%～20%。WHO(1993)组织的多中心全球合作研究发现,在综合性医院就诊的心理障碍中,抑郁症和心境障碍的患者达 12.5%。我国心境障碍的终身患病率为 0.83%。

二、病因

抑郁性障碍的病因至今尚未完全阐明,遗传、个性品质、家庭因素、童年的不良生活经验、生活中的挫折都是其可能的危险因素。

三、临床表现

以情绪低落为主要临床特征,伴有相应的思维和行为改变。症状轻重不一,发作呈间歇性,间歇期精神症状缓解,可达到病前状态。

（一）抑郁症

1. **抑郁心境**　这是抑郁性障碍的特征性症状,表现为情感基调低沉、灰暗,轻者仅有心情不佳、心烦意乱、苦恼;重者可有悲观绝望,患者常诉说生活没有意思,高兴不起来,整日郁郁寡欢,度日如年,不能自拔;少数人极力否认,掩饰自己的压抑心情,甚至强装笑脸,称"微笑的抑郁",有自杀倾向时隐蔽性强,难以预防,应引起注意;患者丧失生活的热忱和乐趣,兴趣索然,不愿意参加正常活动,闭门独居,疏远亲友,对以往嗜好、娱乐活动及家人的团聚丧失乐趣;感到精力不足,疲乏、无力,甚至精疲力竭;丧失积极性和主动性,工作拖拉,或干脆放弃不做,严重时个人生活不能自理,患者知道应该做事,但有无能为力感和力不从心感。在抑郁心境的背景上可出现焦虑、激越症状。典型的抑郁症患者的抑郁心境有明显的晨重夜轻的节律改变。

2. 思维迟缓 患者感到思维缓慢,注意力下降,表现为应答反应缓慢,思考问题困难,思维内容多消极悲观;患者过分贬低自己,总以批判的眼光、消极否定的态度看待自己,认为自己一无是处,有强烈的内疚和自责感,认为自己的前途暗淡无光。严重的自责自罪可产生自杀观念和行为。抑郁症患者自杀率为一般人群的 20 倍,长期追踪研究发现有 15%～25% 的抑郁症患者自杀身亡。

3. 精神运动性迟缓 这是抑郁症的典型症状之一,出现在约半数的患者中。患者精神活动呈显著、持久、普遍的抑制,注意力不集中,记忆力衰退,思考问题困难,言语少,声音低,走路、行为缓慢,严重时可不语、不动、不食,呈木僵状态。

4. 躯体症状 90% 的患者出现睡眠障碍,特征是早醒,一般比平时早醒 2～3 小时,醒后不能再入睡。60%～70% 的患者有食欲和性欲减退,并有体重下降。少数病例可表现为食欲增强,体重增加,还可以出现涉及各脏器的身体不适,如心悸、胸闷、头痛、腹痛、便秘、月经紊乱等。

（二）心境恶劣

这是以持久的心境低落状态为主的轻度抑郁,从不出现躁狂,常伴有焦虑、躯体不适感和睡眠障碍,不伴有明显的精神运动性抑制或精神病性症状,生活能力不受严重影响,有求治欲望。

四、诊断和鉴别诊断

（一）诊断

1. 抑郁发作 可根据心境低落、兴趣缺乏或无愉快感持续 2 周以上,伴明显的精力减退、精神运动性抑制、自我评价过低,且有早醒、食欲和性欲下降,体重减轻及消极自杀言行等表现进行诊断。

2. 心境恶劣 以持久的轻至中度抑郁为主要临床症状,病程 2 年以上,伴有兴趣减退、自觉疲乏无力、自我评价过低、对前途悲观失望、有自杀念头、自觉病情严重、常主动求治等症状中存在 3 项。

（二）鉴别诊断

1. 继发性抑郁 许多躯体疾病可伴发抑郁症状,详细检查发现原发病并治疗有效可以鉴别。

2. 反应性抑郁 由明显的精神应激因素引起,起病时间与精神因素的发生时间有密切联系,症状常反应精神因素的内容。抑郁性神经症的抑郁心境与精神因素不完全相称。

3. 药源性抑郁 有些药物如降压药利舍平可导致抑郁。

4. 其他神经症 抑郁症状是神经症的一个基本症状,焦虑症、恐怖症、强迫症都伴有抑郁症状,鉴别的关键在于症状发生的先后次序和临床结构。

五、康复治疗

（一）药物治疗

抗抑郁药能消除抑郁症患者的情绪低落,并防止复发,却不会使正常人兴奋。但可诱发双相情感障碍患者出现躁狂发作。

1. 联合用药 双相障碍的抑郁发作应用碳酸锂联合抗抑郁药治疗,用药期间应检测血锂浓度。

2. 非选择性单胺再摄取抑制药(三环类) 如丙咪嗪、阿米替林、多虑平等,为常用的抗抑郁剂,使用中应注意其对心脏的不良反应。

3. SSRI 类 一类应用广泛、发展较快的新型抗抑郁药,如氟西汀、帕罗西汀、氟伏沙明等,具有不良反应少、服用简便的优点,但价格较贵。

4. 单胺氧化酶抑制药(MAOI) 适用于轻、中度抑郁症,包括抑郁性神经症,尤其适用于伴有焦虑的抑郁症作为非选择性 MAO 抑制剂,不良反应较多。主要有苯乙肼、吗氯贝胺等。

5. 苯二氮革类 对焦虑失眠及躯体不适症状明显者可选用,如阿普唑仑。

（二）心理治疗

认知行为疗法对抑郁症有较好的疗效,多数研究认为,认知疗法与抗抑郁剂疗效相当,且副作用小,预后较好。一般认为,认知疗法和抗抑郁剂联合应用比单独用其中一种效果要好,也可进行深入的分析性心理治疗。

第四节　神经症性障碍的心理康复

一、概念

神经症(neurosis)是一组精神障碍的总称,其主要特征为:①主要为精神性疾病,一般为非器质性的疾病;②与正常的行为相比,神经症多为量上的改变,鲜为质的差异;③患者的社会能力通常保留,病程与精神病相比,多数不会恶化;④其发生可用发育缺陷模式或习得模式来解释;⑤患者对存在的症状感到痛苦且无能为力,但其自知力完整或基本完整。在人群中神经症的发病率各家统计结果不一,一般在 20%～30%,占各科门诊患者的 10%～50%。

二、病因

神经症的病因并不十分清楚,一般将其发病原因分为以下 3 类。

1. 生物学因素 这是神经症的易患因素,包括遗传、年龄、性别以及躯体状况等因素。

2. 社会心理因素 这是神经症的诱发因素,包括精神紧张、各种生活事件。日常生活中的矛盾和冲突可诱发本病,如配偶或家庭成员死亡、突然的交通事故、失窃、司法纠纷、被拘禁、离婚、夫妻长期分居、失恋、被人欺骗等。

3. 文化因素 不同的文化群体和亚文化群体中,神经症的类型和发病率有所不同。

三、常见临床类型

常见的神经症性障碍主要是轻型心理障碍中的一组,表现为持久的心理冲突和情绪烦恼,患者自己能觉察或体验到这种心理冲突,并深感痛苦,有时妨碍心理-社会功能,但是没有任何证实的器质性病理基础。

（一）焦虑性神经症

1. 定义　焦虑性神经症,简称焦虑症,以焦虑、紧张、恐惧的情绪障碍,伴有自主神经系统症状和运动不安等特征,并非由于实际的威胁所致。其紧张惊恐的程度与现实情况很不相称。以广泛性焦虑症(慢性焦虑症)和发作性惊恐状态(急性焦虑症)为主要临床表现。常伴有自主神经紊乱症状和运动性紧张。焦虑性神经症是较为常见的神经症,发病率为3.9%～5.0%。

2. 病因

（1）生物学因素

1）遗传因素:有研究发现惊恐发作的患者一级亲族中约有15%患有此类疾病,约为一般居民的10倍。大量研究提示惊恐发作患者遗传效应在发病中的作用较广泛性焦虑症明显。

2）其他生物因素:有研究表面乳酸盐、去甲肾上腺素功能活动增加、5-羟色胺、苯二氮䓬类受体等与焦虑症的发病有着密切关系。

（2）心理-社会因素:在本病的发生中,只能作为一诱发因素,非特异性。

3. 临床表现

（1）广泛性焦虑症:又称慢性焦虑症,占焦虑症的57%。主要临床症状表现为:①心理障碍:表现为客观上并不存在某种威胁或危险和坏的结局,而患者总是担心、紧张和害怕。尽管也知道这是一种主观的过虑,但患者不能控制使其颇为苦恼。此外,尚有易激怒、对声音过敏、注意力不集中、记忆力不好,由于焦虑常伴有运动性不安,如来回踱步,或不能静坐。常见患者疑惧,两眉紧蹙,两手颤抖,面色白,或出汗等。②躯体症状:自主神经功能以交感神经系统活动过度为主,如口干、上腹不适、恶心、吞咽困难、胀气、肠鸣、腹泻、胸紧、呼吸困难或呼吸急促、心悸、胸痛、心动过速、尿频、尿急、阳痿、性感缺乏、月经时不适或无月经,此外有昏晕、出汗、面色潮红等。③运动症状:与肌紧张有关。有紧张性头痛,常表现为顶、枕区的紧压感;肌肉紧张痛和强直,特别在背部和肩部;手有轻微震颤,精神紧张时更为明显。另外有不安宁、易疲乏、睡眠障碍,常表现为不易入睡,入睡后易醒,常诉有噩梦、夜惊,醒后很恐惧,不知为何害怕。

（2）惊恐发作:又称急性焦虑症,据统计约占焦虑症的41.3%,故并不少见。急性惊恐发作时,常有明显的自主神经症状,如心悸(占92.3%),有剧烈的心跳、心慌、呼吸困难(占84.6%)、胸闷、胸痛、四肢发麻,甚至不能控制的发抖、出汗。因此,患者惊恐万分,似有濒死之感。有时害怕自己完全失去控制而精神失常,因之大声呼救者不乏其人,据统计约有61.5%发作时短则1～20分钟,长可达数小时,有时发作后可以卧床不起,数日后恢复。有的人一生中只数次发作,有的可以反复发作多次。

4. 诊断和鉴别诊断　广泛性焦虑表现为过分焦虑持续半年以上,并伴有运动性不安、自主神经功能亢进和过分警惕等至少4项躯体症状,但焦虑并非器质性病引起。至于惊恐发作,1个月至少有3次惊恐发作,每次发作不超过2小时,明显影响日常活动;发作并非由躯体疾病所致,也不伴有精神分裂症、情感障碍和其他神经症性疾病。

5. 康复治疗 药物治疗对广泛性焦虑和惊恐发作有明显效果,包括苯二氮䓬类、β-肾上腺素受体阻滞剂等。近年发现选择性5-羟色胺再摄取拮抗剂(SSRI)对抗焦虑也有效果。心理治疗对所有类型的焦虑症都适用。其目的是:减少焦虑症状,对一般精神状况和躯体状况的改善,减少症状对日常生活的消极影响(对职业、社会交往的影响)。

(二)强迫性神经症

1. 定义 强迫性神经症指一种以强迫症状为主的神经症,其特点是有意识的自我强迫和反强迫并存,两者强烈冲突使患者感到焦虑和痛苦;患者体验到观念或冲动来源于自我,但违反自己意愿,虽极力抵抗,却无法控制;患者也意识到强迫症状的异常性,但无法

考点提示

强迫症的定义、临床表现和康复治疗。

摆脱。病程迁延者可以仪式动作为主而减轻精神痛苦,但社会功能严重受损。强迫症为所有神经症中最为少见的类型之一,发病率仅为0.05%,男女发病比例大致相同。

2. 病因

(1) 遗传因素:该症有一定的家族遗传倾向。作为一种遗传特征的红细胞(ABO)血型,与强迫症关联的研究发现,强迫症有较高的A型发生率和较低的O型发生率。

(2) 心理-社会因素:作为一种诱发因素,在正常人偶尔也有强迫观念,但不持续。只有在心理与社会因素影响下被强化才持续存在,如工作环境的变化、重大责任、过分要求严格、处境困难、担心意外或家庭不和、性生活困难、怀孕、分娩造成的紧张,加上患者谨小慎微、优柔寡断,遇事犹豫不决、缺乏自信、忧心忡忡,而促发强迫症状。

(3) 器质性因素:临床上昏睡性脑炎、颞叶挫伤、癫痫的患者可见强迫症状。外科治疗显示切除尾神经束边缘脑白质对改善强迫症状有效,提示与上述部位的功能有关。此外,个性特征在发病中也有很重要的作用,这类患者往往有做事古板、井井有条、过于严肃等特点。

3. 临床表现 20世纪50年代曾有研究表明,在所有神经症中强迫症的预后是最好的,其强迫行为与焦虑情绪紧密相关,并常伴有惊恐发作。其病程多呈慢性波动性。其典型症状如下。

(1) 强迫性思维:思维过程发生了改变,如挥之不去的观念、反复出现的观念、失去对问题核心的注意力等,强迫性观念成为占据头脑的主要成分,可涉及生活的方方面面,经常为一些涉及伦理的抽象概念,苦思冥想,尚可维持工作。严重者会对他们正常的工作和生活产生严重的影响。比如那些强迫计数的患者。

(2) 强迫性意向:与强迫性思维相区别,此念头通常与攻击和性方面的内容有关,如出现强迫性伤人、袭击人、谋杀人、吐痰到某人身上或向某人撒尿、骂人或强奸的念头;还可见到(多为母亲)想把自己孩子杀死的倾向,不过少有付诸实践的。

(3) 强迫行为:为强迫性思维的延续,通常为一种对自己思维和冲动加以控制的奇特仪式,如反复关门、关灯、数小时铺床、清理衣柜、反复清洗等。最为常见的是反复洗手,多达每天数十次。

4. 诊断和鉴别诊断 其临床表现符合神经症的诊断标准,并以强迫症状为主,至少有下列一项:以强迫思想为主,包括强迫观念、回忆或表象,强迫性对立观念、穷思竭虑、害怕丧失自控能力等;以强迫行为(动作)为主,包括反复洗涤、核对、检查或询问及上述的混合形式

等。另外,患者称强迫症状源于自己内心,不是被别人或外界影响强加的。强迫症状反复出现,患者认为没有意义,并感到不快,甚至痛苦,因此试图抵抗,但不能奏效。

5. 康复治疗 目前尚无直接改善强迫症状的药物。用抗抑郁、抗焦虑药物改善强迫症的继发症状,可以使患者对强迫症状的耐受性增加。目前,以三环抗抑郁剂中的氯米帕明为首选。心理治疗可在不同程度上减轻或消除强迫症状。

(三)恐怖性神经症

1. 定义 恐怖性神经症又称恐怖症,是以恐怖症状为主要临床表现的神经症。患者对某种特定的物体或处境或与人交往时而发生强烈恐惧,并主动采取回避方式来解除这种焦虑不安。发病年龄在20岁左右,女性多于男性。大多数病例起病缓慢,也可以急起。

> **考点提示**
>
> 恐怖症的定义、临床表现和康复治疗。

2. 病因

(1) 遗传:Crowe(1983)的家系调查发现广场恐怖症患者的近亲中,广场恐怖症的患病危险率(11.6%)较对照组的近亲(4.2%)为高;并发现广场恐怖症患者的亲属中惊恐障碍的患病率高,且女性亲属的发病率较男性亲属高2~3倍。研究结果提示广场恐怖症可能与遗传有关,且与惊恐障碍存在一定联系。

(2) 精神分析理论:弗洛伊德把恐怖症看做是起源于童年期的性心理冲突。通过置换这种防御机制,以某种无关紧要的物体或情境象征地取代了引起心理冲突的人,从而避免了性心理冲突和分离焦虑。

(3) 社会心理因素:有人认为在首次发病前,一般都没有特殊的精神刺激因素,但有的资料表明,有近2/3的患者都主动地追溯到与其发病有关的某一事件。条件反射理论认为当患者遭遇到某一恐怖性刺激时,当时情景中另一些并非恐怖的刺激(无关刺激)也同时作用于大脑皮质,两者作为一种混合刺激形成条件反射,故而今后遇到这种情景即便只是无关刺激,也能引起强烈的恐怖情绪。然而,有部分患者并无遭受惊吓的经历,还有些患者恐惧的对象时常变换,这些都是条件反射学说难以解释的。

(4) 生理因素:有人发现恐怖症患者的神经系统的警觉水平增高。这种人很敏感、警觉,处于过度觉醒状态,其体内交感神经系统占优势,肾上腺素、甲状腺素的分泌增加。但是,这种生理状态与恐怖症的因果关系尚难分清,因为交感神经兴奋可以是恐怖症的表现之一。临床观察发现,各种原因引起的焦虑状态均易导致恐怖。

3. 临床表现 恐怖症状的共同特征是:①某种客体或情境常引起强烈的恐惧;②恐惧时常伴有明显的自主神经症状,如头晕、晕倒、心悸、心慌、战栗、出汗等;③对恐惧的客体和情境极力回避;④患者知道这种恐惧是过分的或不必要的,但不能控制。

4. 常见的临床类型 有以下3种。

(1) 广场恐怖症:①害怕离家外出;②害怕独处;③害怕离家以后处于无能为力或无助状况下,不能立即离开该场所。

常见的情况是患者害怕使用公共交通工具,如乘坐汽车、火车、地铁、飞机;害怕到人多拥挤的场所,如剧院、餐馆、菜市场、百货公司等;害怕排队等候;害怕出远门等。严重的病例,可长年在家,不敢出门;甚至在家中也要人陪伴。在有人陪伴时,上述恐惧可显著减轻。

（2）社交恐怖症：主要表现为害怕处于众目睽睽的场合大家注视自己；或害怕自己当众出丑，使自己处于难堪或窘困的地步。因而，害怕当众说话或表演，害怕当众进食，害怕去公共厕所解便，当众写字时控制不住手发抖，或在社交场合结结巴巴不能作答。害怕见人脸红，被别人看见；或坚信自己脸红，已被别人看到，因而惴惴不安者，称赤面恐怖症。害怕与别人对视，或自认为眼睛的余光在窥视别人，因而惶恐不安者，称对人恐怖症。

（3）单纯恐怖症：或称特殊恐怖症。表现为对以上两种类型以外的某些特殊物体、情境或活动的害怕。这一综合征包含 3 个成分：预期焦虑，即担心自己会遇见引起恐惧的物体、情境或活动；恐惧本身；以及为了减轻焦虑采取的回避行为。患者害怕的往往不是与这些物体接触，而是担心接触之后会产生可怕的后果。例如，患者不敢接触尖锐物品，害怕会用这种物品伤害别人；不敢过桥，害怕桥会坍塌，自己掉下水去；害怕各种小动物会咬自己等。

以上各种恐怖症可单独出现，也可合并存在。

5. 诊断和鉴别诊断

（1）诊断

1）病前多有胆小、怕羞、被动、依赖、易焦虑、强迫倾向及个性内向等性格特征。

2）自知力完整，明知无害却不能克制，妨碍患者的工作、学习和日常生活。

3）排除焦虑症、强迫症、颞叶癫痫、精神分裂症及正常人的恐惧反应。

本病以回避对物体、情境或活动的恐惧为特征；患者明知这种恐怖不合理或是过分的，但又不能控制。临床表现特殊，因而诊断不难。

（2）鉴别诊断

1）焦虑症：焦虑可无特殊的对象或对日常生活中可能发生某种意外的担心，但无明显的恐惧和回避行为。广场恐怖症可与惊恐发作同时存在；如果继发于对惊恐发作的担心，而不敢外出，则应诊断为惊恐发作伴发广场恐怖症。

2）强迫症：强迫症状源于患者内心的某些思想或观念，并非对外界事物的恐惧，常有强迫动作，而少有回避行为。

3）精神分裂症：可有短暂的恐怖症状，但有其他精神症状同时存在，可资鉴别。

6. 康复治疗　宜采用药物治疗控制焦虑或惊恐发作，然后来用行为疗法消除其回避行为。

（1）药物治疗：控制紧张、焦虑或惊恐发作，可选用丙咪嗪或阿普唑仑。

（2）行为疗法：用于各种恐怖症都可取得良好的效果。治疗以暴露疗法为主，酌情选用系统脱敏或冲击疗法；同时配合反应防止技术，减轻或消除患者的回避行为。

（3）其他心理疗法：如精神分析、领悟疗法、催眠疗法，以及支持性心理治疗，都可用以治疗恐怖症。

（四）躯体形式障碍

1. 定义　躯体形式障碍是一种以持久地担心或相信各种躯体症状的优势观念为特征的神经症。其特征是患者的躯体症状和抱怨伴随着不断地要求医疗检查，且完整详细和重复的医疗评估找不到任何器质性原因。即使有时存在某种躯体障碍，也不能解释所诉症状的性质、程度或其痛苦与先占观念。常伴有焦虑和抑郁情绪。尽管躯体症状明显地与心理-社会因素导致的痛苦和冲突有关，但患者通常不愿意去讨论这些心理-社会因素。躯体形式障碍必须排除物质滥用、自残行为以及伪装行为引起的症状。躯体形式障碍的流行率是10%~30%。

2. 病因　躯体形式障碍的发病被认为是遗传易感素质和环境因素中的生活事件共同作用的结果,关于其发病机制,目前有以下一些学说。

(1) 潜意识获益机制:认为躯体症状为患者提供了变相的发泄、缓解情绪冲突和呈现患者角色、回避责任、得到关心的机会,满足了患者潜意识中的获益愿望。

(2) 述情障碍:患者缺乏感受情绪体验和言语表达的能力,其情绪体验没有向上传达到大脑皮质,并通过语言符号表达出来,而通过自主神经通路形成所谓"器官语言"。

(3) 认知作用:神经质的人格特征及不良心境影响认知过程,使其对躯体信息的感觉增强,并用躯体疾病进行解释,引发与疾病有关的联想和记忆,从而形成对本人健康的负性评价。

(4) 社会文化因素:在一些特定的社会文化中,负性情绪被看成是无能、耻辱的表现,或是无关紧要、不需引起重视的,而躯体不适则是"合法的",可引起同情,这就使患者否认甚至不能感受自己的情绪体验,而选择性地关注自己的躯体不适。

(5) 神经心理机制:有人发现躯体形式障碍患者存在脑干网状结构的唤醒和注意机制的改变,这种改变与躯体形式障碍何为原发、何为继发,往往根据原发症状进行诊断。

3. 临床表现

(1) 躯体化障碍:主要表现为多种多样、反复出现、时常变化的躯体症状。患者为此进行过许多检查,均没有阳性发现,甚至做过手术探查依然一无所获。症状可涉及身体任何系统的任一部分,而且有多种症状同时存在。最常见的是:胃肠道感觉(疼痛、打嗝、反酸、呕吐、恶心等),异常的皮肤感觉(痒、烧灼感、刺痛、麻木感、酸痛等),皮肤斑点。性及月经方面的问题很常见。通常存在明显的抑郁和焦虑,且常伴有社会、人际及家庭行为方面长期存在的严重障碍。其比率女性多于男性。

(2) 负性情感反应:躯体形式障碍的患者常常不仅只有躯体上的痛苦,而且还伴有心理症状,诸如紧张、挫败感、兴趣下降、抑郁、焦虑等负性情感反应。通常,患者并不认为自己存在情绪问题。在躯体化疼痛患者中,难以认知和描述情绪是常见现象。然而,未被认识和处理的情感状态可能加重躯体症状,躯体症状也会加剧负性情绪反应,例如,疼痛会导致抑郁,同样,抑郁也会加重疼痛的感受程度。

(3) 疑病症:疑病焦虑常常是躯体形式障碍的一个伴随特征,它甚至能成为一个最显著的特征。疑病症常表现为对躯体疾病过分地担心,其严重程度与实际明显不符。对健康状况,如通常出现的生理现象和异常感觉作出疑病性解释,但不是妄想;牢固的疑病观念,缺乏根据。患者的焦虑和恐惧不因医生作未患疾病的保证而减轻,或这种保证只在短时间内有效。患病的焦虑能使患者极度地担忧和恐惧,因而在治疗中这也是一个重要的需要干预的目标。

(4) 不良应对方式:在躯体化障碍中,常出现以下不良应对方式:①社会退缩;②缺少活力(躯体的、社会的和心理的);③回避;④物质滥用。这些不良应对方式常导致社会角色的丧失和人际冲突。

4. 诊断和鉴别诊断

(1) 诊断要点:①发病有明显的心理-社会因素;②各种躯体症状,可涉及多系统,患者

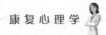

四处求医,病程至少 2 年;③缺乏与躯体主诉相称的器质性基础,虽经多名医生忠告和保证,仍不能接受;④常伴有明显的焦虑抑郁情绪;⑤症状及其所致行为造成一定的社会和家庭功能受损;⑥患者可因"继发性获益"而进一步强化原先的心理生理症状。

(2) 鉴别诊断:应排除各种器质性疾病,其次要与存在躯体不适主诉或症状的焦虑症、抑郁症、创伤后应激障碍、癔症、偏执性精神病等心理障碍相鉴别。

5. 康复治疗　躯体形式障碍基本的治疗方法可归纳为以下 3 点。

(1) 缓解症状:症状是患者激烈的心理-社会痛苦的体现。应当采用生理-心理-社会模式看待患者,帮助患者理解症状的发生和发展,鼓励患者接受进一步治疗。

(2) 心理治疗:躯体形式障碍的心理治疗主要集中在理解症状的背景上。这种症状的背景是患者目前的生存状况。例如,与配偶或家庭的重要人际关系,或是先前的生命历史(对生命早期照顾者的体验)。心理治疗提供较好的适应策略。提倡合并夫妇和家庭治疗。

(3) 药物治疗:通常不提倡药物治疗。只有在躯体形式障碍中合并抑郁症状成为主要特征时,抗抑郁剂才被应用。安慰剂的应用具有高风险,应慎重使用。

第五节　人格障碍

一、概念

人格障碍(personality disorders)是指人格特征显著偏离正常,使患者形成了特有的行为模式,对环境适应不良,常影响其社会功能,甚至与社会发生冲突,给自己或社会造成恶果。人格障碍常开始于幼年,青年期定型。持续至成年期或者终生。

> **考点提示**
>
> 人格障碍的定义、临床表现和康复治疗。

二、病因

迄今未完全阐明,一般认为是在素质基础上受环境因素影响的结果。

(一) 遗传因素

家系调查资料提示患者亲属中人格障碍的发生率与血缘关系呈正比,血缘关系越近,发生率越高。

(二) 脑发育因素

研究发现情绪不稳定型性格障碍的人有较多的神经系统软体征,神经心理学测验也提示轻微脑功能损害。脑电图显示与年龄不相符的不成熟型,Williams 发现常有攻击行为的男人中,57%具有异常脑电图,且多表现在前颞区,他认为问题可能在内状态激活系统或边缘系统。

(三) 环境因素

在人格障碍的形成上占有极为重要的地位。儿童的大脑发育未成熟,有较大可塑性,强烈的精神刺激会给儿童的个性发育带来严重影响,不合理教养可导致人格的病态发展,缺乏家庭正确教养或父母的爱是发生人格障碍的重要原因。

三、临床表现

（一）偏执型人格障碍

以猜疑和偏执为主要特点。表现出普遍性猜疑，不信任或者怀疑他人，过分警惕与防卫；强烈地意识到自己的重要性，有将周围发生的事件解释为"阴谋"、不符合现实的先占观念；过分自负，认为自己正确，将挫折和失败归咎于他人；容易产生病理性嫉妒；对挫折和拒绝特别敏感，不能谅解别人，长期耿耿于怀，常与人发生争执或沉湎于诉讼，人际关系不良。

（二）分裂型人格障碍

以观念、外貌和行为奇特，人际关系有明显缺陷和情感冷淡为主要特点。对喜事缺乏愉快感，对人冷淡，对生活缺乏热情和兴趣，孤独怪僻，缺少知音，我行我素，很少与人来往，因此也较少与人发生冲突。

（三）冲动型人格障碍

又称暴发型或攻击型的人格障碍。以行为和情绪具有明显的冲动性为主要特点。发作没有先兆，不考虑后果，不能自控，易与他人发生冲突。发作之后能认识不对，间歇期一般表现正常。患者心理发育不成熟，判断分析能力差，容易被人教唆怂恿，对他人和社会表现出敌意、攻击和破坏行为。

（四）依赖型人格障碍

主要特点是极度依赖他人，他们虽然有较好的工作能力，但由于缺乏自信心，缺乏独立能力，遇事没有主见，事事依赖别人。自以为愚笨，对别人的意见从不反驳，对长辈和上级驯如绵羊，对配偶也是百依百顺。生活中的大事，比如选择职业、找对象等，总是依靠别人来替他作出决策或指明方向。

（五）癔症型人格障碍

又称表演型人格障碍，这种人好感情用事，表面上显得热情、讨人喜欢，但缺乏真诚，易变而幼稚。行为特点是自吹自擂、装腔作势。他们希望自己的言行能引起他人的关注，虚荣心强，自我中心，自我放纵，常对区区小事情绪反应过于强烈，有时无端发脾气。他们的要求特别多，依赖性强，总希望得到别人的照顾，而很少为别人着想。他们的生活，有时就如戏剧一般，寻求刺激，暗示性强。

（六）强迫型人格障碍

以要求严格和完美为主要特点，有以下表现：①不确定感。似乎感到所面对的世界不确定，偶然和意外的事情太多，使用自己制定的"规律"来加以对抗，拘泥于形式、规则、顺序，做事循规蹈矩、墨守成规、刻板固执，不能随机应变，有僵化的特殊风格。常喜欢计数，偏好对称，有巫术倾向，把偶然的表面现象与自己的利害相联系。②不安全感。做事过于仔细谨慎，反复检查核对，唯恐疏忽和差错，为了安全不惜牺牲效率和经济。自我怀疑有无能力、动机是否纯正等。遇事就心情紧张，总像面临重大考验似的。③追求完美。追求十全十美，对己责备求全，吹毛求疵，但又缺乏自信。

（七）反社会型人格障碍

其最明显的行为特征是忽视社会道德规范、行为准则和义务，没有怜悯同情之心，对他人的感受漠不关心。这种人的智力发育良好但易激惹，常发生冲动性行为；即使给别人造成痛苦，也很少感内疚，缺乏罪恶感。因此，这种人常发生不负责任的行为，甚至是违法乱纪的行为，虽屡受惩罚，也不易接受教训，屡教不改。临床表现的核心是缺乏自我控制能力。

（八）自恋型人格障碍

这种人主要表现为过分地自我关心、自夸自尊。比如，自以为是了不起的人物，夸大自己的成就、能力与外貌。往往想入非非，沉湎于幻想之中。平时好出风头，喜欢得到别人的注意和称赞。不能接受别人的建议和批评，从不考虑别人的利益，要求别人都按自己的意愿去做，对人对事不能辩证地看，不是将人说得好似一朵花，就是将人说得一无是处。不能替别人着想，不理解别人的难处和苦衷。

（九）回避型人格障碍

特点是行为退缩、心理自卑，面对挑战多采取回避态度或无能应付。不敢深入到自己心灵的内部，他们的回避带有强迫性、盲目性和非理智性等特点。

四、诊断和鉴别诊断

（一）诊断

1. 症状标准　应符合下述 3 项。

（1）有特殊的行为模式：表现在情感、警觉性、冲动控制、感知和思维方式等方面，有明显与众不同的态度和行为。

（2）具有的特殊行为模式是长期的、持续性的，不限于精神疾病发作期。

（3）其特殊行为模式具有普遍性，致使其社会适应不良。

2. 严重程度标准　符合下述两项之一。

（1）社交或职业功能明显受损。

（2）主观上感到痛苦。

3. 病程标准　开始于童年、青少年或成年早期，现年 18 岁以上。至少已持续 2 年。

（二）鉴别诊断

（1）犯罪：人格障碍可以有违纪或犯罪行为，但人格障碍的违法犯罪常缺乏预谋，动机模糊，多有一时冲动，作案过程既害人又害己。

（2）严重躯体疾病。

（3）脑器质性疾病。

（4）精神疾病：如精神分裂症、情感性精神病。

（5）严重的或灾难性精神刺激。

五、治疗

目前尚无较好的治疗方法，但应持积极态度进行矫治。

（一）药物治疗

尽管药物不能改善人格结构，但作为改善某些症状的对症治疗并非无益。焦虑表现明显者可选用苯二氮䓬类抗焦虑药,伴有脑电图改变的暴发型人格障碍可予抗癫痫药,碳酸锂对有冲动或攻击行为者有效。

(二)精神治疗

在精神支持性治疗基础上的行为治疗,或通过参加治疗性团体(又称治疗性社会)组织的活动以控制和改善其偏离的行为。

(三)精神外科治疗

颞叶切除或立体定向手术可改善一些人格障碍的表现,但应严格掌握适应证。

思 考 题

1. 抑郁性障碍的临床表现有哪些?
2. 正常与异常心理的判断标准有哪些?
3. 强迫症有哪些主要特征?
4. 精神病性障碍的特征性症状有哪些?

(黄 莉)

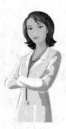

第六章 康复心理学的基本技能

学习要点

1. 了解心理咨询、心理测验、心理治疗的概念及分类。
2. 理解心理咨询、心理测验、心理治疗实施时的条件、要求及原则。
3. 掌握常用量表的使用和结果的分析评估。
4. 熟悉常用的心理治疗方法。

第一节 心理咨询

一、概念

心理咨询(psychological counselling)是指心理咨询师应用心理学理论和方法,与求助者商谈、讨论、启发以及帮助、劝告和辅导的过程。

咨询师不参与决策和解决具体的问题,而是充分发挥求助者自身的潜能,在咨询师的帮助和支持下自己解决自己的问题,因此心理咨询也可以说是"助人自助"的过程。

二、心理咨询与心理治疗的异同

(一) 心理咨询与心理治疗的相同之处

(1) 两者所采用的理论方法常常是一致的,即在心理咨询和心理治疗的理论上没有明确的界限。

(2) 两者进行工作的对象有相似处,主要是在病与非病之间没有明确的界限。例如:小心谨慎、工作细致的正常人与较轻的强迫症患者之间,在没有影响到正常的生活、工作秩序时,都是难以区分的。对个性偏于狭隘、忧郁的正常人和较轻的神经症性抑郁患者,实际上也不易鉴别。在日常临床工作中,求助者大多有各种烦恼和心理障碍,且多处在正常和心理疾病这个连续系统之间,难以划分。因此,心理咨询专对正常人而心理治疗专对患者往往就大多数情况而言。

(3) 在强调帮助求助者成长和心理改变方面,两者是相似的。心理咨询和心理治疗都希望通过施助者与求助者之间的互助,达到使求助者心理改变和发展的目的。

(4) 两者都注重建立施治者与求助者之间的人际关系,认为这是帮助求助者心理改变和健康成长的必要条件。

（二）心理咨询与心理治疗的不同之处

尽管心理咨询与心理治疗之间有上述相似之处，尽管有的心理咨询师做了一些心理治疗工作，有的心理治疗者也在做心理咨询工作，两者之间仍然存在着如下不同。

（1）心理咨询的对象主要是正常人、正在恢复或已康复的患者，而心理治疗的对象则主要是有心理障碍的人。

（2）心理咨询师着重处理的是正常人所遇到的各种问题。心理治疗的目标在于纠正异常心理，即通过心理治疗，消除或缓解病理症状，恢复正常生活。

（3）心理咨询用时较短，一般咨询1次至几次即可，而心理治疗较费时间，由几次到几十次不等，甚至更多，需经年累月方可完成。

（4）心理咨询在意识层次上进行，更重视教育性、支持性、指导性。心理咨询着重找出已存在于求助者自身的某些内在因素，并使之得到发展，或在现存条件的分析基础上提供改进意见；心理治疗则主要在潜意识领域中进行，且具有对峙性，重点在于重建患者的人格。

（5）心理咨询工作是更为直接地针对某些有限的具体目标而进行的，而心理治疗的目的则比较模糊，其目标是使人发生改变和进步。

三、心理咨询的范围和形式

（一）心理咨询的范围

1. **发展心理咨询**　贯穿于人生的各个阶段，如孕前心理准备行为活动和生活环境对胎儿的影响、儿童早期智力发掘、青少年社会适应不良、青春期心身发展不平衡、中年期的工作和家庭负荷的适应、更年期综合征以及老年期社会角色再适应等方面的心理咨询。

2. **社会心理咨询**　如婚恋中的择偶、失恋、离婚、再婚、婚外恋，家庭中的夫妻和谐、子女教育，求学与就业，人际冲突，不良方式与不良行为，性以及犯罪等方面的心理咨询。

3. **临床心理咨询**　主要以临床各科的患者为对象，针对患者的各种心理症状和心理危机进行心理咨询，恢复患者的整体功能。

人的心理正常与异常不是截然分开的，而是一个连续的过程。在实际工作中，心理咨询与心理治疗也就很难截然分开。临床心理咨询涉及的对象以及处理的心理问题与心理治疗有很大的相似性。

（二）心理咨询的形式

1. **按照咨询对象的人数分**

（1）个体心理咨询：这是指咨询师与求助者之间一对一的咨询。针对性强、保密性好，咨询效果明显，但成本较高，需要双方投入较多的时间和精力。

（2）团体心理咨询：也称集体咨询、小组咨询。这是指根据求助者问题的相似性，将他们分成若干小组进行的咨询。团体咨询主要是在咨询师的引导下通过团体成员相互作用所产生的影响而使成员调整自己的思想、情感和行为。

2. **按照心理咨询的形式分为**

（1）门诊咨询：这是心理咨询中最主要、最有效的形式。通过在综合医院、精神卫生中心设立门诊，由有经验的医生或心理咨询人员坐诊，直接与求助者面对面交流，着重解决求助者的有关问题。

（2）现场咨询：这是指咨询师到现场进行咨询的方式。一是针对意外事件，如恐怖及各种灾难事故后，咨询师及时赶到现场进行心理干预，帮助受害者度过心理危机期；一是咨询师深入某些场所，如社区、学校、工厂、部队、农村、家庭等，有针对性地进行集体或个人的心理咨询。

（3）电话咨询：通过电话进行交谈，采用倾听、支持、疏导等技术开展咨询。这是一种方便、及时的心理咨询方式，在防止心理危机、精神崩溃所导致的自杀观念或自杀行为以及犯罪方面有独到作用。被称为"生命线"或"希望线"。

（4）信函咨询：以书信往来进行的心理咨询，适用于路途遥远而通信工具缺乏、羞于面见咨询师或不愿与咨询师通话的求助者，如果求助者文化程度低或相关知识少，对问题、症状的叙述会不全面或欠准确，不利于问题的解决。

（5）专题咨询：利用电视、广播、报纸、杂志、板报等形式，对公众所关心的心理问题进行专题讨论与答疑，普及心理健康知识，具有面广量大的特点。

（6）互联网咨询：咨询师通过互联网帮助求助者的方式，突破了地域限制，能将咨询全过程记录在案，便于深入分析其问题并进行探讨。

四、心理咨询的原则和程序

（一）心理咨询的原则

1. 信赖性与保密性　在心理咨询过程中，咨询师应与咨询对象建立信赖关系；对求助者的个人资料、谈话内容、测验结果等予以保密。

2. 整体性与发展性　咨询师要有整体观念，既要重视求助者心理活动的内在联系，又要考虑心理、生理及社会因素的相互制约和影响，以发展变化的观点来看待求助者的问题。

3. 重视预防宣传　在咨询中加强心理卫生知识的宣传，能更好地发挥心理咨询在促进人们心理健康方面的作用。

（二）心理咨询的过程

1. 建立咨询关系、收集资料

（1）收集资料的途径：摄入性会谈与记录、观察与记录、心理测试与问卷调查、实验室记录。

（2）资料的内容

1）求助者的一般情况：如姓名、性别、年龄、职业、文化程度、民族、宗教信仰、婚姻状况、收入等。

2）求助者面临的主要问题：包括自我心理评估、心理与躯体方面的主要症状、最迫切想解决的问题。

3）求助者的背景资料：围绕求助者的主要心理问题，进一步了解其背景资料，必要时可进行心理测验及其他检查。

2. 分析诊断、拟订方案　根据收集到的资料，与求助者进行分析和讨论，弄清问题的实质，找出造成心理困扰的主要原因，作出诊断。而后，咨询师以简明的语言把自己对问题的了解和判断反馈给求助者，通过和求助者讨论，达成共识，共同建立咨询目标，并制定出一个切合实际的、有效的咨询方案。

3. 调节行为、改善心态　这是心理咨询的关键阶段,主要任务是咨询师应用心理学的方法和技术帮助求助者缓解情绪、改变心态、减轻或消除症状。在咨询时要注意不能使求助者成为一个被动、接受、依赖的角色。咨询师一般不要直接、具体地告诉求助者如何做,而是提出建议和多种可能解决的办法,让求助者通过讨论和比较,自己选择其中最为适合解决自身问题的方法。

4. 巩固成效、结束咨询　这是对整个咨询过程作一个总结性的评价。咨询师有必要将整个咨询过程作简洁明确的小结,帮助求助者回顾咨询的要点、检查咨询目标的达到情况,使求助者对自己的情况有更加清楚的认识,对咨询过程中所接受的有益帮助、启示和领悟记得更加深刻,巩固咨询效果。同时,也可进一步理清咨询师的思路,反思自己的咨询工作。

五、心理咨询的技术

(一) 建立良好的咨询关系

1. 积极关注　积极关注是一种体现认真、重视和负责精神的态度表现。积极关注是信任的前提,咨询时表现出积极关注,可以立刻博得对方的好感,是建立良好的咨询关系的关键。在咨询时,咨询师不仅要了解求助者语言的字面含义,还要通过观察求助者的表情举止等深入理解其"言外之意"。没有积极关注的态度是不行的。积极关注的一般表现是:①聚精会神地倾听;②目光保持正视;③及时给对方以反馈,如点头、适当地微笑等;④耐心地提出问题和回答问题。

此外,咨询师对求助者言行的积极方面予以关注,使其拥有正向的价值观,对咨询是大有裨益的。

2. 尊重　这是指对求助者接纳的态度,咨询师要接受对方,能容忍对方不同的观点、习惯等。尊重求助者不仅是咨询师职业道德的起码要求,也是助人的基本条件。尊重求助者可以给其创设一个安全、温暖的氛围,让其敞开心扉,最大限度地表达自己。

3. 真诚　咨询师在咨询过程中以"真正的我"出现,在心理咨询过程中对求助者真挚诚恳,不特意取悦对方,不因自我防御而掩饰、修改自己的想法和态度,不回避自己的失误和短处,直截了当地表达自己的想法。真诚能换取信任和喜爱,还可给求助者安全感。使求助者感觉到温暖,从而积极配合咨询工作。但是,要注意不能把真诚理解为简单的实话实说。真诚,必须从爱心出发,替对方着想,应尽最大努力避免伤害对方,咨询师的言行必须是有助于求助者的成长的。

4. 共情　就是咨询师从求助者的角度去感受其内心世界,包括他的感受、需要、痛苦等。共情包括充分理解和准确表达。做到共情的要领是:①咨询师尽可能排除自己的参照标准,如知识、价值观、个性特点和兴趣特点等,用客观、愿意感受的心态去接触对方的内心世界;②咨询师要善于观察,从求助者的各种非语言性线索中增强共情的准确性;③咨询师要有较丰富的词汇和准确的表达能力,把自己对求助者的充分理解反馈给对方。恰当的共情能深入求助者内心,使其体验被理解接纳,促进自我反省,尤其是对于那些迫切需要获得理解、关怀的求助者有更加积极的意义。

（二）参与性技术

1. 倾听　倾听并非仅仅是用耳朵听，更重要的是用心听，去设身处地地感受。倾听是建立良好的咨询关系的基本要求。咨询师不但要听懂求助者通过言语、行为所表达出来的东西，还要听出求助者在交谈中所省略的和没有表达出来的内容。"听"出对方的心声，并适当地表示理解。不要有偏见，不要作价值评价，而是无条件的尊重和接纳。

2. 核实　核实是指咨询师在倾听过程中，为了校对自己理解是否准确时所采用的技巧。在咨询中，核实是一种反馈机制，它本身便能体现一种负责精神。有重复和澄清两种。重复直接承认了求助者的观点，可加强其诉说的自信心，使其有一种自己的诉说正在生效的感觉，从而受到了鼓励而继续诉说。澄清，即对于求助者陈述中一些模糊的、不完整的或不明确的语言提出疑问，以求取得更具体、更明确的信息。澄清常常采用的说法如："请再说一遍""我还不太明白，请您再说清楚一点""我没有完全了解您的意思，您能否具体告诉我……""根据我的理解，您的意思是不是……"等。澄清有助于找出问题的原因，有助于加强信息的准确性，不仅可以使咨询师更好地理解求助者，获得确切而具体的信息，弄清问题的关键，还可以使求助者更好地理解他自己，直接增强了求助者的信心，促进了交谈双方关系的良性发展。

3. 提问　根据会谈目的和咨询师想收集的资料内容来确定提问方式。一个问题怎样问，常常比问什么重要得多；一次提问能否得到完善的答复，很大程度上取决于"怎样问"。从提问的形式看，提问一般分为封闭式提问和开放式提问两种类型；从提问的效果看，可以分为有效提问和无效提问两类。

（1）封闭式提问与开放式提问：①封闭式提问，通常是将应答限制在特定范围之内的提问，通常使用"是不是""对不对""有没有"等词，而回答的选择性较少，甚至有时只要求回答"是"或"不是"等。因此，封闭式提问所涉及的问题类似于考试中的是非题或单项选择题。这种提问常用来收集资料并加以条理化，澄清事实，获取重点，缩小讨论范围。当求助者叙述偏离正题时，用来适当地中止其叙述等。封闭式提问的优点是能直接坦率地作出回答，能迅速获得所需要的和有价值的信息，节省时间。其缺点是回答问题比较机械死板，答者得不到充分解释自己想法、抒发情感的机会，缺乏自主性；提问者也难以获得提问范围以外的其他信息。②开放式提问，问题范围较广，对回答没有限制，可诱导求助者开阔思路，鼓励其说出自己的观点、意见、想法和感觉。通常使用"什么""怎么""为什么"等词在内的语句发问。在咨询中运用开放性提问，有利于求助者开启心扉、发泄和表达被抑制的感情。其缺点是无法排除许多无价值、不正确的信息，比较费时。回答开放性问题并不是一件轻而易举的事，因此提问者对于所提出的每一个开放性问题都应慎重考虑和选择，同时态度要特别诚恳，必要时应说明提问的目的、原因，努力取得对方的理解，不然就达不到应有的效果。

（2）有效提问和无效提问：有效提问，是确切而富于艺术性的一种发问；无效提问，是强迫对方接受的一种发问，或迫使他消极地去适应预先制定的模式的一种发问。有效提问艺术，寓于下述 3 个方面：第一，有效提问必须于"问者谦谦，言者谆谆"的心理氛围中进行，给人以真诚感和信任感，形成坦诚信赖的心理感应，从而使求助者产生平和而从容的感受，达到预期的目的。第二，有效提问必须使用一定的提问模式，即：有效提问＝陈述语气＋疑问语缀。面对患者张先生昨晚的药没吃，如何提问："张先生，昨晚的药为什么没有吃呢？"（有责备,容易造成患者不愿交谈);"张先生,昨晚的药您忘记吃了,是吗?"(有理解,容易使交谈进行下去)。第三,有效的提问必须善于运用延伸艺术。如果一次提问未能达到自己的问话目的,运用延伸提问将是有效的。如,可以继续问"为什么会这样的?""您是如何想方设法的?"或者采用默语,以适当的沉默给人留有余地,置对方于宽松的问答气氛中,使之有更详尽地阐述所答内容的可能。

4. **释义**　也称内容反应,是指咨询师把求助者的主要言谈、思想加以综合整理,再反馈给求助者,是帮助求助者领悟自己真实情感的交谈技巧,使得求助者有机会再次剖析自己的困扰,重新组合那些零星的事件和关系,深化会谈的内容。释义是咨询师向求助者表达共鸣和反响的极好方式。但是,释义不能改变和曲解求助者的原意。因此,要求咨询师能共情地领悟求助者的意思,而且要具有对求助者显露的真情实意作出正确描述的能力。

5. **情感反应**　这是指咨询师理解并反馈求助者所表达的情绪和情感。情绪和情感是一个人思想、观念、态度的外露,咨询师可以由此揣测其中所包含的意义和心理活动,进而了解求助者的思想、观念和态度。反馈求助者表达的情感有如下的价值:①有助于增进共情和双方情感的疏通;②有助于求助者对情感的自我理解和对问题的深入探索,有助于咨询师对求助者表达的准确理解。

6. **总结**　就是把求助者所讲的事实、信息、情感和行为反应等,经过咨询师分析综合后,以概括的形式表达出来。总结是每次会谈必用的技巧之一。在会谈中,只要咨询师判断出他已基本掌握了求助者所说的某件事的有关内容,就可以使用总结。

(三) 影响性技术

在心理咨询过程中需要对求助者实施干预,这时常用到影响性技术。影响性技术是指咨询师积极主动地通过自己的心理学理论和技术、个人生活经验以及对求助者特有的理解来影响、促进对方在认知和行为上的改变。主要有以下 7 种技术。

1. **解释**　这是指运用某一种理论来描述求助者的思想、情感和行为的原因和实质。面谈技巧中最复杂的一种,与释义的区别在于:释义是在求助者的参考框架中说明实质性内容,而解释则是在咨询师的参考框中。在进行解释时:①要了解情况,有准备、有把握;②要懂得灵活运用;③不可强加给求助者,需要进行适当的"匹配";④要谨慎解释。

2. **指导**　咨询师直接地指示求助者做某件事、说某些话或以某种方式行动。指导的实质在于直接造成求助者行为改变。给予什么样的指导与咨询师的理论趋向有很大的关系。指导是影响力最为明显的一种技巧,但要注意的是最后的选择权在于求助者,不可强求。

3. **情感表达**　咨询师将自己的情绪、情感活动状况告诉求助者。与情感反应区别在于,情感反应是咨询师反映求助者所叙述的情感内容。情感表达是咨询师表述自己的情感内容。情感表达能体现对求助者设身处地的反应,同时也可达到一定的示范作用,促进求助者的自我表达。

4. **内容表达**　咨询师传递信息、提建议、给保证、反馈等,广而言之,解释、指导、自我开放和影响性概述都属于内容表达。

在表达过程中要注意缓和与尊重,例如:"我希望你……""如果……会更好"。避免用肯定的语气,如"你必须……""你一定要……""你只有……才能……",否则会影响到咨询的效果。

5. **自我开放**　也称自我暴露、自我表露。咨询师提出自己的情感、思想、经验与求助者共享。与情感表达和内容表达相似,是两者的一种特殊组合。自我开放有 2 种形式:①咨询师把自己对求助者的体验感受告诉求助者,(正信息和负信息)在传递负信息时应注意可能产生的负面作用。②咨询师暴露与求助者所谈内容相关的个人经验,从而表明理解求助者并促进求助者更多地自我开放。

6. **面质**　面质指的是在求助者言行、理想与现实、前后言语、咨询意见等不一致时,咨询师指出求助者身上存在的矛盾。要注意的是面质具有一定的威胁性,所以在实际咨询中要根据具体情境尤其是咨询关系建立的程度,而选择适当的用词、语气、态度。

在运用面质技术时要注意掌握事实根据,避免咨询师运用面质进行个人发泄,同时要考虑到求助者的感情,不能进行无情的攻击,一般来说,咨询关系没建立好应避免面质,不得不使用时,可以考虑应用尝试性的面质。例如:"我不知是否误会了你的意思?""你似乎……""不知我这样说对不对?"面质要和支持相结合。没有支持的面质会发生灾害,而没有面质的支持则是贫血。

7. **影响性概述**　咨询师将自己所叙述的主题、意见等组织整理后,以简明的形式表达出来。也可以让求助者来进行,咨询师在此基础上做概述或修正。

(四) 消除阻抗的方式

心理咨询中的阻抗,是指在心理咨询的过程中,一些求助者不愿意涉及某一人物、事件、时间或地点等,因为这些"关节"在导致求助者的痛苦。这时求助者表现出的种种现象就是"阻抗"(resistance)。一般求助者都会有程度不等的阻抗现象。假如阻抗不过于影响咨询的进程,许多咨询师会不予理睬。因为,有些阻抗在咨询的进程中会自行消解,有些阻抗咨询师往往要在咨询的后期再来处理。但是,假如求助者的阻抗比较严重,已经明显影响了心理咨询的进程,那就需要咨询师来及时加以处理了。

求助者的阻抗表现为多种形式,譬如:言语少了,长时间停顿,诉说"想不起来了"。过分地斟酌用词,故意掩饰信息,故意转移话题,或者求助者迟到,遗忘咨询时间,甚至取消预约的咨询。

阻抗发生在心理咨询的过程中,它反映了求助者在现实生活中存在着的一些问题。假如咨询师能够化解,并帮助求助者分析阻抗,就有可能使求助者发生改变。

一般心理咨询师会按如下的程序处理阻抗。

1. **努力与求助者共情,积极建立咨询关系**　良好的咨访关系有助于消除求助者对咨询师的戒备和不安,增求助者对心理咨询师和心理咨询过程的信任,这对尽可能降低求助者的阻抗心理非常重要。

2. **评估阻抗**　假如阻抗不影响咨询进程,暂时忽略它;假如阻抗明显影响咨询进程,着手处理阻抗。

3. **处理阻抗**　一种方法是咨询师不提及求助者在"阻抗",而是具体"面质"阻抗表现,以引导求助者作进一步的自我分析与自我认识。另外一种方法就是直接指出求助者对心理咨询存在"阻抗"态度,帮助求助者调整一下对心理咨询或心理咨询师的认识。通常在心理咨询的过程中,咨询师采取第一种方法比较多。

4. 记录阻抗　心理咨询后,咨询师需要做一些记录。一般会把求助者在什么时候、什么问题上特别容易阻抗记录下来,以便在以后的咨询中注意。另外,这样的记录也便于咨询师在整个咨询过程的后期适当地处理一下求助者曾经发生过的阻抗现象,帮助求助者看清自身的一些人格特点,使其明确哪些特点导致了曾经有过的"阻抗",哪些特点对求助者的正常生活是不合适的。

第二节　心理测验

一、概念

心理测验是依据心理学理论,通过客观、标准的操作程序对人的代表性行为以及贯穿在其中的心理特点作出推论和数量化分析的一种技术手段。

二、分类

（一）按测验的功能

1. 智力测验　用于测量人的智力,评估人的智力水平,或作为特殊教育或职业选择时的咨询参考。常用的智力测验有比内-西蒙智力量表、韦克斯勒儿童智力量表等。

2. 人格测验　这类测验用于测量性格、气质、情绪、动机等方面的个性心理特征和个性倾向性。常用的有明尼苏达多项人格测验（minnesota mulliphasic personality inventory,MMPI）、洛夏墨迹测验等。

3. 神经心理测验　这些测验可用于脑器质性损害的辅助诊断和对脑与行为关系的研究。如 H - R 神经心理成套测验。

4. 症状评定量表　在心理咨询与治疗中用以评定精神障碍的有关症状,常用有症状自评量表（SCL - 90）、焦虑自评量表（SAS）、抑郁自评量表（SDS）。

5. 特殊能力测验　评定人的特殊潜在能力,多为升学、职业指导以及一些特殊工种人员的筛选所用。

（二）按测验的方式

1. 问卷测验　将文字组成的各个问题呈现给被试者以作出答案的倾向性回答。此类测验易于分析处理问卷结果。

2. 投射测验　测验材料常是一些模糊的、无明确内容的墨迹,主题不明确的图画等,要求被试以自己的理解和想象作出解释说明,借以投射出其动机冲突或情绪等,从而反映其内心世界。

3. 操作测验　以实物或模型构成测验项目,以操作的方式由被试作出回答。如韦氏智力测验中的图形拼凑、木块图等。

（三）按测验材料的性质

1. 文字测验　测验所涉及的材料均为文字材料,测验的项目和回答都采用文字或语言表达,如明尼苏达多项人格测验（MMPI）。

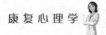

2. 非文字测验　测验项目以被试对图形、实物、模型或工具的辨认和操作进行,无需使用语言表达。

三、条件和注意事项

在心理测验实施过程中,还必须注意以下 4 个事项。

(一) 慎重选择量表

在选择量表时必须考虑到测验的目的和适用范围,同时还要选取那些标准化的、信度效度都比较高的量表。

(二) 遵循职业工作道德

在测验实施中测试者要始终保持公正的态度,客观地解释测验结果。

(三) 注意保密

测验量表要在一定范围内保密,不得随意交付社会及未经专业培训的人员使用;同时,测验的结果属于被试者的个人隐私,应当受到保护。

(四) 恰当选择施测环境

测试实施的地方应安静、舒适、不奢华、保密性好、排除了其他因素影响。

四、常用心理测验

(一) 智力测验

1. 智力测验的概念　智力测验是常用的评估人们智力水平的方法之一。智力测验主要用于评估患者的智力水平、智力功能损伤或衰退的程度,以及甄别儿童智力发展水平。1905 年,世界上第一个智力测验比内-西蒙量表产生。

2. 智力商数(IQ)　用以衡量个体智力发展水平的一种指标,根据不同的计算方法可分为比率智商和离差智商。

(1) 比率智商:也称年龄智商,以一个人的年龄为参照尺度对智力进行衡量,表示一个人在同龄人中的智力水平。计算公式为:

$$智商(IQ) = 智力年龄(MA) / 实际年龄(CA) \times 100$$

(2) 离差智商:将一个人的智力测验成绩与同年龄组被试平均水平比较后得出的相对分数。计算公式为:

$$智商(IQ) = 15(X - M)/S \times 100$$

式中,X 表示被试的原始分数,M、S 分别表示被试所在年龄组的平均分数和标准差。离差智商适用于各个年龄段的被试,能够表示个体智力在年龄组中所处的位置。

3. 韦氏智力量表　由美国心理学家韦克斯勒编制的一系列智力量表,包括成人智力量表(WAIS),适用于 16 岁以上的成人;儿童智力量表(WISC),适用于 6~16 岁儿童;学龄前儿童智力量表(WPPSI),适用于 4~6 岁的学龄前儿童。

韦氏成人智力量表包含 11 个分测验,其中言语测验 6 个、操作测验 5 个,按照由易到难的顺序排列。每一个分测验反映各分量表所代表的心理功能情况,言语量表和操作量表合称全量表,以此可相应计算出言语智商、操作智商和全量表智商。

(二)人格测验

人格测验是评定个体人格心理特征的一种技术,临床上常用作诊断工具。

1. 艾森克人格问卷(EPQ) 英国心理学家艾森克依据其人格结构理论编制,是目前广泛采用的人格量表之一。问卷包括 4 个分量表:E 量表(内外向),N 量表(神经质或情绪稳定度),P 量表(精神质),L 量表(掩饰)。

E 量表:表示性格的内外倾向。高分表示性格趋于外向,可能是好交际,渴望刺激和冒险,情绪易冲动;低分表示内向、安静、内省,不喜欢与人接触,喜欢有秩序的生活方式。

N 量表:表示情绪的稳定性。高分显示存在焦虑、紧张、易怒,对于各种刺激常有强烈的情绪反应;低分表现为情绪反应缓慢,强度弱,善于自我控制。

P 量表:单项维度用以表明心理状态是否正常。高分表示孤独不关心他人,难以适应外部环境,缺乏感情;低分表示爱交往,易于适应外部环境。

L 量表:效度量表,用于评估一个人的掩饰程度,即不真实回答,同时也有测量被试纯朴性的作用。若得分过高则测验的可靠性差。

2. 明尼苏达多相人格量表(MMPI) 这是世界上应用最广泛的人格测验量表之一,不仅可用于精神医学的临床诊断,对其他疾病的诊断与治疗也有作用。MMPI 包括 566 个自我陈述形式的题目,在临床上的作用主要是对患者的精神状况作出诊断并确定其病情轻重。

3. 卡特尔 16 种人格因素问卷(16PF) 美国心理学家卡特尔认为构成人格的内在基础因素是 16 个根源特质,测量 16 个根源特质就可以知道一个人的人格特征。该问卷对于人才选拔和职业咨询有一定的参考价值,也可作为了解心理障碍的个性原因及诊断心身疾病的重要手段之一。

4. 洛夏墨迹测验(RIT) 这是一种人格投射技术,主要用作异常人格的诊断。这一测验技术复杂,对主试要求较高,结果评定和解释非常细致、复杂,掌握起来比较困难,目前在我国应用不太普遍。

(三)神经心理测验

神经心理测验是对感知觉、运动、言语、注意、记忆、思维等脑功能进行评估的神经心理学的重要研究方法之一。在康复医学中,对颅脑损伤、脑瘫及一切引起脑损伤的疾病,都可用神经心理测验了解脑损害的情况及残存的功能,对脑部病变的定位、定性及早期诊断可提供有价值的客观资料,以制订康复计划;也可应用于正常人。

五、临床常用评定量表

(一)症状自评量表

症状自评量表(self - rating symptom scale, SCL - 90)又称 90 项症状清单、精神症状评定量表。SCL - 90 能较准确地反映出被试的自觉症状和心理状况的程度。有广泛的精神病症状学内容,如思维、情感、行为、人际关系以及生活习惯等等。对被试自我精神状态进行客观评定,为精神科临床的诊断、治疗、护理及精神药理学研究提供科学依据。SCL - 90 的使用范围颇广。本测验适用对象为 16 岁以上的神经症、适应障碍及其他轻性精神障碍患者;也可用于个体心理健康状况的自我评定,是目前心理咨询和心理治疗中应用最广泛的一种

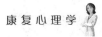

自评量表。不适合于躁狂症和精神分裂症。

1. **评定注意事项**　评定开始前,向被试者交代清楚评分方法和要求,然后让其用铅笔作出独立的自我评定。评定结束后应仔细检查问卷,若有漏评或重复评定的都要提醒被试者再考虑评定。

2. **项目说明**　本量表有 90 个项目,分成 10 个因子,用于反映有无心理症状及其严重程度。10 因子名称、定义及所包含项目如下。

(1) 躯体化:包括 1、4、12、27、40、42、48、49、52、53、56、58 共 12 项。该因子主要反映身体不适感,包括心血管、胃肠道、呼吸和其他系统的主诉不适,和头痛、背痛、肌肉酸痛,以及焦虑的其他躯体表现。

(2) 强迫症状:包括 3、9、10、28、38、45、46、51、55、65 共 10 项。其主要指那些明知没有必要,但又无法摆脱的无意义的思想、冲动和行为,还有一些比较一般的认知障碍的行为征象也在这一因子中反映。

(3) 人际关系敏感:包括 6、21、34、36、37、41、61、69、73 共 9 项。其主要指某些个人不自在与自卑感,特别是与其他人相比较时更加突出。在人际交往中的自卑感、心神不安、明显不自在以及人际交流中的自我意识、消极的期待亦是这方面症状的典型原因。

(4) 抑郁:包括 5、14、15、20、22、26、29、30、31、32、54、71、79 共 13 项。苦闷的情感与心境为代表性症状,还以生活兴趣的减退、动力缺乏、活力丧失等为特征。还反映失望、悲观以及与抑郁相联系的认知和躯体方面的感受,另外还包括有关死亡的思想和自杀观念。

(5) 焦虑:包括 2、17、23、33、39、57、72、78、80、86 共 10 项。一般指那些烦躁、坐立不安、神经过敏、紧张以及由此产生的躯体征象,如震颤等。测定游离不定的焦虑及惊恐发作是本因子的主要内容,还包括一项躯体感受的项目。

(6) 敌对:包括 11、24、63、67、74、81 共 6 项。主要从 3 个方面来反映敌对的表现:思想、感情及行为。其项目包括厌烦的感觉、摔物、争论直到不可控制的脾气暴发等各方面。

(7) 恐怖:包括 13、25、47、50、70、75、82 共 7 项。恐惧的对象包括出门旅行、空旷场地、人群或公共场所和交通工具。此外,还有反映社交恐怖的一些项目。

(8) 偏执:包括 8、18、43、68、76、83 共 6 项。本因子是围绕偏执性思维的基本特征而制订:主要指投射性思维、敌对、猜疑、关系观念、妄想、被动体验和夸大等。

(9) 精神病性:包括 7、16、35、62、77、84、85、87、88、90 共 10 项。这是反映各式各样的急性症状和行为,限定不严的精神病性过程的指征。此外,也可以反映精神病性行为的继发征兆和分裂性生活方式的指征。

(10) 其他:包括 19、44、59、60、64、66、89 共 7 项。未归入任何因子,主要反映睡眠及饮食情况。

3. **评定方法**　采用 5 级评分制(1～5 级),1 表示"没有",2 表示"很轻",3 表示"中等",4 表示"偏重",5 表示"严重"。

4. **统计指标**　SCL－90 的分析统计指标主要为两项,包括总分与因子分。

(1) 总分:将所有项目评分相加之和,反映总体状况。

总均分:总均分＝总分/90,表示从总体看被试者的自我感觉介于 1～5 级间的哪一个范围。

阳性项目数:评为 2～5 分的项目数,表示被试在多少项目呈现"有症状"。

阴性项目数:评分为1分的项目数,即90个项目数-阳性项目数,表示被试"无症状"的项目数。

阳性症状平均分:阳性项目总分/阳性项目数,表示"有症状"项目的平均得分,反映被试自我感觉不适的项目其严重程度。

(2) 因子分　SCL-90共包括10个因子,每个因子都反映出被试某一方面的症状分布特点。计算公式为:

因子分 = 组成某一个因子的各项目总分 / 组成某一因子的项目数

按全国常模总分大于160分或某一因子分大于2分可考虑筛选阳性,说明其可能有心理问题。

(二) 抑郁自评量表

抑郁自评量表(self-rating depression scale, SDS)主要用于成年人衡量抑郁程度及在治疗过程中的变化情况,该量表使用方便,能直观反映抑郁患者的主观感受,但是对于严重阻滞症状的抑郁评定有一定困难。

1. 评定注意事项　表格由被试者自行填写,测试实施前向被试者说明量表的填写方法和每题的含义,尤其是反向计分的各题,然后作出独立的、不受任何人影响的自我评定。提示被试者评定时间为过去一周。

2. 项目评定方法　SDS共20个项目,主要评定依据为项目所定义的症状出现的频度分为4级:没有或很少时间(过去一周内,出现这类情况的日子不超过1天)、小部分时间(过去一周内,有1~2天有过这类情况)、相当多时间(过去一周内,3~4天有过这类情况)、绝大部分或全部时间(过去一周内,有5~7天有过这类情况)。正向评分依次为1、2、3、4;项目前有 * 的为反向评分题,得分为4、3、2、1。

3. 统计指标　把20题的得分相加为粗分,粗分乘以1.25,四舍五入取整数,即得到标准分或采用"粗分标准分换算表"转换。中国常模SDS总粗分正常上限为41分,换算成标准总分正常上限为51分,分数越高抑郁倾向越明显。

(三) 焦虑自评量表

焦虑自评量表(self-rating anxiety scale, SAS),无论量表的结构还是具体的评定办法,都与抑郁自评量表十分相似,SAS适用于具有焦虑症状的成年人,也是一个含有20个项目,分为4级评分的自评量表,用于评估出焦虑患者的主观感受,同时,它与SDS一样具有较广泛的适用性。

问卷的评定方法及注意事项与SDS相比,没有更特殊的要求。中国常模总粗分正常上限为40分,标准总分的正常上限为50分,标准分越高焦虑症越严重。

(四) A型行为量表

美国学者弗雷德曼和罗森曼通过研究冠心病易罹患者的行为模式,即A型行为模式,设计编制了A型行为量表用来评估个体的行为模式,以了解被试冠心病的易罹患性。

1. 评估方法　该问卷总共包括60题,分成3个部分,TH:共25题,反映时间匆忙感、时间紧迫感和做事快等特征;CH:共25题,反映争强好胜、戒心、敌意和缺乏耐心等特征;L:共10题,真实性检测题。前50题包含冠心病患者所具有的性格或行为表现的主要特征,L的10题则用来检测被试答题的真实性。

2. 统计指标　各题的答案与标准答案相符者记1分。统计时先计算L量表的10题得分,如得分大于或等于 7 表示真实性不大,需剔除该问卷;如 L 得分小于 7 则进一步调查其他两个量表的总分。A 型行为量表评定是以 TH 分和 CH 分相加,即得行为总分以判断 5 种行为模式。

3. 评定注意事项　A 型行为的评估必须结合临床观察和会谈,在会谈中观察其表情特征。

第三节　康复心理治疗

一、概念

康复心理治疗(psychotherapy)是指由经过专门训练的专业人员运用心理学的相关理论和技术,改善、矫正或消除患者的不正确认知活动、情绪障碍、异常行为和由此引起的各种躯体症状的治疗过程。

> **考点提示**
>
> 康复心理治疗的定义。

康复从广义上讲,凡是能够解决人们的各种心理问题和改善心理状态有助于增进健康,减轻乃至消除疾病的一切方法和措施,均称为心理治疗,其中包括改善生活条件和环境,调整人际关系,医务人员诚恳的劝告,精湛的医术,温柔细致而熟练准确的操作技术,以及雅静、舒适、美观的治疗环境等。狭义的心理治疗则专指心理治疗专家所实施的心理治疗方法和技术,如精神分析疗法、行为矫正疗法、认知疗法等。在此,重点是探讨狭义的心理治疗。

二、康复心理治疗的适应证和禁忌证

(一)适应证

康复心理治疗的对象是患者,不仅是有心理疾病或行为障碍的患者,而且包括其他心因性疾病、躯体疾病的患者。

1. 神经症和精神科患者　这是心理治疗应用较多的领域,包括各种神经症、重症精神病的恢复期。

2. 心理-社会应激引起的各种适应性心理障碍　包括急慢性应激综合征等。

3. 各类行为问题　包括烟瘾、酗酒、非器质性性功能障碍、口吃、遗尿、儿童行为障碍等。

4. 综合性医院临床各科的心理问题　如躯体疾病患者的心理反应、心身疾病的治疗和康复等。

(二)禁忌证

急性精神病发作期、严重的内源性抑郁、轻躁狂、器质性精神障碍、严重的反社会性人格障碍、严重消极自杀等问题一般不适于心理治疗。

三、康复心理治疗的原则

(一)接受性原则

对所有求治的患者,不论心理疾患的轻重、年龄的大小、地位的高低、初诊或再诊都一视同仁,诚心接待,耐心倾听,热心疏导,全心诊治。治疗师认真听取来治者的叙述,必须深入了解他们的内心世界。注意其言谈和态度所表达的心理症结是什么。认真倾听来治者的叙述,其本身就具有治疗作用。某

考点提示

心理治疗的原则。

些求治者在对施治者产生信任感后会全部倾诉出自己压抑已久的内心感受,甚至会痛哭流涕地发泄自己的悲痛心情。结果会使其情绪安定舒畅,心理障碍也会明显改进,故接受性原则具有"宣泄疗法"的治疗效果。

（二）支持性原则

在充分了解求治者心理疾患的来龙去脉和对其心理病因进行科学分析之后,治疗师通过言语与非言语的信息交流,予以求治者精神上的支持和鼓励,使其建立起治愈的信心。一般掌握求治者的第一手资料之后,即可进行心理治疗。

（三）保证性原则

通过有的放矢、对症下"药"、精心医治,以解释求治者的心理症结及痛苦,促进其人格健康发展、日臻成熟。在心理治疗的全过程中,应逐步对求治者的身心症状、不良心理、社会因素和性格等心理缺陷的病理机制加以说明、解释和保证。

（四）综合性原则

任何疾病的产生往往是生物、心理、社会因素相互作用的结果,因而在对某一种疾病采用某一种方法治疗,应同时考虑其他方法和手段,必要时辅以药物疗法,以及其他多种心理治疗的综合使用。采用综合防治措施,促使疾病向良性转化,进一步提高治疗效果。

（五）保密性原则

心理治疗往往涉及患者的隐私。为保证材料的真实,保证患者得到正确及时的指导,同时也为了维护心理治疗本身的声誉和权威性,必须在心理治疗工作中坚持保密的原则。包括治疗师在内的任何人不得将患者的具体材料公布于众,在学术活动或教学等工作中需要引用时,也应隐去其真实姓名。当然保密性原则有限度,主要是患者有伤害他人或自己的倾向时或法院要求出庭时会有例外,不过尽可能降低当事人受到的伤害。

四、康复心理治疗的过程

1. **问题探讨阶段**　治疗师最初与患者接触时,可以通过观察、患者的主诉及心理会谈情况,了解患者的心理史、个人史、家族史、人际关系、应激事件,以及对病情和有关问题的态度等情况,最终明确患者心理方面存在的主要问题。

考点提示

康复心理治疗的过程有哪些。

2. **分析解释阶段**　治疗师在明确患者的主要心理问题后,进一步与患者探讨形成心理问题的主要原因,以及问题的关键。同时,运用心理学的理论对患者的心理问题进行比较科学合理的解释,并在此基础上制订康复治疗的目标,讨论并构思康复治疗的策略与方法。

3. **治疗阶段**　在问题澄清、目标明确、医患协作的基础上实施康复治疗计划。治疗者通过运用心理学的技术促进患者的领悟、重建认知,提供各种"学习"和训练的方法,帮助和引导患者解决心理问题,建立积极的适应性行为方式。

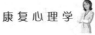

4. 总结结束阶段 此阶段治疗师的主要任务是帮助患者重新回顾治疗要点,检查治疗目标实现的情况,指出他在治疗中已取得的成绩和进步,以及还需要注意的问题,提出进一步训练的建议或当病情反复时的处理对策,鼓励患者在日常生活中运用已学到的应对技巧独立处理各种问题,巩固疗效。此外,治疗师还可检查自己发出的信息对方是否正确地接收到了,若有出入,应及时纠正。

五、康复心理治疗师的素质要求

康复心理治疗是一项艰巨复杂的工作,从事心理咨询治疗工作除了具备国家有关部门的要求资格外,还应具备以下条件:①全面的心理学、医学、教育学等方面的基本知识;②广博的知识和丰富的人生阅历;③熟练应用各种心理咨询技巧;④能与他人积极有效地沟通。

心理治疗师应具备的素质条件十分丰富,大多数治疗者都强调心理治疗的专业训练和治疗中的督导是成为一个合格心理治疗师的必要前提。

六、心理治疗的常用方法

(一) 精神分析疗法

精神分析疗法是奥地利精神病学家弗洛伊德于 19 世纪末创立。这一疗法在心理治疗的历史上具有非常重要的地位,被公认为心理治疗发展史上的第一座里程碑。精神分析疗法起源于弗洛伊德的精神分析理论,其中包括潜意识理论、人格结构理论、性本能理论、防御机制理论等。

> **考点提示**
>
> 精神分析疗法的定义和常用方法。

1. 基本理论 弗洛伊德把人的心理活动分为 3 个层次,即意识、前意识和潜意识。当一些原始的本能冲动及相关的欲望在一定条件下通过某种转换机制以病态的方式表现出来时,就形成各种心身症状或精神疾病。他认为,心理障碍的原因是来自潜意识的内心活动的矛盾冲突。

人格结构理论,将人格分为 3 个部分,即本我、自我和超我。弗洛伊德认为,本我、自我、超我三者在健全人格中是平衡的。如果本我、自我、超我 3 种力量不能保持动态平衡,则将导致心理失常。

弗洛伊德将本能冲动或欲望的驱动力叫力比多(Libido),力比多驱使人追求快感的满足,按照他的观点,人的发展即是性心理的发展,可分为口欲期、肛欲期、崇拜性器期、潜伏期和生殖期 5 个阶段。

精神分析疗法的适应证为各种神经症,主要有癔症、强迫症、恐怖症以及心身疾病的某些症状。

2. 常用方法

(1) 自由联想:这是精神分析的基本手段。治疗者要求患者毫无保留地诉说他想要说的一切,甚至是自认为荒谬、离奇、不好意思讲的想法。

(2) 移情:患者可能将治疗者看成是过去与其心理冲突有关的某一人物,将自己对某人的体验、态度、幻想等有关的情感不自觉地转移到治疗者身上,从而有机会重新"经历"往日的情感,这就是移情。移情分正移情和负移情:正移情中,患者恋慕治疗者,希望得到爱和感情的满足;在负移情中,患者把治疗者看成讨厌、可恨的父母或其他形象,并发泄情绪。治疗师利用移情,切忌感情用事。治疗师也同样会出现移情,称为反移情,治疗师必须十分清醒地把握住对来访者的职业性关心和个人情感卷入的界限。

（3）阻抗:在自由联想过程中患者在谈到某些关键问题时所表现出来的自由联想困难。

（4）释梦:梦的内容能反映人们的潜意识,可以通过对梦的分析间接了解患者的深层次心理真谛,使以"梦"的形式反映的潜意识内容得到展现。

（5）解释:精神分析师对患者的一些心理实质问题,如他所说的话的无意识含义进行解释或引导,帮助患者将无意识冲突的内容带入意识层面加以理解。

（6）疏泄:让患者自由地表达被压抑的情绪,特别是过去强烈的情感体验。

（二）行为疗法

行为疗法是指根据学习理论和条件反射的原理,对患者行为进行训练,以矫正适应不良行为的一类心理治疗方法。美国心理学家华生受巴甫洛夫条件反射学说的启发,在 1931 年发表了《行为主义者眼中的心理学》,创立了行为主义理论。

> **考点提示**
> 行为疗法的定义、分类和应用。

1. **基本理论**　行为疗法的理论基础是俄国生理学家巴甫洛夫(I. Pavolov)研究的经典条件反射理论、美国心理学家斯金纳(B.F. Skinner)揭示的操作性条件反射理论、美国心理学家华生(J. B. Watson)和班杜拉(A. Bandura)提出的学习理论。行为疗法的特点:①强调外在的看得见的不良行为或变态行为,了解引起这些问题行为的原因及其演变过程;②强调最近而不是过去的不良行为或变态行为,即重视现有症状;③强调根据行为改变的程度来评价疗效。

行为疗法由于技术手段较多,而且容易掌握操作,其适应范围较广,因此被很快推广应用,被称为心理治疗史上的第二座里程碑。行为疗法的适应证有神经症、人格障碍、成瘾、心身疾病、各种不良习惯,如口吃、挤眼、咬指甲等。

2. **常用方法**

（1）系统脱敏疗法:也称交互抑制法、缓慢暴露疗法。治疗师帮助患者建立与不良行为反应相对抗的松弛条件反射,然后引导患者缓慢地暴露在引起这种行为的条件刺激中,将习得的放松状态用于抑制焦虑反应,使不良行为逐渐消退(脱敏),最终矫正不良行为。根据系统脱敏疗法的治疗原理,在治疗时应从引起个体较低程度的焦虑或恐怖反应的刺激物开始进行。一旦某个刺激不再引起求助者焦虑和恐怖反应时,治疗师再继续向求助者呈现一个比前一刺激略强的刺激。如果该刺激所引起的焦虑或恐怖在求助者所能忍受的范围之内,经过多次反复的呈现,便不会对该刺激感到焦虑和恐怖,也就达到了治疗目标。系统脱敏疗法包括放松训练、制定焦虑等级表及脱敏治疗。主要适应证为恐怖、焦虑、强迫症等神经症。

（2）冲击疗法:也称快速暴露法或满灌疗法,方法是鼓励患者直接接触或想象地间接体验引起的情境或事物,一直坚持到紧张感消失,以达到脱敏目的,见效迅速,临床上广泛应用治疗恐怖症和强迫症。

系统脱敏疗法和冲击疗法都是暴露疗法,两者均以经典条件反射为基础的。

系统脱敏采用的是交互抑制原理,经常采用闭目想象的方式来呈现引起患者恐惧或焦虑的刺激或情境,也就是每一次只引起患者一点点焦虑,然后用全身松弛的办法去拮抗它,因此系统脱敏程序总是将引起最小焦虑的刺激情境首先呈现出来。

冲击疗法往往使患者直接置身于患者感到恐惧的真实情境中,所采用的是消退原理,所以它总是把危害最大的刺激情境放在第一位,尽可能迅速地使患者置身于最为痛苦的情境之中,尽可能迅猛地引起患者最强烈的恐惧或焦虑反应,并对这些焦虑和恐惧反应不作任何强化,任其自然,最后迫使导致强烈情绪反应的内部动因逐渐减弱甚至消失,情绪的反应自行减轻或者消失。强调快速地、长时间地暴露于患者感到恐惧的刺激物,此时常伴有强烈的情绪反应,以收物极必反之效,从而消除恐惧。冲击疗法程序简洁,没有繁琐的刺激定量和确定焦虑等级等程序,而且不需要全身松弛这一训练过程。

由于冲击疗法是一种较为剧烈的治疗方法,所以应该事前检查患者的身体状况并做必要的实验室检查,如心电图、脑电图等。对患有严重心血管疾病、中枢神经系统疾病、严重的呼吸系统疾病、哮喘、内分泌疾病、溃疡病的患者慎用或不宜使用;此外,老人、儿童、孕妇及各种原因导致的身体虚弱的人也不适宜采用冲击疗法。

(3)厌恶疗法:厌恶疗法是一种具体的行为治疗技术,在某一特殊行为反应之后紧接着给予一厌恶刺激,最终会抑制和消除此行为。一般原理是:将欲戒除的目标行为或症状与某种不愉快或惩罚性的刺激结合起来,从而达到消除或减少某种适应不良行为的方法行为的目的。厌恶治疗的形式有电击法、药物疗法、想象法。患者出现不良行为时,就给予电击、催吐等痛苦的刺激,形成条件反向,产生厌恶感。厌恶疗法会给患者带来非常不愉快的体验,因此治疗师在决定采用此法之前,务必向患者解释清楚,在征得其同意后方可进行治疗。适用于治疗药瘾、性变态和酒精依赖等。

(4)松弛疗法(relaxation therapy):又称放松疗法、放松训练,它是按一定的练习程序,学习有意识地控制或调节自身的心理生理活动,以达到降低机体唤醒水平,调整那些因紧张刺激而紊乱了的功能。松弛疗法具有良好的抗应激效果。在进入放松状态时,交感神经活动功能降低,表现为全身骨骼肌张力下降即肌肉放松,呼吸频率和心率减慢,血压下降,并有四肢温暖,头脑清醒,心情轻松愉快,全身舒适的感觉,同时加强了副交感神经系统的活动功能,促进合成代谢及有关激素的分泌。经过放松训练,通过神经、内分泌及自主神经系统功能的调节,可影响机体各方面的功能,从而达到增进心身健康和防病治病的目的。

近年来放松训练发展到五大类型:一类是渐进性肌肉放松,二类是自然训练,三类是自我催眠,四类是静默或冥想,五类是生物反馈辅助下的放松。其中二、三、四类兼具有自我催眠的成分,犹如中国气功疗法中的放松功。中国气功、印度的瑜伽、日本的坐禅、德国的自生训练、美国的渐进松弛训练、超然沉思等,都是以放松为主要目的的自我控制训练。松弛疗法使用于各种焦虑性神经症、恐怖症,且对各系统的身心疾病都有较好的疗效。

(5)生物反馈疗法:这是一种借助于生物反馈仪,使患者了解自身的血压、心率、脑电波等生理指标;经过反复训练,学会控制自己的内脏活动,从而帮助缓解某些心理障碍和躯体疾病症状的方法。美国心理学家米勒(Miller)是生物反馈研究的创始人。生物反馈疗法对治疗焦虑紧张、恐惧、强迫等心理障碍以及高血压、冠心病、哮喘、卒中后遗症等躯体疾病有明显疗效。常用的生物反馈训练包括肌电生物反馈训练、脑电生物反馈训练、皮肤温度反馈训练、皮肤电反馈训练、血压生物反馈训练、心律生物反馈训练等。生物反馈是一种非药物治疗手段,它对医患双方都是挑战。患者要一改过去被动接受治疗,而为主动积极地学习矫治自己的疾病。在治疗中反馈仪是学习的工具,治疗师是教练的角色,不仅要会用仪器,还要帮助患者学会自身调节,而且不限于诊室中,在紧张的现实生活中也能保持治疗效果。

（三）个人中心疗法

个人中心疗法,又称询者中心疗法、非指导性心理治疗法。其创始人是罗杰斯。他于1942年出版了《心理咨询与心理治疗》一书,以“心理学的第三势力”——人本心理学的形象出现,被公认为人本主义疗法的代表,被认为是心理治疗史上的第三座里程碑。

1. **基本理论**　罗杰斯否定精神分析学派对人的消极看法,强调每个人的价值和个人的尊严,坚信每个人都有权表达自己的信念和掌握本身的命运。他批评了传统的心理治疗中命令、禁止、训诫、建议、解释、说服、劝告等指导式治疗法,提出他的非指导式治疗法的新观念。1951年他又出版了《当事人中心疗法》一书,确立了“当事人中心理论”。随着该理论的发展,他把他的思想扩展到学校教育、家庭教育、人际关系、政治等方面,并于1974年将“当事人中心疗法”改为“个人中心疗法”。

2. **治疗特点**

（1）不把治疗对象称为病人或患者,而称为“求助者”“咨客”“询者”。

（2）整个治疗是非指导的,以求助者为中心,不强调专家作用,只引导治疗对象抒发自己的情感,发挥本人的潜能。

（3）不注重治疗的技巧,只注重治疗的环境与氛围,既不进行“心理分析”也不实施“行为矫正”,而是只听不问,将注意力集中在求助者内心世界之中,强调情感的理解,使求助者感到治疗师与他产生了共鸣,完全接纳了他的想法。

（4）注重人格发展过程的改变,而不是人格结构的改变。

（5）鼓励当事人:①以治疗师在治疗关系中所表现出来的真诚为榜样,首先要除去自己在社会化过程中所形成的各种面具,从虚伪的面具下解放出来,真诚面对自己,减少曾被限制和扭曲的感知觉和表达方式;②放弃排斥别人或固执己见的想法,对经验和外在世界的可能性采取更加开放的态度,愿意探索改变的可能性;③自我信任,接纳自己,学会为自己的选择负责,学会更多地了解自己;④乐于继续成长,愿意成为一个不断实现自我的人,以自己内心的评估标准和工具评价自己的行为表现,而不是受制于别人。

（四）认知疗法

认知疗法是根据认知过程影响情感和行为的理论假设,通过认知和行为技术来改变患者不良认知的一类心理治疗方法的总称。

1. **基本理论**　认知理论认为,行为和情绪的产生有赖于个体对情景所作出的评价,并认为这些评价受个体的信念、假设、思维方式等认知因素的影响。与精神分析和行为主义理论不同,认知理论提出了 S－C－R 公式,认为在刺激 S 和反应 R 之间存在着意识、经验等因素,称之为 C（consciousness）。这一公式中的 S 不再指简单的外部刺激物,而扩大为整个现实世界中可以起刺激作用的成分,如事件、情境、人际关系以及自己的行为等。

> **考点提示**
>
> 认知疗法的定义、分类和应用。

2. **常用方法**

（1）理性情绪疗法:理性疗法（rational-emotive therapy，RET）是美国心理学家艾利斯于20世纪50年代所创立,理性情绪疗法的治疗整体模型是“ABCDE”:A（activating events）

指激发事件,B(beliefs)指信念,即对这一事件的看法、解释和评价,C(consequences)指情感反应的行为结果,D(disputing)对非理论信念的干预,E(effective)用有效的理性信念替代非理性信念。这是在艾利斯的 ABC 理论基础上建立的。

艾利斯认为人的情绪和行为障碍不是由于某一激发事件直接引起,而是由于经受这一事件的个体的不正确认知和评价引起的信念,并最终导致特定情景下的情绪和行为后果,这就是艾利斯的 ABC 理论。通常认为情绪和行为后果的反应直接由激发事件所引起,即 A 引起 C,而 ABC 理论则认为 A 只是 C 的间接原因,B 即个体对 A 的认知和评价而产生的信念才是直接的原因。两个人遭遇到同样的激发事件——工作失误造成一定的经济损失,产生了很大的情绪波动,在总结教训时,甲认为吃一堑长一智,以后一定要小心谨慎,防止再犯错误,努力工作,把造成的损失弥补回来。由于有了正确的认知,产生合乎理性的信念,所以没有导致不适当的情绪和行为后果。而乙则认为发生如此不光彩的事情,实在丢尽脸面,表明自己能力太差,怎好再见亲朋好友,由于有了这样错误的或非理性信念,再也振作不起精神来,导致不适当的甚至是异常的情绪和行为反应。理性情绪疗法就是以理性控制非理性,以理性思维(合理思维)方式来替代非理性思维(不合理思维)方式,帮助患者改变认知,以减少由非理性信念所带来的情绪困扰和随之出现的行为异常。此疗法适用于各种神经症和某些行为障碍的患者。

不合理信念的 3 个特征:①要求的绝对化:这是非理性信念中最常见的一个特征,从自己的主观愿望出发,认为某一事件必定会发生或不会发生,常用"必须"或"应该"的字眼,然而客观事物的发生往往不依个人的主观意志所转移,常出乎个人的意料,因此怀有这种看法或信念的人极易陷入情绪的困扰。②过分的概括化:即对事件的评价以偏概全,表现在一方面在自己的非理性评价,常凭自己对某一事物所作的结果的好坏来评价自己为人的价值,其结果常导致自暴自弃、自责自罪,认为自己一无是处,一钱不值而产生焦虑抑郁情绪。另一方面对别人的非理性评价,别人稍有差错,认为他很坏,一无是处,其结果导致一味责备他人,并产生敌意和愤怒情绪。③糟糕透顶:认为事件的发生会导致非常可怕或灾难性的后果。这种非理性信念常使个体陷入羞愧、焦虑、抑郁、悲观、绝望、不安、极端痛苦的情绪体验中而不能自拔。这种糟糕透顶的想法常常是与个体对己、对人、对周围环境事物的要求绝对化相联系的。

上述是个体特征造成了患者的情绪障碍,因此本疗法是以理性治疗非理性、帮助患者改变其认知,用理性思维的方式来替代非理性思维的方式,最大限度地减少由非理性信念所带来的情绪困扰的不良影响。

(2)贝克的认知转变疗法:由美国著名认知治疗师贝克在研究抑郁症治疗的临床实践中逐步创建。贝克认为,心理障碍由表面的心理问题和潜在的心理机制两个层次构成。表层问题通常表现为认知-情绪-行为,认知是这 3 个方面中最关键的环节,通过认知来影响和解决情绪和行为最有效。潜在心理问题是引起表面心理问题的潜在因素,这些潜在的不合理的认知成分对表面层次的认知环节产生作用。认知疗法核心就是重点纠正和改变患者的不良认知。

1)贝克等归纳的 6 种常见认知歪曲的形式:①任意推断,即在证据缺乏或互相矛盾之时,武断地作出结论;②选择性概括,即以偏概全的认知方式;③过度引申,或称过度泛化,即从一件琐碎的事件出发引申出关于能力或价值的普遍性结论;④夸大或缩小,即指对某些事物的过分重视或轻视而与实际情况不相符,表现为对客观事件的意义作出歪曲的评价;⑤双极式思维,或走极端的思维,即把生活往往看成要么全对,要么全错,绝无中间状态可言;⑥个人化,是一种变形的内疚心理,即在缺乏相应联系的情况下把外部事件的发生全都归因于自己的过失与无能。认知转变疗法的主要目标在于改变患者歪曲的认知,从而改善失调的情绪与行为。

2) 其治疗的基本过程:①识别自动式思维,是指介于外部事件与个体对事件的不良情绪反应之间的那些想法,表现为患者对自己、对周围世界和对未来三者的消极评价。这种自动式思维,一般人不会意识到它的存在,因此,在治疗过程中患者首先应学会识别自动式思维。治疗者可用提问、指导患者想象或角色扮演等方式来识别自动式思维。②识别认知错误,为了帮助患者识别认知错误,治疗者应该听取和记下患者诉说的自动式思维以及不同的情境与问题,然后要求患者归纳出一般的规律,找出共性。③真实性检验,这是治疗的中心环节。一旦认识了一种或一组歪曲的信念,就可训练患者按下列顺序进行更严格的检验:我的证据是什么? 对那个问题是否还有别的认知存在? 假设那是真的,结果是否就会那么糟? 在患者能够认识和评论这些不正确的自动式思维和信念之时,新的、更接近现实的信念便会逐渐代替旧的、不真实的信念,随后要求患者按照这些新的认知结构去实践,检验它是否切实可行。治疗者还要通过给患者布置一定的家庭作业,并让患者反复练习,以巩固新的认知结构。此外,还有一些类似行为治疗的方法,如通过记录和观察行为达到对现实的正确认识,进而改变患者的认知,去注意监控苦闷与焦虑水平,这就是认知转变疗法常用的技术。

（3）自我指导训练:该疗法是由迈肯鲍姆在 20 世纪 70 年代提出。他将认知看成是在行为技能发展中所运用的自我指导,这些指导在行为的初学阶段处于意识水平,当行为习得之后,这些指导从意识中消失,以后行为可以自动完成。如果学习的指导是错误的或不完善的,以后的行为就可能发生障碍。为此,应让患者想象用一组新的指导去指导一组新的行为。该方案多用于治疗儿童多动症、冲动儿童和精神分裂症患者等。

（五）支持性心理疗法

支持性心理疗法是 1950 年由 Thorne 创立的,它是指导医生用治疗性语言,如劝导、启发、鼓励、支持、解释、积极暗示、提供保证和改变环境等方法,帮助患者表达自己的情感和认知问题、消除疑虑、改善心境、矫正不良行为、增进战胜疾病的信心,从而促进其身心康复的过程。支持性心理治疗的主要方法有以下几种。

> **考点提示**
> 　支持性心理疗法的定义和主要方法。

1. 倾听　治疗师满怀热情、全身投入地认真倾听患者的表达,并以当事人的目光关注和理解患者。倾听的基本技巧主要有:①多采用开放式提问,少用封闭式体位;②及时用简单肯定的词语及躯体的语言回应患者;③适时重复对方说话的内容表示关注对方的谈话（核实）;④简单说明对方的谈话内容,确认对方传达的信息（释义）;⑤肯定、感受、接纳和表达对方的情绪（共情）;⑥对谈话进行小结（总结）。

2. 指导、鼓励患者表达情感　治疗师在与患者建立良好的治疗关系的基础上,指导、鼓励患者表达深层次的情绪和情感。对于不善表达的患者,治疗师应有意识地指导或示范表达。

3. 解释　针对患者对病情和治疗等方面的疑惑,治疗师用专业知识进行积极、合理的解释，以帮助患者解除顾虑、树立信息、加强配合，为治疗创造良好的心理环境。

4. 鼓励和安慰　患者致残或患重病后，其心理反应往往很强烈，特别是在治疗一段时间后效果不明显时，患者的情绪波动会更大，此时要及时鼓励和安慰患者，使他们振作精神，增强康复的信心。

5. 保证　治疗师对患者的诊断和预后要作出他们能接受的保证，以缓解患者的心理压力。增强他们战胜疾病的信心。

6. 促进环境改善　改善环境主要是指改善与患者有关的人文环境，特别要注意寻求家人及其周围有关人员对患者心理上的支持和关心，帮助患者与家属之间进行有效、积极的沟通。

(六) 其他疗法

1. 催眠暗示疗法　催眠暗示疗法是应用一定的催眠技术使人进入催眠状态，并用积极的暗示控制患者的心身状态和行为，以解除和治愈患者躯体疾病和心理疾病的一种心理治疗方法。催眠疗法的心理基础是暗示作用，暗示是用含蓄的、间接的方式，对别人的

考点提示

催眠暗示疗法的定义及应用。

心理和行为产生影响的过程。其作用往往会使别人不自觉地按照一定的方式行动，或者不加批判地接受一定的意见和信念。可以说，暗示是操纵潜意识的最佳途径之一。在催眠状态下大脑皮质处于抑制状态，过去的经验被抑制，失去了对新刺激的鉴别批判力。因此，在催眠状态下，新刺激具有极大的征服力，患者处于明显被支配的地位，遗忘的经验可能再现，压抑的情感可获释放，流露的想法较真实。催眠师的言语刺激、安慰、保证、疏导具有不可抗拒的力量，从而获得积极的治疗效果。催眠暗示治疗作为一种心理治疗方法，有着广泛的应用价值。不仅可用于治疗某些精神病和神经症，而且可用于治疗某些人体疾病，尤其是各种心身疾病。同时，还可用于止痛，辅助外科麻醉，解除患者焦虑和抑郁，控制恶心眩晕，又可用于消除胃镜、直肠镜、支气管镜等检查中患者的不适，还可用于妇产科降低分娩时的疼痛和紧张。此外，也可用于戒烟、戒酒，矫正不良行为习惯以及性机能障碍等。

2. 森田疗法　创立于20世纪20年代，带有典型的东方文化特征，其指导思想与中国哲学有着十分密切的联系，符合中国传统思维的习惯，因而80年代末传入中国以来，深受中国学者的青睐。森田疗法的原则是"顺其自然，为所当为"。

(1) "顺其自然"消除症状：顺其自然就是顺从大自然的规律，它是不能人为控制的，我们必须遵循、接受这些规律才会过得快乐。倘若人整天都抱怨为什么会有黑夜，或者认为下雨是不应该的，那么就违背了自然规律，结果肯定是自找苦吃。人本身也是存在一定的自然规律的，比如情绪，它就是我们不能人为控制的，它本身有一套从发生到消退的程序。你接受它、遵循它，它很快就会走完自己的程序而结束；反之则不然。比如马上要参加一个重要的考试，这时会感到焦虑、紧张，其实这是非常正常的心理反应，如果你不去管你的情绪，它很快就会消失或者转化为你努力复习的动力，而倘若你认为自己不应该出现紧张或焦虑，那么你就违背了情绪的自然规律，焦虑、紧张就会越来越严重。对于心理障碍来说，不抗拒症状就能消除症状。森田疗法认为，人们应该正确地、客观地认识现实，不应该脱离实际地把自己的理想和欲望扩大到完全不可能实现的范围，否则就会徒增烦恼、不安和紧张，进而导

致疾病。

（2）"为所当为"是疾病转化为健康的桥梁：森田疗法认为，由于紧张、焦虑、不安等引起的敏锐感觉和对于这类敏锐感觉的过分注意，两者之间彼此促进，交互作用，形成恶性循环，成为神经症的根源。这种恶性循环可分为观念性的恶性循环与生活中的恶性循环。与这两种恶性循环相对应的顺应自然也可分为两种：一是被动的顺应自然，这是指对于紧张、焦虑不对抗、不逃避，被动地接受，与焦虑紧张和平共处；二是主动地顺应自然，这是指现实生活中虽然产生了焦虑紧张等情绪，也要完成当前必须完成的工作，这就是森田疗法的治疗原则：忍其所痛，为所当为。前者是基础，后者是桥梁。在忍其所痛的扎实基础上去为所当为，就一定能通过这座桥梁，由"不安"转化为"安"，由"焦虑"转化为"平静"，由疾病转化为健康。

（七）家庭心理康复

1. 概念　这是指将家庭作为一个整体进行心理治疗，通过影响家庭成员，促使家庭发生变化，使之症状减轻或消除。家庭治疗有助于协助一个家庭消除异常或病态的情况，执行健康的家庭功能。

2. 原理　该理论认为心理障碍的发生与家庭内情感及观念交流的不恰当模式有关，改变这些模式将对治疗产生有益的影响。一般家庭心理治疗主要用于解决家庭、婚姻问题，尤其是青少年适应障碍等。

> **考点提示**
>
> 家庭心理康复的概念、常用治疗方法和治疗过程。

3. 常用治疗方法

（1）一般性家庭治疗：这是应用最多的一种方法，治疗者与患者和家属一起讨论当前存在的问题，给予适当的解释和指导，帮助他们对家庭人际关系和交流方式作出适应性调整。

（2）动力性家庭治疗：问题源于每个家庭成员的以往经历，特别是患者父母的早期经验。治疗者的任务是帮助患者及家属找出与当前行为相关联的以往经验，并从中发掘治疗对象的无意识观念和情感。

（3）交流性和系统性家庭治疗：该疗法把注意力集中在当前问题及纠正方法上，治疗的任务是揭示不良家庭规矩，帮助他们共同改变这些规矩，改善和促进家庭成员间的交流。

（4）行为性家庭治疗：该疗法认为家庭问题的发生是由于家庭成员持续的、不合适的强化使问题行为形成、巩固，或良好的行为没有得到家庭的鼓励而不能建立或逐渐消退。

4. 治疗过程　无论是哪种治疗模式，家庭心理治疗都可大致分为以下3个阶段。

（1）开始阶段：将家庭治疗的性质作简要的解释，说明互相要遵守的原则，以使治疗工作顺利进行。

（2）中间阶段：运用各种具体方法，协助各家庭成员练习改善个人状况及彼此的关系。在这个阶段最重要的是要处理家庭对行为改变所产生的阻力，适当地调整家庭系统的变化与进展。

（3）终结阶段：培养家庭成员自行审查，改进家庭行为的能力与习惯，并维持已修正的行为，继续发展成熟。

思考题

1. 简述心理咨询与心理治疗的异同。

2. 常用的心理测验有哪些？

3. 常用的心理治疗方法有哪些？

（贾新静）

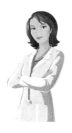

第七章　残疾人的心理问题

✚ 学习要点

1. 了解残疾后的心理过程和影响心理状况的因素。
2. 掌握残疾人常见的各种障碍的概念,对康复的影响及其康复方法。

第一节　残疾后的心理过程及影响因素

一、残疾后的心理过程

康复心理学认为,病损、躯体残疾及心理行为三者之间有一定的联系,这三者之间的联系不是简单的因果关系,而是相互作用、相互影响的交叉因果关系。伤残改变了患者的生理、心理及社会状况,其心理问题表现是复杂而多样的。在躯体功能出现残疾时,患者常常由于伤残的突然发生而毫无心理准备,一般经过心理休克期、否认期、愤怒期等几个阶段,患者可以逐渐接受残疾的现实,并从生理、心理等方面去适应。

（一）心理休克

这是一种心理防御反应。突然发生的伤残使患者来不及应对,表现为麻木、惊呆,出乎意料的镇静,表情淡漠;对伤残及治疗反应平淡,甚至无动于衷;有时思维混乱、意识处于朦胧状态,有时患者也可能会出现某种负性情绪并固执,进而发展为适应不良行为。

（二）否认

当伤残一旦发生时,许多人不愿意承认或不敢正视残疾的事实,陷入严重的恐惧和焦虑状态,心理稳态被打破,否认就是首先表现出的心理状态。患者不愿面对残酷的现实,缺乏康复的愿望和动力,在康复训练中易出现阻抗。否认是一种自我保护反应,让患者有时间去处理、承认自身残疾问题。

（三）愤怒

当人遇到挫折和压力时,心理应激引起的矛盾冲突容易导致悲观、绝望等不愉快的情绪体验。当患者确认残疾后,便会转入愤怒状态,可表现为焦虑烦躁,对自己或他人产生无名怨恨情绪,常迁怒于亲友和医护人员。

（四）抑郁

凡躯体病残者均存在抑郁，其程度从轻度悲观至自杀。抑郁的程度往往不是由病残的性质和程度决定，而决定于病残者的个性和对个体的特殊意义。抑郁反应的出现不利于患者康复，因此又会导致抑郁症的发生成为恶性循环。

（五）自卑和自责

残疾人可能由于社会角色的改变，生活、家庭等方面的损失，病痛的长期折磨，以及各种生理功能障碍等因素的影响，产生自卑心理；同时，由于生活不能自理，需要别人照顾，经济负担增加，患者也会认为自己是家庭和社会的负担，给他们带来了不幸和累赘而敏感、多疑甚至自责。

（六）退化

随着年龄的增长，人的发展是循序渐进地进行质与量的转变而逐步走向成熟，但是当遇到挫折时，也会放弃已经比较成熟的适应技巧或方式，使用原先幼稚的方式去应付困难，这种现象即为退化。

（七）适应

随着时间的推移，大部分残疾人经过一系列的心理变化和抗争，悲伤情绪慢慢平复，自尊、自信增强，最终可以接受残疾的现实，在认知、情感和行为上逐渐适应。他们开始重新评价自我，考虑如何发挥自己的潜能，寻找并抓住康复机会，积极主动地配合治疗。

二、残疾后心理状况的影响因素

康复对象的心理状态除了与他们的个性密切相关，还受多种因素的影响。了解这些影响因素可以使医生更好地掌握患者的心理状况，及时有效地解决问题。

（一）生物因素

1. 残疾人的年龄

（1）儿童期发生残疾将会不同程度地导致其个性、认知、情感及智能方面的发展受到阻碍，受社会环境和教育的影响较大。

（2）青年期是人生中最重要的一个时期，这一阶段人们经历人生中的重大事件，是人生中最有特色、发展最为迅速的阶段。中年人是家庭和社会的中坚，担任多种社会角色，同时也是社会负担、心理压力最大的年龄阶段。因此，青、中年时期一旦发生残疾，他们的恋爱、婚姻、职业等都将受到较大的影响。

（3）老年患者因其生理功能处于衰退阶段，由于退休和社会职能的变化，以及家庭变故、生活困难等各种生活事件的影响，其残疾后心理问题也具有其特殊性。

2. 残疾的类型与程度　患者所患疾病的类型、躯体残疾的程度对于患者的心理状况影响很大。若是急性事件致残，由于突然发生、出乎意料，患者往往缺乏思想准备，难以接受和适应现实；而久病后出现的残疾状态一般就容易适应。当然，残疾对躯体功能、工作能力及社会功能影响的程度不同，也会引起不同的心理反应。有些病损的预后对患者心理状况的影响也需要重视。

3. 残疾的病程　漫长的康复治疗过程是影响患者心理状况的重要因素之一，患者常常因此出现以下一些心理障碍。

（1）外向投射：指一些患者面对自己不愿接受的现实时，将使自己遭受的挫折原因完全归咎于他人，认为是别人给其造成了困难和障碍，以此来减轻自己内心的不安。

（2）内向投射：与外向投射相反，多见于心理内倾者。这类患者对于自身过分指责，将原本指向外界的因素或情感归咎于自己，常自我压抑，感到自己给家庭及他人带来了负担，对疾病的康复失去信心，消极厌世。

（3）患者角色强化：在长期患病过程中，患者逐渐习惯于依赖他人的关心和照料，或因病可以解除某些责任或约束，患者原来的社会身份被患者角色所取代，以此获得的同情、关照则更强化了患者心理上对疾病的习惯化，患者角色成为康复巨大的障碍。

（二）心理因素

1. 个性　个体对残疾的认知、表达方式与个性类型有很大关系。一般来说，个性刚毅、勇敢者对现实情况耐受力强，往往默默忍受，反应平淡；而个性脆弱、敏感者耐受力差，反应也往往比较强烈。

2. 人生观和价值观　人生观与价值观支配着人的认识和言行，影响着人的精神面貌，使人们对各种事物的看法和态度不同，对自身残疾的认识也不尽相同。有人因残疾而心理崩溃，一蹶不振，变得自私自利或自暴自弃；而有人却不被残疾和困难所压倒，变得更加坚强，干出一番事业。

3. 个人文化修养　个人文化修养不同，对待残疾的理解也会不同。一般来说，文化程度较高的，对残疾较能理解，能正确对待；而文化程度较低的则容易责怪他人。当然，也有些文化程度较高的患者对残疾一知半解，会向残疾人工作者提出不恰当的要求；有些文化程度较低者却认为只能如此，无所要求。

（三）社会因素

社会因素指人们生活或工作的环境、条件、人际关系、角色、经济状况等。残疾人在社会上承受着比其他人更大的压力，这些压力来自于经济、教育、伦理、习俗等各个方面，社会现实带来的压力是残疾人产生心理障碍的重要因素。

三、残疾后的心理应对方式

应对（coping）是人们为应付心理压力或挫折，有意识地作出的认知性和行为性努力。应对通过调整自身的价值观念、改变自己对挫折的认识和情绪反应，借以减少精神痛苦，维护自尊心，求得内心的平衡。它受个体的认知评价、生活经历、个性及社会等诸多因素的影响。由于残疾后心理变化的特殊性，其相应的应对方式如表7-1所示。

表 7-1　残疾后的应对方式

应对方式	说　　　明
压抑	把意识中对立的或不能接受的冲动、欲望、想法、情感或痛苦经历，不知不觉地压抑到潜意识中去
退行	在适应困难的情况下，以不成熟、幼稚的行为方式应对现实，与其心理年龄不相符合

续　表

应对方式	说　明
否认	拒不承认已经发生的挫折和不愉快情境,从根本上认为它从没有发生过,以避免心理上的不安和痛苦
投射	指个体将自己所不喜欢的、所不能接受的欲望冲动或感觉归于他人,以此来避免心理上的不安
补偿	为弥补生理上或心理上存在的某种缺陷,或所追求的理想、目标受到挫折时,转而发展或从事其他活动予以替代,以减轻心理上的不适感
转换	个体将限于各种因素而不能释放的情绪反应转嫁给无辜的人或物,以发泄内心的不满
合理化	以个人能接受的理由来解释自己不符合社会价值标准的行为或未达到的目标
反向形成	将潜意识中的欲望、冲动、情感等,以截然相反的活动与行为表现出现,使个体行为更易被社会所接受
升华	把本能欲望导向那些比较崇高、为社会所接受的方向,以社会可接受的形式表现出来
认同	指在潜意识中个体力图等同于某一对象,甚至以他人自居

实际上,在现实生活中,心理防御机制普遍存在于每个人的心理活动中。遭遇残疾的个体为避免或减轻因这一应激事件而产生的痛苦,保持内心平衡,常有意或无意地用自己较能接受的方式,来解释和处理所遭遇的残疾,以减轻内心的不安和烦恼,保持心情安宁,避免更大的精神或其他躯体疾病的发生。

第二节　残疾人常见心理问题及康复方法

一、认知障碍

(一) 否认

1. 概念　不是把痛苦事件有目的地忘掉,而是拒绝面对已经发生的不愉快的事件,当作它根本没有发生过,以逃避心理上的刺激和痛苦,来获取暂时的安慰。

2. 对康复的影响　患者的意识恢复后,往往陷入严重的恐惧和焦虑状态,他们无法面对残酷的现实,毫无进行康复的愿望和动力,即使能够被动地参与康复治疗,在长期的康复训练中也容易出现阻抗。一般来说,否认对疾病的康复不利。

3. 康复方法　否认是比较常见的一种心理防御手段,医护人员应针对患者的具体情况采取相应的措施。对于部分否认的患者应给予更多的理解支持,通过公开讨论使其充分了解自己的康复状况、治疗计划;完全否认的患者除需关怀照顾患者,还应鼓励患者参加康复训练,避免单纯纠正其认知障碍。

(二) 认同延迟

1. 概念　残疾的发生可能使患者将残疾和此后的康复治疗所带来的不适、痛苦都看作是对自身的惩罚,继而不愿参与康复或拒绝治疗,这种现象称为认同延迟。

2. 对康复的影响 残疾发生后,患者不但立即失去了原有的自我认同和社会认同,同时还要接受疼痛、感觉缺失等不良刺激,或进行康复训练时带来的痛楚。这时,患者往往采取逃避的方式,迟到、拒绝康复治疗,或者由于愤怒、抑郁等不良情绪而自行离开医院。

3. 康复方法 一般情况下,认同延迟将会随时间而逐渐减轻,应将康复计划分阶段及时开展,循序渐进地增加康复任务,并及时找出康复中的积极因素,增强其治疗信心。遇到不良情绪和行为时,应给予积极引导,并调动家庭人员参与到康复计划中,积极推动康复过程的开展。

(三) 失能评价

1. 概念 躯体残疾往往会导致患者某些机体功能的丧失,如行走能力、无法从事自己感兴趣的活动或某些特殊功能等,有些患者甚至终生不能再恢复。因此,在躯体发生残疾后,患者通常都会无一例外地产生失能评价。

2. 对康复的影响 失能评价往往会导致患者产生抑郁、失望甚至自杀,对于残疾后机体功能丧失的程度,由于患者和家属并不具备相应的医学知识,他们的失能评价可能不准确,存在过分夸大或轻视,这些都有碍于患者对残疾的适应和康复计划的执行。

3. 康复方法 首先肯定患者残疾后机体部分功能的丧失,以免患者抱有"残疾只是暂时的"这种不切实的期望,否认其躯体残疾。大部分患者可以通过与其探讨病残情况和可以恢复到的程度,展示已有的成功康复案例,纠正其错误认知,将科学、正确的康复知识介绍给患者,明确康复目标,激发患者康复的积极性。某些情绪不良的患者也可配合抗抑郁、焦虑药物治疗。

二、情绪障碍

(一) 焦虑

1. 概念 焦虑是指人们预感到不良处境出现而产生的一种担忧、紧张、不安、恐惧等的综合情绪体验,表现为持续性精神紧张或发作性惊恐状态,常伴有自主神经功能失调表现。

2. 对康复的影响 焦虑是人们对情境中的一些特殊刺激而产生的正常心理反应,只是每个人经历的时间长短不一或程度不同。一般焦虑伴有明显的生理变化,尤其是自主神经活动的变化。当焦虑不能忍受时,患者可能会采用各种心理防御来减轻自身痛苦,导致康复计划不能顺利有效地实施。

3. 康复方法

(1) 帮助患者正确认识伤残程度以及经康复治疗后能达到的疗效,使其积极配合治疗。出现焦虑情绪时为患者提供充分的情感支持,创造良好的康复环境。

(2) 运用放松疗法、生物反馈疗法消除患者的焦虑情绪。

(3) 让经过康复治疗恢复良好的患者现身示教给予患者积极暗示。

(4) 必要时使用抗焦虑药物解除患者的紧张情绪。

(二) 抑郁

1. 概念 抑郁是以情感低落、悲伤、失望、活动能力减退,以及思维、认知功能迟缓等为主要特征的一类情感障碍。

2. 对康复的影响 抑郁发生的程度从悲观至自杀。抑郁的程度往往不由病残的性质和程度决定,而决定于病残者的个性和残疾对个体的特殊意义,可表现为不愉快、自我贬低、对周围环境缺乏兴趣。严重者则长时间、持久地闷闷不乐,自信心丧失,悲观失望,对生活失去兴趣,甚至出现自杀行为。抑郁是许多疾病的主要或重要表现。

3. 康复方法　多数人病残后都有抑郁经历,情绪低落是正常的,随着时间的推移和自我调适,这种情绪很快就消失了。但是,如果这种低落情绪长期挥之不去,妨碍自身的心理或社会功能,就应引起重视。严重者需使用抗抑郁药物治疗,并给予患者耐心解释并及时处理。

对于患者的错误信念和特殊观念导致的抑郁可采用认知疗法来纠正,或用安慰、鼓励、保证等积极暗示的语言分析抑郁产生原因,消除不良观念。

(三) 愤怒

1. 概念　愤怒是指当愿望不能实现或为达到目的的行动受挫时引起的一种紧张而不愉快的情绪。当患者意识到残疾已经不可避免或将其病残看作不公正的人祸时,便会产生愤怒情绪。

2. 对康复的影响　患者的愤怒情绪可表现为焦虑烦躁,对自己或他人产生无名怨恨情绪,对亲友和医护人员冷漠、敌视。严重者不能控制自己的情绪,发生毁物、打人或自伤、自残行为。

3. 康复方法

(1) 精神分析疗法:提供患者疏泄情绪的机会,解开患者愤怒情绪的潜意识根源,从而配合康复治疗。

(2) 认知疗法:通过帮助患者纠正对残疾的错误认知和思维方式使患者情感和行为得到相应改变,积极面对社交和生活中的障碍。

(3) 人本主义疗法:给患者提供适当的心理环境和气氛,使他们发现自身的潜力,产生自我理解,改变对自己和他人的看法,使康复计划顺利开展。

(4) 某些患者的愤怒可能与自身人格特点有关,需配合心理或药物治疗。

(四) 过分依赖

1. 概念　人们在成长过程中都会抛弃本能的依赖性,逐渐走向成熟,但机体的残疾往往会使人们许多已经发展成熟的技能退化,处于依赖状态。除由于躯体残疾造成的依赖外,也包括情绪依赖、社会性依赖。

2. 对康复的影响　患者在康复过程中变得软弱无力,对事物无主见,对自己日常行为和生活管理信心不足,被动性增加,事事都喜欢依赖他人,常反复诉说身体不适,对医护人员或家属提出过分的要求。一旦需求得不到重视,自尊心就容易受到挫折而变得心情沮丧,影响康复治疗的进程。

3. 康复方法

(1) 支持疗法:给予患者充分的同情、理解,满足其需要,并配合解释说明躯体的现实状况,与患者探讨康复治疗计划,使其对残疾有客观、科学的认识。

(2) 人本主义疗法:调动患者的积极性,发现自身的各种潜能,通过及时强化患者的康复疗效使其逐渐摆脱对他人的依赖性。

三、行为障碍

(一) 分类

行为障碍是各种心理过程障碍的结果,可由各种原因产生。通常按其表现分为精神运动性抑制与精神运动性兴奋两类。

精神运动性抑制指不但有动作阻滞,还有言语抑制,主要包括有木僵患者、违拗症患者、刻板症、模仿症等;精神运动性兴奋指言语动作均见增多者,包括协调性精神运动性兴奋和非协调性精神运动性兴奋。

(二) 对康复的影响

行为障碍在康复治疗过程中的作用不可忽视,它会阻碍康复治疗的进程。人类各种行为产生的原因是多方面的,而影响这些行为的因素也是多方面的。在康复治疗过程中各种不良行为的阻碍作用也各不相同,应分析患者的具体情况,采用恰当的康复方法来纠正。

(三) 康复方法

对于这类问题的患者可采用行为主义疗法实施治疗,纠正不良行为,像系统脱敏疗法、交互抑制疗法、厌恶疗法、满灌疗法或标记鼓励法等都较常用。

四、人格障碍

人格障碍又称人格变态或病态人格,是以人格结构和人格发展偏离正常为特征的精神障碍,表现为根深蒂固的和持续不变的适应不良的行为模式。人格障碍是在某种不健全的先天素质的基础上,经后天不良社会环境的影响而形成的。

(一) 偏执型人格

1. 概念　偏执型人格又叫妄想型人格,常表现为:极度的感觉过敏,思想行为固执敏感,对自己的能力估计过高,惯于把失败和责任归咎于他人,常将他人无意的或友好的行为误解为敌意或轻蔑。

2. 对康复的影响　该类人总是过多过高地要求别人,但从来不信任别人的动机和愿望,不能正确客观地分析形势。有些患者甚至将医护人员无意的,甚至是友好的行为误解为敌意或歧视,甚至怀疑医生的诊治,这将严重影响患者的康复进程。

3. 康复方法　鉴于该类患者的个性特点,应以认知疗法、人本主义疗法为主,消除患者的多疑心理。

(1) 认知疗法:分析患者的非理性观念,鼓励他们积极地进行社交活动,逐渐学会信任别人,消除不安感,使其对自己有一正确、客观的认识。

(2) 人本主义疗法:与患者建立信任关系,向他们介绍自身人格障碍的性质、特点、对自身康复的危害及纠正方法,并产生要求改变自身人格缺陷的愿望。

(二) 情感型人格

1. 概念　情感型人格障碍是一种不受环境因素影响的,某种突出的不良情绪状态,在一生中占有优势的人格障碍。情感型人格障碍可以具体表现为抑郁性人格障碍、情绪高涨性人格障碍和循环型情绪人格障碍。

2. 对康复的影响　情绪高涨时,显得异常愉快、活跃、积极,易作出种种承诺,对活动充满信心;情绪低落时,则显得寡欢、愁闷、失去信心,有时会作出一些不明智的决定和举动。两种情绪变化间隙,有可能会有一个比较正常的时期,但较短暂。情绪的变化将会直接影响康复的疗效。

3. **康复方法** 该类患者在治疗过程中，医护人员要充分利用情绪高涨时患者的信心，及时总结康复进展，并且尽量延长这一时期；在情绪低落时，应采用支持疗法、人本主义疗法等相应的心理治疗手段，改善自身的情绪，尽快投入到康复治疗过程中。

（三）分裂样人格

1. **概念** 分裂样人格是以社会隔绝和情感疏远为特征的一类人格障碍，他们缺乏亲密的人际关系，难以表达内心细腻情感，情感体验平淡，沉默寡言，孤单，难以与人建立深切的情感联系。

2. **对康复的影响** 该类人总是以冷漠无情的外表来应付环境，压抑内心的焦虑和敌意的痛苦。因此，他们往往表现出一方面不关心自身疾病状况，不配合医护人员开展康复治疗；另一方面内心又非常担心自己疾病的发展与康复。

3. **康复方法** 对分裂样人格障碍患者，医护人员工作中应主动关心、询问患者的心理变化，多与其沟通。具体方法如下。

（1）沟通训练：提高认知能力，理解人格障碍的危害，自觉投入练习；制订训练计划；根据实施情况给予奖惩，一般以奖励表扬为主；训练计划完成后，鼓励其积极参加集体活动，投入现实生活。

（2）培养兴趣：通过与患者的交流确定积极的人生理想和追求目标，为患者创造条件，组织丰富多彩的兴趣活动，激发和培养他们对生活的兴趣感，增强其对未来的信心。这都对患者病情转归起到积极的作用。

（四）强迫型人格

1. **概念** 强迫型人格的最主要特征就是追求完美，具有强烈的自制心理和自控行为，循规蹈矩。这类人表现缺乏灵活性，墨守成规；常将自己的意志强加于人，强令他人按照自己的要求行事。

2. **对康复的影响** 该类患者常对自身病情表现出过分的关心，对于医护人员的工作吹毛求疵，甚至会抱怨医护水平差；另一方面，他们又过分担心自身疾病变化状况，经常要询问医护人员自己的病情，处于莫名其妙的紧张和焦虑状态。

3. **康复方法** 医护人员首要的任务就是认真、细心地照顾患者，耐心地解释患者的疑问，运用医学专业知识科学地向患者说明其疾病及康复的情况，缓解患者紧张、焦虑的情绪。

另外，医护人员也可指导患者采用一些方法达到自我领悟。有些患者经过一段时间的训练和自己意志的努力，症状就会消除。如果没有明显效果就需要配合心理或药物治疗。

（五）癔症型人格

1. **概念** 癔症型人格障碍又称表演型人格障碍，这类人常以过分的情绪表达引起他人注意，对人情感肤浅，易受他人或环境暗示影响，以自我为中心，为满足自己的需要不择手段。

2. **对康复的影响** 因该类人人格发展不成熟，易感情用事，自私任性，常以过分做作或夸张行为引起别人对自己的关注。患者可能会为引起医护人员或家属的关心而说谎欺骗，当医护人员或家属对患者失去耐心时，患者可能情绪低落、悲观失望、意志消沉，不利于疾病的康复。

3．康复方法

（1）暗示法：充分利用患者暗示性强的个性特点，通过积极暗示，并加以科学的解释，常会取得事半功倍的效果。

（2）升华法：将患者的表演欲望引导到表演中，组织一些活动满足其表演欲。

（六）冲动型人格

1．概念 冲动型人格障碍是一种行为和情绪具有明显冲动性为主要特征的人格障碍，他们常会因一些小事被激怒，难以控制。

2．对康复的影响 这类患者情绪急躁易怒，行动反复无常，做事难以持之以恒，或者外表表现得百依百顺，内心却充满敌意和攻击性，不配合康复实施。康复治疗时故意迟到或不到，治疗中态度不积极，使康复工作无法按计划进行，但心里又很依赖医护人员的权威。

3．康复方法 对这类患者应进行深入细致的访谈，尽量减少对他们的刺激，保持情绪的稳定，树立好的行为榜样，从积极的方面疏导患者的冲动情绪，避免不利于疾病康复的行为出现，也可运用行为治疗的系统脱敏技术，帮助患者克服障碍。

思 考 题

1．简述残疾后影响患者康复的因素。

2．说出残疾后常见的认知障碍、情绪障碍及康复方法。

3．简述常见人格障碍对康复的影响和康复方法。

（贾新静）

111

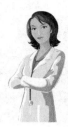

第八章 康复治疗与心理

＋ 学习要点

1. 掌握治疗关系的概念、特点。
2. 掌握物理疗法、作业疗法、言语疗法的概念、特点。
3. 熟悉治疗师的素质要求，物理疗法、作业疗法、言语疗法过程中的心理问题和调适方法。
4. 了解治疗关系中治疗师的作用。

第一节　康复治疗中的治疗关系

一、治疗关系的概念

治疗关系就是在康复治疗过程中患者与治疗团队之间的关系。在长期的康复治疗过程中，康复对象在躯体残废的同时往往伴有各种心理问题，如紧张、抑郁、愤怒、敌对等；除此之外，患者还可因为康复治疗的手段和与治疗师之间的关系而出现新的心理问题。因此，理解患者的不良情绪体验，把握好康复过程中的治疗关系，也是康复心理学研究的主要内容之一。

二、治疗关系的特点

康复训练治疗时间长，训练过程中也常常有身体的接触，且医务人员态度温和、亲切，这种密切的、特殊的治疗关系使内心的情感交流比其他的医患关系更深，持续时间更长，所以康复中的治疗关系也就有更加鲜明的特殊性。

（一）促进发展

治疗师利用专业技能、心理学知识及个人品质，与患者共同努力，帮助患者产生内省，以达到认知、情绪和行为方面的改变。治疗关系的最终目的是促进发展，发展的主体不仅是指治疗对象，也包括治疗师本身，发展的任务包括躯体、心理及社会功能的全面发展。

（二）移情

有着焦虑、抑郁、愤怒体验的康复患者，往往将帮助自己功能恢复的治疗师当作自己生命中的重要的人物,投入自己真正的感情,这种现象称之为移情。对于医务人员可表现为对父亲般的尊重、母亲般的依恋,也可表现为像对待不讲理的子女那样愤怒,这种移情对康复治疗有促进作用,也有抑制作用。

(三) 共情

治疗中医患之间不仅相互了解和认识,而且在治疗师了解患者的痛苦时还有感情的触动,使治疗师能在不同程度上设身处地地理解患者。从治疗关系来讲,理解和同情患者非常重要,但要注意把握和调整好自己的情绪。无视患者的焦虑、抑郁状态,或者在患者愤怒时自己也发怒,都将导致治疗关系的恶化;同时也不能因为患者焦虑、抑郁的情绪而引起自己烦恼,导致精神上的疲劳。

(四) 尊重患者

个人的观念、思维方式、对人的态度、处理事务的习惯和方法,受家庭条件、文化背景、教育程度等多种因素的影响,任何两个人都不会完全相同。因此,治疗师必须了解和接受患者的个性,在不与治疗计划发生矛盾的情况下,允许存在个人习惯。良好的治疗关系在很大程度上取决于治疗师与患者之间互相尊重,并接受各自不同的人格特征。

(五) 保密

疾病意味着患者在生理、心理及社会方面出现了一定程度的损害,给患者带来了许多的不利和问题。这时,患者往往表现需要帮助但又不愿意过多公开自己的处境和问题;而治疗师在与患者的交往过程中,或多或少地了解患者病前或病中的隐私,因而患者难免有所担忧。严重的担忧会增加其心理负担,影响治疗关系使之不配合训练,甚至拒绝治疗等。因此,治疗师应以自己崇高的职业道德和良好的行为规范得到患者的信任,涉及患者敏感的个人隐私应明确表明一定为其保密,让患者放心,以减轻其心理压力。这样,可以间接地给予患者支持和帮助而且有很好的心理安抚作用。

(六) 互相信任

治疗师与患者之间的互相信任、尊敬和接受不是一开始就存在的,而是在交往中逐渐建立和发展的,治疗关系开始时,双方是陌生的,面对治疗师的计划,患者可能有抵触情绪,原因很多,他们可能没有意识到自己需要帮助,或者害怕暴露和面对自己的感受,或者担心改变问题行为模式会带来不快等。如果患者感觉治疗师的行为表达出关怀患者的态度、真诚的兴趣和过硬的业务能力,患者就会减少抵触情绪和试探性行为,并决定积极参与康复计划的实施。

三、影响治疗关系的因素

治疗关系既有一般人际关系的某些特点,又有其独特的方面,并受多种因素的影响。

(一) 文化的差异

不同的国家、地区和民族都有不同的文化,有些文化习惯直接影响健康。对待具有影响健康的特殊文化习惯的患者,治疗师要进行健康宣教,要让他们了解有关科学知识和自己行为习惯带来的后果,但不能以强加于人的态度和方式对待患者,否则会影响治疗关系,而达不到预期的效果。

（二）价值观的差异

具有类似文化背景的人可能也有着不同的价值观念，一些价值观念也和人的健康紧密相连。面对不同的价值观，治疗师应该首先站在患者的角度去理解，客观地提供有关的科学道理，让患者在理解的前提下选择改变自己的行为。

（三）人格差异

每个人都有不同的个性，治疗师和患者都不可避免地把自己习惯化了的做事风格和态度带入治疗关系中，人格的差异可能会导致治疗师和患者之间的误会。进入治疗关系后，治疗师应最大限度地保持专业和理性，了解每个服务对象的个性，"量体裁衣"才能更好地使治疗关系进行下去。

（四）患者对康复治疗的期待

患者及其家属都是带着不同的期待来寻求康复治疗的，如果期待过高，现有条件不能达到，他们就会感到失望，或认为治疗师的业务水平不够或者认为治疗师没有尽力，进而导致对治疗师的信任下降甚至引起纠纷。

治疗师在开始接触患者及其家属时，就要向他们介绍治疗师的工作责任，让他们知道治疗师能为他们做什么，不能做什么，以使他们在最大限度上利用医疗资源，同时又有助于患者及家属对治疗师建立客观的期待，更能促进信任的治疗关系，避免由于过高的期待造成失落、不信任等反应。当然，还必须防止因期望过低导致的悲观失望和对参与制定康复训练计划无动机甚至放弃治疗的情况。治疗师与患者之间的沟通绝不能敷衍了事，也不能不符实际地肤浅安慰，这些都有可能误导患者及家属。治疗师应该引导患者谈出最困扰他的、他最关心的问题，根据所了解的具体情况客观地实行有针对性的帮助。

四、建立良好的治疗关系

（一）换位思考

站在残疾的立场上与患者一起思考。患者具有怎样的残疾体验，与其个人的生活经历、社会背景有着密切的关系。对于患者来说，残疾意味着其生活可能以协助治疗、维护健康为主题，长期受残疾和需要他人照顾的阴影笼罩，大部分残疾者都有焦虑、抑郁、沮丧等不良心理反应，对于他们来说，障碍的克服过程也是重新考虑自己人生的过程。良好的治疗关系应当是医务人员与残疾者一起共同面对的人生，针对患者的负性情绪，给予充分的理解和支持，并进行有效疏导，帮助他们自强、自立、挖掘其潜能，积极康复。

（二）交流

在与残疾者交流的过程中，要掌握谈话的技巧，情绪愤怒或焦虑的患者对医务人员的语言很敏感，作为医务人员要处理好言语和非言语的交流方法，明确患者的心情，充分利用共情。要根据患者的残疾程度、年龄、性格等选择适当的言语。治疗师在与患者交流的过程中，应做到：①尊重患者；②认真积极地倾听；③避免批判性评价；④表达理解时表露出热情与耐心；⑤帮助患者识别自身的资源；⑥提供鼓励、支持和适当的挑战。

第二节　康复治疗与康复心理

康复医学强调采用综合措施,针对患者或残疾者的功能障碍进行以改善、适应、代偿和替代为主要特征的治疗,达到培养独立生活能力和回归社会的目标。康复治疗学主要的支柱是物理治疗、作业治疗和言语治疗。作为治疗师,不仅要了解这些治疗手段在康复治疗中的功能和作用,还要理解这些治疗手段对患者造成的心理影响以及接受这些治疗的患者的心理变化。只有全面地了解患者,才能真正明确患者的需要,使患者通过康复治疗,达到全面康复的目的;同时,医患双方都能获得心理上的满足。

一、物理疗法与康复心理

物理疗法(physical therapy)包括运动治疗和理疗,是康复治疗最早开展的治疗方法,也是目前应用最多的康复治疗方法。例如,各种主动和被动运动(有氧训练、肌力训练、关节活动训练、平衡训练、转移训练等)和声、光、电、热、磁等物理因子治疗。物理疗法的主要目标是针对各种临床疾病,达到消炎、止痛、改善躯体功能等目标。

(一) 物理疗法对象的心理问题

大部分物理疗法的对象经过康复训练后,改善了日常生活活动能力,最终回归社会的患者也很多。然而,作为后遗症仍有一些残余的心身障碍存在,日常生活的重新适应,活动能力的再学习,心理-社会方面的失落感等,容易导致一系列的心理问题的发生。

1. **躯体功能的残缺和心理压力**　残疾会给个体生活、工作和学习带来很大困难,影响个人生活的状态和质量,也会给家庭和社会带来负担。残疾人要承担内在的压力,还要面对外界人群的同情、讥笑或怜悯,产生了一系列复杂的心理反应。在最初致残的突然打击下,会表现出惊慌、失措、恐惧、愤怒等不良情绪状态。在久治不愈时,经历长期的疾痛折磨,面对畸形、毁容等自我形象破坏,患者内心极易产生自卑、悲观、绝望等心理,有的甚至企图自杀。在残疾人中存在着依赖和退化行为,有的能在病情稳定后消失,有的则成为习惯的行为方式保留下来,对于疾病的康复和未来的生活存在担忧。因此,治疗师在制定治疗计划时,要充分理解患者的心情,在实施康复计划的同时,积极调整患者的悲哀情绪,并针对患者残疾的实际情况,从现实出发,共同制定康复目标。

2. **残疾的适应**　残疾的适应过程要经历几个阶段,理解各阶段的过程对物理疗法有深刻的意义。功能障碍或临床症状相似的患者,其社会背景和心理特点各有差异,对残疾应对的方式不尽相同,在适应过程中也就有不同的表现。治疗师应耐心地针对每位患者的情况进行治疗,制定合适的训练计划。

3. **其他问题**

(1)疼痛行为:物理疗法的对象大多伴有不同程度和类型的疼痛。对于由明确的器质性病变引起的急性疼痛,临床上有各种治疗手段。对于慢性的原因不明的疼痛,患者常反复求医、转诊,长期盲目进行物理治疗。事实上,慢性疼痛最好的治疗方法是从心因性方面去理解,驱除引起疼痛的心理-社会因素和适应不良性行为,运用认知行为治疗更为恰当。

(2)脑功能障碍:患者合并脑高级功能障碍时,康复训练的难度更大。因为认知的改变和适应性行为的再学习难以进行,物理疗法等康复计划实施延迟,回归社会较为困难。为此,应尽量帮助患者获得社会生活中必要的技能,医疗机构和社会团体都要提供必要的援助。

(3)转换性障碍:基本原因是心因性的功能障碍,可出现在躯体障碍之前,常反复地依赖于物理疗法。这些症状带有很大的表演性,症状和表演往往自相矛盾,疑病或诈病的情况也时有见到,并易产生负性情绪。患者往往存在不同程度的人格障碍,有"疾病获益"和逃避社会责任的倾向。这类患者有必要进行心理治疗的干预,治疗师应充分地认识到这一点,理解患者的心因性问题,帮助患者重新认知。

(4)创伤后应激障碍:这是指突发性、威胁性或灾难性生活事件导致个体延迟出现和长期持续存在的精神障碍,其临床表现以再度体验创伤为特征,并伴有情绪的易激惹和回避行为。这使患者对残疾的适应延迟,容易对物理疗法产生阻抗,回归社会困难,应及时给予心理干预,耐心倾听患者的心声,并表示理解和同情,鼓励患者之间的交流,必要时开展集体心理治疗。

(二)物理疗法的治疗关系

1. 身体和心理的接触

(1)身体的零距离接触:物理疗法大部分是采用徒手接触的治疗手段,有时患者还需借助治疗师的肢体进行被动运动。因此,患者容易对治疗师产生特殊的亲近感。

(2)特定的治疗对象:一般情况下,物理疗法中治疗师和患者都是相对固定的,这种长时间的相对固定的治疗关系会增加患者与治疗师的亲密度。

(3)患者的心理依赖:治疗过程中,患者长时间地依赖治疗师完成一系列的康复训练,部分患者可能会产生心理依赖,心理依赖有利也有弊,一方面有利于建立良好的治疗关系;另一方面可能也延缓了患者的自立性。

2. 移情　残疾者长期住院与社会隔离,交流范围明显缩小,与治疗师的频繁接触中可能出现感情的转移,这种转移往往是患者对自己亲人的感情的另一种投射。过度的移情会导致治疗关系的混乱,可能对治疗师产生好感或者愤怒和厌恶,甚至发生攻击性行为。无论移情是良性还是恶性,作为治疗师应充分认识其存在。

3. 康复团队之间的关系　康复治疗需要一个团队,这个团队包括很多人,有各种专业人员如医生、护士、检验师、治疗师等,还包括患者的亲友如父母、配偶、兄弟姊妹、朋友等,因此在沟通交流时很容易产生一些特殊问题。治疗者和治疗对象双方都要了解各自在治疗过程中的职责并相互监督。总之,康复医疗是一个多专业结合团队,康复团队中各级人员要互相了解,及时沟通。

4. 物理治疗师的其他作用　作为物理治疗师还必须承担一定的心理治疗任务,运用行为和认知疗法等心理治疗方法,帮助和指导患者更好地调整心态、适应社会,纠正患者的不良行为,使其主动积极地参与康复训练。

二、作业疗法与康复心理

作业治疗(occupational therapy)是针对身体和精神障碍的患者,为了恢复其主要的生活能力,采用促进功能恢复、维持和提高的作业活动方式,包括木工、金工、各种工艺劳动(编织、陶土、绘画)和日常生活功能(衣食住行和个人卫生)的基本技能等,进行治疗训练、指导和援助。

（一）作业疗法对象心理问题

1. 评估中的心理问题　　在治疗计划实施前要把握患者的整体功能状况,包括脑高级功能、日常生活的应用动作能力、生活环境和职业活动中的社会适应能力等,为了收集这些信息,需要对患者进行观察、交谈、检查、测定。

（1）身体功能评估:这包括关节活动范围、肌力、肌张力、耐力、协调性、粗大运动及精细运动。医师必须通过直接对患者进行体格检查才能获得其身体功能的基本情况,为了使评估结果真实有效,需要患者的理解和配合。然而,一些患者在意识到自己的残疾现状后可能会陷入低落情绪而拒绝合作。

（2）脑高级功能评估:脑高级功能的评估包括感觉方面和智能方面的评估。与身体运动功能障碍相比较,有些患者和家属可能不够重视,因此在检查过程中患者可能出现阻抗,并对此没有康复意识。如果强行检查,会导致患者对作业疗法产生不信任和厌恶感,甚至拒绝接受训练。

（3）日常生活活动能力（ADL）评估:主要内容有：①个人卫生、洗浴、整理；②穿衣；③床上活动；④体位转移、行走；⑤进食。ADL 评估是为了了解身体的功能状况和估计康复的预后,在此过程中患者往往既担心自己的残疾状况,又对康复目标寄予过高的期望。

2. 目标设定时的心理问题　　评估后患者慢慢接受残疾的事实,但仍存在对残疾结果的失落和焦虑,又有对康复的过高期待,往往将康复目标设定过高,一旦感到困难又可能出现消极畏难情绪。因此,治疗师应帮助患者面对现实,设定切实可行的康复目标,遵守治疗合同,共同努力。

3. 康复计划制定时的心理问题　　作业疗法有多种种类,其种类的选择必须与患者的能力相符合,使患者能够完成而获得满足感。

4. 训练实施中的心理问题

（1）身体功能训练:身体功能训练包括与治疗师直接接触的被动或主动身体运动以及一些非徒手接触的治疗,如手工艺、职业技巧训练等。治疗师应充分了解患者病前的兴趣,使训练动机提高、注意力更加集中、作业活动的耐力提高。还应重视集体功能训练的应用,可以使患者与其他患者交流、相互促进。

（2）脑高级功能训练:对于记忆、计算能力、动作顺序、颜色和形状的知觉训练,常采用的治疗手段有玩具和游戏。部分患者可能觉得幼稚而产生抵抗情绪。治疗师应对患者耐心的解释和探讨,纠正患者的认知偏差,明确指出患者残疾后的能力与其想象中自己能力的差别,同时要考虑到患者的心理承受能力,耐心疏导,与家属进行有效沟通,促进治疗顺利有效地进行下去。

（3）日常生活活动能力（ADL）训练:这种训练的目的是在于提高患者生活自理能力,为回归社会创造必要条件,如穿着衣物、使用餐具进食、个人卫生、洗浴、整容、用厕等。ADL训练中患者必须每天面对自己的残疾,容易产生心理问题,容易导致自尊心受到伤害。治疗师应及时认清患者的心理反应,及时为其减轻心理负担、增强患者康复的信心提供良好的环境和生活辅助器具,帮助患者最大限度地发挥残存功能,促使他们日常生活活动的自立。

5. **出院时的心理问题** 随着出院的临近,患者及其家属一般会感到紧张和不安,担心适应不了出院后的环境和原来的社会角色,对回归社会没有信心。因此,治疗师在训练中要尽可能地考虑到患者的家庭环境,并可在出院前试行家庭生活,根据情况还可做适当的家庭访问,进行实地指导,为患者回归家庭提供有效的帮助。在出院前还要帮助患者家属消除顾虑,教会家属回家后帮助、训练和护理患者的方法,使患者和家属能安心出院。

(二)作业疗法的人际关系问题

1. **患者与作业治疗师** 患者与治疗师的关系随着治疗的进展变化较大。良好的治疗关系能保证康复训练的顺利进行;治疗关系不良,患者会出现不信任和愤怒;当然,关系过度亲密,也会影响到治疗师对患者的客观评估和治疗,给其他的治疗造成不良影响。特别在物理疗法、作业疗法和言语疗法同时进行的场合,由于治疗时期长,容易发生移情和反移情。治疗师应理智地对待,如果出现妨碍治疗效果的情况,应寻求其他治疗者的帮助。

2. **家属与作业治疗师** 家庭中一旦出现残疾患者,家庭其他成员也会出现各种各样的心理问题。对残疾的否认、家庭角色的变化、经济问题、住房环境等都是应激源。治疗者应尽可能地了解这些情况,在制订治疗方案时予以考虑进去,给予家属技术方面的指导、心理方面的支持。让家属参与到康复训练计划中来,促进家属对残疾的理解和对治疗的协助是康复训练顺利进行的基本前提。

3. **患者之间** 康复治疗中患者之间的良好的沟通交流对于患者的功能恢复和心理恢复都有很好的促进作用。患者之间的互相理解、形成共鸣,可以达到相互鼓励、相互促进的作用。

4. **治疗者之间** 对于康复治疗方案的确定以及康复治疗过程中遇到的一些变化,各部门治疗者之间经常互相沟通,可以使康复团队的治疗目标明确化,营造稳定的治疗环境,还可有效地防止医疗纠纷。

三、言语疗法与康复心理

言语疗法(speech therapy):这是指通过各种手段对言语功能有障碍的患者进行针对性治疗。患者因为言语障碍而人际沟通困难,心理问题也较为复杂。言语治疗师应该了解患者在想什么,"听懂"他们在说什么,帮助他们表达自己的思想、需要及情感。

(一)言语疗法对象的心理问题

1. **自信心的下降** 语言是人际关系结构的重要部分。人本身存在着内在一致性,说话是内在感觉的一种表达。失语症等后天的言语障碍患者在人际关系上存在着自卑和无奈。自己的内在一致性和自信都受到了沉重的打击。随着时间的推移,残疾带来的心理负担更重,患者内心持续感到紧张和不安。

2. **病理心理** 缺乏营造人际关系的能力是痛苦的,患者由于害怕挫折而寻找安全感,将自己与社会隔离开来,封闭自我,失去了各种人际交流的机会。言语治疗室是对失语症患者提供训练和帮助的场所,而对于失语症患者来说,他们可能认为治疗室是不安全的,就会拒绝训练,依赖于病床和家庭。相反,部分患者认为治疗室是安全的,也可能会认为家庭没有安全感,治疗结束后就变得难以适应和接受。如安全感的缺失严重可能会出现被害妄想、夜间谵妄等各种精神症状或行为异常。言语治疗师要根据个体的状态,考虑到言语训练对他们意味着什么,有针对性地进行指导和帮助。

（二）言语疗法的心理作用

失语症患者往往表现为焦虑、恐惧、抑郁等心理反应。当患者面临与他人交流困难时,会显得焦虑不安和心神不宁,个别严重患者怨天尤人,容易激惹,无故发怒。治疗师在言语康复过程中应充分注意患者伴发的心理障碍。严禁把患者当作小孩或痴呆患者看待,给予感情上的支持,让患者信赖,促进积极参加交流;在疾病不同时期的患者要分别对待,急性期的患者训练时间不要过长;个别训练与小组训练相结合,要注意周围环境保持安静。康复前对言语功能要作出详细的评定,有的放矢,制订计划,突出重点。训练课题选择患者感兴趣的内容,训练的量和难度要适度,循序渐进,每次从已学会的项目开始,增强患者康复信心。心理治疗的具体方法如下。

1. 发泄　尽快与患者取得互相依赖的治疗关系,同情、理解患者的处境和痛苦情感,以及他们对自身问题的看法和解释,鼓励患者通过各种方式倾诉内心痛苦体验,使患者将不良情绪发泄出来。

2. 解释　在充分了解病情和患者心理特征的基础上,采取共同商讨的态度,运用通俗语言对患者提出的各种问题作出解释。注意解释起治疗作用的不只是解释的内容如何科学,关键在于患者是否接受解释。

3. 鼓励　耐心地鼓励患者用笔写或以简单语言或手势来表达及与他人交流,鼓励要真诚、及时和具体。以明确肯定的语气,作出恰如其分的适当保证,用以往康复的病例加强患者的希望和信心。

———— **思 考 题** ————

1. 对康复治疗师有哪些心理素质要求?

2. 物理疗法对象有哪些心理问题?

3. 言语疗法有哪些心理作用?

（黄　莉）

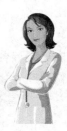

第九章 临床常见病症患者的心理康复

学习要点

1. 熟悉疼痛的相关概念、意义、影响因素。
2. 掌握慢性疼痛及慢性脊背痛的心理康复治疗。
3. 熟悉压疮、言语吞咽障碍、排泄障碍、睡眠的心理康复治疗。
4. 了解性功能障碍的心理康复治疗。

第一节　疼痛患者的心理康复

一、概述

(一) 有关概念

1. 疼痛　疼痛是临床疾病的一个很普遍的症状,是一种不愉快的感觉和情绪上的感受,伴随着现有的或潜在的组织损伤;同时,疼痛往往是疾病的先兆,也是人体的一种保护性反应。除使人感到痛苦外,还可导致失眠等生理功能紊乱,甚至引起疼痛性休克,危及患者生命。国际疼痛研究学会 1986 年把疼痛定义为"与实际或潜在的组织挫伤相关联,或者可以用组织损伤描述的一种不愉快的感觉和情绪上的体验"。1994 年国际疼痛研究协会将其重新定义为:"疼痛是一种与组织损伤或潜在的损伤相关的不愉快的主观感觉和情感体验。"更新后的概念似乎更强调了疼痛的主观性。

2. 痛阈(pain threshold)　各种能引起疼痛的刺激,在其刺激强度非常微弱时,并不令人感到疼痛;当刺激达到一定强度时才感到疼痛。所谓"痛阈"是指引起疼痛的最低刺激量。不同的个体,痛阈有很大差异,即使同一个体在不同情况下痛阈也有变化。

3. 耐痛阈(pain tolerance)　这是指忍耐疼痛的最大限度或指对疼痛的躲避阈值,它有很大的变异性。

(二) 疼痛的特点

1. 疼痛的多样性　如隐痛、刺痛、烧灼痛、电击或浅表性痛、内脏性痛、牵拉性痛等。

2. 疼痛的成分　疼痛具有两种成分,即痛知觉(pain perception)和痛反应(pain reaction)。痛知觉是指对疼痛的感知。痛反应总是与不愉快的情绪发生单极联系,并有回缩、逃避、反抗的行为反应以及相应的生理变化。

3. **疼痛的主观性**　疼痛是患者自己主观的、高度个体化的经验,不能被其他人确证。正因为如此,疼痛才被视为一种心理事件,而不是躯体事件。

(三)疼痛的意义

疼痛对患者的意义主要表现在:①疼痛表示身体发生损伤,这种损伤多为躯体组织损伤,也可能是精神性损伤,疼痛如不及时治疗,其本身即能严重损伤机体,所以疼痛是机体受到损伤的信号;②会引起自主神经反应、情感反应和躯体运动性反应和行为反应,也是机体的一种保护性反应;③了解疼痛部位、性质、持续时间等特点帮助医生对疾病进行诊断。造成痛苦甚至损伤机体的剧烈疼痛可导致疼痛性休克而危及生命,因此应及时有效地解除疼痛,这不仅能减少患者的痛苦,也防止由疼痛导致机体的进一步损伤。

(四)疼痛的影响因素

1. **心理因素**　疼痛无法用明确的指标准确测量,对疼痛的程度和性质的评价主要依靠语言描述、非语言表达、特别试验和情感参与等,这有明显的主观性,也提示心理状态对疼痛的影响。研究认为,疼痛是三维的,即疼痛的感受和忍耐程度受感觉、情感和认知评价的影响,而这三者与个体心理有关。影响疼痛的心理因素主要有人格、性别、年龄、注意力、暗示、焦虑、恐惧、抑郁、不满、应对方式等。在上述因素的综合作用中,焦虑状态的作用最强,其次是周围患者的暗示和患者对疼痛的注意力,其余心理因素的作用则相对较小。

2. **社会因素**　因患病疼痛与社会疏远、收入减少及家庭的经济负担等为日后遗留的困难而苦恼、焦虑,这方面引起的社会环境因素对疼痛患者有较大的影响;其次,非疼痛专业的医护人员,对疼痛可完全控制认识不足。还有许多因素可以影响疼痛,诸如食物、药物、姿势、运动、活动、休息、摩擦、呼吸、喷嚏、扭转和压迫都可以影响疼痛,使疼痛加重或减轻。

二、慢性疼痛的心理康复

慢性疼痛是指由于各种原因(如骨质增生、慢性软组织损伤以及恶性肿瘤、急性疼痛转化等)所致的长期(数周、数月或数年)不愈的疼痛,此类疼痛常反复发作或者时轻时重。其临床表现复杂,一般的治疗方法或药物不能满意的缓解或完全控制疼痛。与此同时,患者的情绪和心理异常因素明显增多,社会适应力、生活和工作能力降低。世界疼痛学会在 1986 年提出"凡是疼痛持续或间歇性地持续 3 个月以上者均称为慢性疼痛"。

(一)慢性疼痛的临床类型

疼痛种类繁多,临床上常将疼痛简单划分为以下 6 类。

1. **炎症性疼痛**　炎症性疼痛是慢性痛中最常见的原因之一,可表现为长期的酸痛、隐痛或定期及不定期的发作痛,有时可有明确的定位疼痛,有时则缺乏。

2. **神经性疼痛**　神经性疼痛可由于神经末梢至中枢任何部位的病理性改变所引起,疼痛的程度临床表现不尽相同,但多数均呈烧灼性,有时可较剧烈,弥散而持久,临床可出现痛觉和感觉的改变,患者的情绪常常受到影响。

3. **血源性疼痛**　血源性疼痛主要由于器官或组织的血液供应减少,例如血管狭窄、闭塞或栓塞等导致的缺血性的改变在临床上而产生的疼痛,这类疼痛呈现长期慢性或进行性加剧,部分患者可伴有感觉和运动功能的改变。

4. 代谢性疼痛　人体的代谢异常改变可引起疼痛,如钙和磷代谢异常可引起某种类型的骨性疼痛,而嘌呤类的代谢失调则可引起代谢产物体内积聚而产生痛风症等。

5. 免疫源性疼痛　多种自身免疫源性疾病和变态反应性疾病,如最常见的风湿性和类风湿性关节炎炎症或软组织炎症均可引起疼痛,这类疼痛具有慢性、发作性和逐渐加剧性的特点,常伴有多部位疼痛,随天气变化或劳累后加剧。

6. 心因性疼痛　许多研究资料都表明了心理因素伴随着疼痛的全过程,如疼痛的感受、性质、程度、时间、反应、分辨和不同经历等,而临床上则把那些排除了躯体器质性病变的疼痛归为心因性疼痛,但单纯性心因性疼痛发病率报道资料并不多,由于临床症状较复杂,常常伴有情绪和个性的变化,有时要明确排除其他病因而纯属精神性因素产生的疼痛往往颇为困难。

(二) 心因性疼痛的特点

疼痛是患者的躯体感受,其程度可因心理因素被放大,表现为一种特殊的疼痛——心因性疼痛,即疼痛是精神因素和身体因素组合的综合感受。其特点主要表现为:①以慢性疼痛等躯体症状为主要表现,症状广泛,多样且多变,有时酷似器质性疾病引起的疼痛;②在慢性疼痛的同时,患者常有兴趣减退、性欲下降、焦虑、睡眠障碍等轻微抑郁症状,上午重、傍晚轻;③反复到内、外、神经、中医等科就诊,无法查出阳性体征,常以"自主神经功能紊乱以及神经衰弱"等疾病治疗,但疗效不明显;④精神药物和心理治疗可使症状迅速缓解。

(三) 慢性疼痛的康复治疗

1. 心理学治疗　患者因受慢性疼痛长期折磨,会出现明显的情绪和心理异常。医护人员高度的责任心和同情心、安静舒适的环境及与患者富于兴趣的交谈等可提高疼痛阈值,减轻疼痛;对家属实施健康心理学教育,家属和朋友是患者最亲、最理解的人,来自于亲人的鼓励和安慰使患者心灵得到满足;严格执行保护性医疗制度,避免对患者的恶性刺激。总之,疼痛的彻底解决有赖于病因治疗,但良好的心理治疗能够减轻和避免疼痛。常用的心理疗法如下。

(1) 呼吸止痛法:疼痛时深吸一口气,然后慢慢呼出,而后慢吸慢呼,呼吸时双目闭合,想象新鲜空气缓慢进入肺中。

(2) 自我暗示法:当患者疼痛难忍时,患者应当清楚疼痛是机体的一种保护性反应,说明机体正处在调整状态,疼痛感是暂时的,鼓励患者增强同病魔作斗争的决心和信心,特别在使用镇痛药物的同时,配合自我暗示法,能够大大加强镇痛药物的镇痛作用。

(3) 松弛止痛法:患者疼痛时如能解除紧张,松弛肌肉,就会减轻或阻断疼痛反应,起到止痛作用。松弛肌肉的方法很多,如叹气、打哈欠、深呼吸、闭目冥思等。

(4) 音乐止痛法:疼痛患者通过欣赏自己喜欢的音乐缓解疼痛,可以边听边唱,也可以闭目静听,并伴手脚节拍轻动,既可分散注意力,又可缓解紧张情绪。

(5) 转移止痛法:患者的注意力如集中于疼痛上,将使疼痛加重,可通过多种形式分散患者对疾病的注意力,减轻疼痛的作用,如看电视、相互交谈、读书看报等,把注意力转移到其他事物上,疼痛就会减轻甚至消失。

(6) 刺激健侧皮肤法:疼痛时,可以刺激痛区对侧的健康皮肤,以分散患者对患处疼痛的注意,如左臂痛,可以刺激右臂,刺激的方法如按摩、捏挤、冷敷、涂清凉油等。

（7）认知行为疗法：本法是一组通过改变思维或信念和行为的方法来改变不良认知，达到消除不良情绪和行为的短程心理治疗方法。具有代表性的有埃利斯的理性情绪行为疗法（rational emotive behavior thorapy，REBT）、贝克和雷米的认知疗法（cognitive thorapy，CT）以及梅肯鲍姆的认知行为矫正技术等。认知疗法是新近发展起来的一种心理治疗方法，它的主要着眼点放在患者非功能性的认知问题上，意图通过改变患者对己、对人或对事的看法与态度来改变并改善所呈现的心理问题。这组方法强调认知活动在心理或行为问题的发生和转归起着非常重要的作用，并且在治疗过程中既采用各种认知矫正技术，又采用行为治疗技术，故称为认知行为疗法。认知行为疗法在提高患者对各种伤害的忍受度中发挥了重要的作用，治疗具有积极的、指导性的、整体性的和时间短等特点。而这种疗法的临床意义也在疼痛综合征的治疗中得到了证明，包括头痛、关节炎、颞颌关节紊乱、烧伤清创、术后疼痛、癌性疼痛、腰背痛、四肢疼痛、灼性神经痛、糖尿病性末梢神经痛、非典型性胸骨疼痛、复合局部疼痛综合征、多相式样的慢性疼痛综合征。

2. 生物学治疗　首先对原发病因进行处理：如通过药物治疗炎症损伤、通过手术治疗外伤、通过药物治疗炎症性损伤或风湿。其次是可服用镇痛药物，镇痛药是日常最为普遍地用于治疗疼痛的方法。常用镇痛药物有：非甾类消炎药、阿片类药、抗惊厥药、局部麻醉药、抗抑郁药、作用于兴奋性氨基酸受体的药物、α_2 肾上腺素受体激动药以及激素等。治疗各种有明确定位的晚期癌性疼痛，还有如交感神经紧张性疼痛、复杂区域疼痛综合征、带状疱疹后疼痛、缺血性疾病、腰背痛和三叉神经痛等，可运用神经阻滞的方法阻断或破坏神经传导功能；还可用交感神经切断术、周围神经切断术、脊髓前外侧束切断术等手术治疗慢性疼痛。

三、慢性脊背疼痛的心理康复

（一）慢性脊背疼痛的概念

慢性脊背疼痛是指长期缺乏肌肉锻炼以及脊柱受到不当的负重导致脊背疼痛。该病是一种心理、社会和生物等多方面的综合因素所致的疾患，在对其形成正确的治疗方案和实施有效治疗时，应把这些因素都纳入诊断范围中。

（二）发病原因

慢性脊背疼痛由多种原因构成，当各种各样的负重因素共同起作用时，就会出现慢性疼痛。脊背疼痛大部分是由多种不同因素作用而导致的结果。常见的影响因素有：平衡、姿势、关节功能障碍、肌肉、身体重量（超重）、缺乏运动、睡姿等。还有心理负担、各种压力、恐惧及其他许多消极的情绪会增加肌肉紧张，以至于肌肉系统过度紧张。

（三）发病人群

快节奏都市生活、长时期伏案工作、不健康的睡姿、重体力劳动以及寒冷的气候都易侵袭着现代人的肩颈部，造成肩膀酸胀、脊背疼痛。主要包括：IT 从业人员、重体力劳动者、久坐办公者、司机、学生、麻将和网络成瘾者。

（四）慢性脊背疼痛的影响

1. 行为模式的改变　慢性脊背疼痛，其中最显著的特征是活动功能受限制，患者情绪的变化明显，生活状态无序，要长期服药或行镇痛治疗以缓解疼痛，患者因为疼痛导致功能受限而丧失劳动能力。脊背疼痛一方面降低人们的生活质量，也给社会家庭造成了巨大的损失。

一些慢性脊背疼痛患者常有明显的认知功能扭曲和无助感。疼痛对他们的生活产生了重要影响,使相应的社会报酬降低,社会活动减少,自我控制和自我实现下降。疼痛常同时有抑郁情绪,常见症状有抑郁心境,躯体症状,快感缺失,疲劳感,思维和行动迟滞,食欲改变,睡眠障碍,性欲低下,对日常工作及娱乐活动兴趣降低,无价值感,自责感,罪恶感和羞耻感等。

2. 疾病获益　患者在进行治疗的同时,会对原发病因进行反思,改变原来不良习惯和情绪,对疾病的康复有着良好的作用。

（五）慢性脊背疼痛的康复治疗

1. 治疗原则

（1）尽早明确诊断。

（2）采用综合治疗。

（3）确保疼痛治疗安全有效。

2. 治疗方法　脊背疼痛康复治疗一个重要的课题就是心理调节,如通过心理治疗或学习身心放松技巧来减轻心理压力,常用的心理治疗方法如下。

（1）认知方法:通过认知疗法设法让患者消除这些不良认知,尽可能使他们的注意力趋于疾病之外的对象,对减轻疼痛有一定效果。

（2）放松训练:全身肌肉放松可以缓解疼痛、消除焦虑、帮助入睡。在全身放松时,止痛药及其他止痛方法的作用会发挥得更快更好。

（3）分散注意力:分散注意力是指患者将自己的注意力从疼痛中心转移开。实际上,分散注意力的止痛效果可能比药物还好,尤其是在服用止痛药后等待发挥药效时,分散注意力可以缓解或减轻这一段时间的疼痛感觉。

（4）暗示与催眠治疗:暗示催眠也是控制疼痛非常有效的方法。

此外,操作条件法、行为阻断法、示范法等都对缓解疼痛有一定的效果。

第二节　压疮患者的心理康复

一、压疮患者的心理问题

1. 压疮的概念　压疮又叫褥疮,是由于长期卧床或者坐姿固定不变换体位,骨突起部分压迫皮肤,引起局部皮肤血液循环障碍,造成坏死而引起的。压疮的好发部位主要有枕部、肘部、肩胛骨部、骶尾部、坐骨结节部、大粗隆部、腓骨小头部、外踝及足跟等,其中尤以骶尾部、坐骨结节和大粗隆部发生率最高。如果不及时更换体位,坏死可发展到深层组织,侵害肌肉、肌腱和骨头,坏死组织可以发生感染,患者全身情况也随之恶化,会引起贫血和低蛋白血症,严重时可危及生命。此外,全身因素如营养不良、贫血、水肿、关节挛缩、神经功能障碍,局部因素如皮肤潮湿、不卫生、摩擦、破损、感染等可促使压疮的形成。压疮出现给患者带来很大的痛苦并严重地影响患者的康复训练和回归社会,给患者及其家庭带来很大的心理和经济负担。

2. 压疮患者的心理问题

（1）患者家属的态度：因患者长期卧床，患者家属易产生厌倦、疲劳感，使患者的心理负担加重而产生绝望感，从而拒绝治疗。

（2）医院环境：医务人员的频繁走动，患者的呻吟声，异常的气味，昼夜通明的光线，均使患者很难维持正常的生物节律，极易失眠，加之隐私暴露，活动受限，语言交流障碍都可使患者产生情感上的变化，加剧其不安全感及孤独的情绪。

（3）疼痛：患者疾病未能得到及时的控制，就可能出现焦虑、压抑、敌对和失眠等心理反应。思维清晰的老人往往情绪低落，总认为自己成了家庭的累赘，加上疮面恶臭，大小便失控，自卑感很强，严重影响患者的生活质量，使患者失去康复的信心。

二、压疮患者的心理康复方法

在加强基础护理、营养支持、积极治疗原发病的基础上，提供心理支持，开展健康教育在压疮患者的治疗中必不可少。

1. 改善居住环境　不良的居住环境导致不良的心理刺激。因此，应尽量保证病室舒适、空气新鲜。患者活动受限，基本上与世隔绝，室内布置应使患者有正常的生活感觉，缓和紧张气氛，使患者产生安静、乐观向上的情绪。

2. 创造良好的人文环境　应充分尊重患者，进行各种操作时尽量减少患者身体的暴露。在患者的面前，医护人员要表现出充分的信心，态度要热情、亲切而稳重，工作要紧张而有序，尽量减少和防止各种噪音。

3. 心理暗示治疗　积极的语言暗示和鼓励可以提高患者大脑皮质的兴奋性，使患者精神振作、充满信心，有利于康复。因此，医护人员尽量不要在患者床边讨论病情，避免不良心理暗示和刺激，多用正面鼓励语言，让患者接受良性心理暗示。

4. 家庭和社会支持　和谐的家庭环境是促进压疮患者康复的关键。家庭作为主要支持系统，对患者心理及身体的康复起着重要的作用。让家属明白预防压疮的重要性，针对患者的高危因素，掌握预防压疮的有关知识，积极配合，共同参与医护计划的实施，真正提高患者的生活质量和康复效果，使压疮发生率降低到最低限度。

第三节　睡眠障碍患者的心理康复

一、概念

睡眠障碍（sleep disorder）是指睡眠量的异常及睡眠质的异常或在睡眠时发生某些临床症状，如睡眠减少或睡眠过多、梦行症等。根据美国精神医学会 DSM-Ⅳ 对睡眠障碍的定义，睡眠障碍包括两个要点：①连续睡眠障碍时间长达一个月以上；②睡眠障碍的程度足以造成主观的疲累、焦虑或客观的工作效率下降、角

> **考点提示**
>
> 睡眠障碍的概念、临床表现及治疗方法。

色功能损伤。常见的睡眠障碍如下。

（1）失眠：睡得太少或睡醒后觉得没睡够、难以入睡、半夜觉醒或睡眠品质不好。

（2）嗜睡：睡得太多，整体睡眠时间已经足够，但是该清醒时还在打盹，例如"睡眠暂停呼吸症"的患者。

（3）类睡症（parasomnia）：睡眠时或前后出现异常的行为，如梦游、噩梦惊醒（梦魇）、遗尿、夜惊。

二、发病原因

睡眠根据脑电图、眼动图变化分为两个时期，即非快眼动期和快眼动期。非快眼动期时，肌张力降低，无明显的眼球运动，脑电图显示慢而同步，此期被唤醒则感嗜睡；快眼动期时，肌张力明显降低，出现快速水平眼球运动，脑电图显示与觉醒时类似的状态，此期唤醒，意识清楚，无倦怠感，此期出现丰富多彩的梦。

研究发现脑干尾端与睡眠有非常重要的关系，被认为是睡眠中枢之所在，此部位各种刺激性病变引起过度睡眠，而破坏性病变引起睡眠减少。另外，还发现睡眠时有中枢神经介质的参与，刺激 5 -羟色胺能神经元或注射 5 -羟色胺酸可产生非快眼动期睡眠，而给 5 -羟色胺拮抗药产生睡眠减少。使用去甲肾上腺素拮抗药，则快眼动期睡眠减少，而给去甲肾上腺素激动药，快眼动期睡眠增多。

三、临床表现

1. 失眠　表现为入眠困难或早醒，常伴有睡眠不深与多梦。失眠是常见的睡眠障碍。

（1）精神因素所致的失眠：精神紧张、焦虑、恐惧、兴奋等可引起短暂失眠，主要为入眠困难及易惊醒，精神因素解除后，失眠即可改善。神经衰弱患者常诉说入眠困难，睡眠不深、多梦，但脑电图记录上显示睡眠时间并不减少，而觉醒的时间和次数有所增加，这类患者常有头痛、头晕、健忘、乏力、易激动等症状。抑郁症的失眠多表现早醒或睡眠不深，脑电图描记显示觉醒时间明显延长。躁狂症表现入眠困难甚至整夜不眠。精神分裂症因受妄想影响可表现入睡困难、睡眠不深。

（2）躯体因素引起的失眠：各种躯体疾病引起的疼痛、瘙痒、鼻塞、呼吸困难、气喘、咳嗽、尿频、恶心、呕吐、腹胀、腹泻、心悸等均可引起入眠困难和睡眠不深。

（3）生理因素：由于生活工作环境的改变和初到异乡、不习惯的环境、饮浓茶咖啡等可引起失眠，短期适应后失眠即可改善。

（4）药物因素引起的失眠：利舍平、苯丙胺、甲状腺素、咖啡因、氨茶碱等可引起失眠，停药后失眠即可消失。

（5）大脑弥散性病变：慢性中毒、内分泌疾病、营养代谢障碍、脑动脉硬化等各种因素引起的大脑弥散性病变，失眠常为早期症状，表现睡眠时间减少、间断易醒、深睡期消失，病情加重时可出现嗜睡及意识障碍。

2. 嗜睡（drowsiness）　这是指睡眠时间过长，较正常睡眠时间增多数小时或长达数天。睡眠开始时无快眼动期，整个睡眠中非快眼动期和快眼动期与正常睡眠相似。

睡眠过多可发生于很多脑部疾病，如脑血管疾病、脑外伤、脑炎、第三脑室底部和蝶鞍附近的脑瘤等，也可见于尿中毒、糖尿病、镇静剂过多等。

3. 睡行症(sleep - walking)　又称梦行症、夜游。发作时患者从睡眠中突然起床,在未清醒的情况下,在床上爬动或下地走动,面无表情,动作笨拙,步态不稳,喃喃自语,偶可见较复杂的动作如穿衣,每次发作持续数分钟,又复上床睡觉,晨醒后对发作过程完全遗忘。

研究表明,梦行症多见于儿童,男性多见,儿童随年龄的增长症状逐渐消失,提示该症是中枢神经延缓成熟所致。梦行症发生于非快眼动期,脑电图显示阵发性高幅慢波,有人认为梦行症可能是癫痫的一种表现形式。若在非快眼动期将本症患者扶起站立可诱发梦行症,而正常儿童不能诱发,否定了过去所认为梦行症是噩梦所致的看法。

4. 夜惊(night terror)　睡眠中突然惊醒,两眼直视,表情紧张恐惧,呼吸急促,心率增快,伴有大声喊叫、骚动不安,发作历时 1～2 分钟,发作后又复入睡,晨醒后对发作不能回忆。

研究发现夜惊常在睡眠开始后 15～30 分钟内出现,属于非快眼动期,脑电图上显示觉醒的 α 节律,是一种"觉醒障碍"。

四、诊断要点

这是指各种心理-社会因素引起的非器质性睡眠与觉醒障碍。本节包括失眠症、嗜睡症和某些发作性睡眠异常情况(如睡行症、夜惊、梦魇等)。

1. 失眠症　这是一种以失眠为主的睡眠质量不满意状况,其他症状均继发于失眠,包括难以入睡、睡眠不深、易醒、多梦、早醒、醒后不易再睡、醒后不适感、疲乏,或白天困倦。失眠可引起患者焦虑、抑郁,或恐惧心理,并导致精神活动效率下降,妨碍社会功能。

(1)症状标准:①几乎以失眠为唯一的症状,包括难以入睡、睡眠不深、多梦、早醒,或醒后不易再睡,醒后不适感、疲乏,或白天困倦等;②具有失眠和极度关注失眠结果的优势观念。

(2)严重标准:对睡眠数量、质量的不满引起明显的苦恼或社会功能受损。

(3)病程标准:至少每周发生 3 次,并至少已持续 1 个月。

(4)排除标准:排除躯体疾病或精神障碍症状导致的继发性失眠。

如果失眠是某种躯体疾病或精神障碍(如神经衰弱、抑郁症)症状的一个组成部分,不另诊断为失眠症。

2. 嗜睡症　这是指白天睡眠过多。不是由于睡眠不足、药物、酒精、躯体疾病所致,也不是某种精神障碍(如神经衰弱、抑郁症)症状的一部分。

(1)症状标准:①白天睡眠过多或睡眠发作;②不存在睡眠时间不足;③不存在从唤醒到完全清醒的时间延长或睡眠中呼吸暂停;④无发作性睡病的附加症状(如猝倒症、睡眠瘫痪、入睡前幻觉、醒前幻觉等)。

(2)严重标准:患者为此明显感到痛苦或影响社会功能。

(3)病程标准:几乎每天发生,并至少已持续 1 个月。

(4)排除标准:不是由于睡眠不足、药物、酒精、躯体疾病所致,也不是某种精神障碍的症状组成部分。

3. 睡行症　这是指一种在睡眠过程中尚未清醒而起床在室内或户外行走,或做一些简单活动的睡眠和清醒的混合状态。一般不说话,询问也不回答,多能自动回到床上继续睡觉。通常出现在睡眠的前三分之一阶段的深睡期,不论是即刻苏醒或次晨醒来均不能回忆。

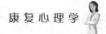

多见于儿童少年。本症没有痴呆或癔症的证据,可与癫痫并存,但应与癫痫发作鉴别。

(1) 症状标准:①反复发作的睡眠中起床行走。发作时,睡行者表情茫然、目光呆滞,对别人的招呼或干涉行为相对缺乏反应,要使患者清醒相当困难;②发作后自动回到床上继续睡觉或躺在地上继续睡觉;③尽管在发作后的苏醒初期,可有短暂意识和定向障碍,但几分钟后,即可恢复常态,不论是即刻苏醒或次晨醒来均完全遗忘。

(2) 严重标准:不明显影响日常生活和社会功能。

(3) 病程标准:反复发作的睡眠中起床行走数分钟至半小时。

(4) 排除标准:①排除器质性疾病(如痴呆、癫痫等)导致的继发性睡眠-觉醒节律障碍,但可与癫痫并存,应与癫痫性发作鉴别;②排除癔症。

4. 夜惊 这是指一种常见于幼儿的睡眠障碍,主要为睡眠中突然惊叫、哭喊,伴有惊恐表情和动作,以及心率增快、呼吸急促、出汗、瞳孔扩大等自主神经兴奋症状。通常在夜间睡眠后较短时间内发作,每次发作持续 1～10 分钟。发作后对发作时的体验完全遗忘。诊断本症应排除热性惊厥和癫痫发作。

诊断标准:①反复发作的在一声惊恐性尖叫后从睡眠中醒来,不能与环境保持适当接触,并伴有强烈的焦虑、躯体运动,及自主神经功能亢进(如心动过速、呼吸急促,及出汗等),持续 1～10 分钟,通常发生在睡眠初三分之一阶段;②对别人试图干涉夜惊发作的活动相对缺乏反应,若干涉几乎总是出现至少几分钟的定向障碍和持续动作;③事后遗忘,即使能回忆,也极有限;④排除器质性疾病(如痴呆、脑瘤、癫痫等)导致的继发性夜惊发作,也需排除热性惊厥。

五、治疗方法

睡眠障碍的治疗包括药物治疗、心理治疗、教育法和电睡眠诸方面的应用,而临床见到的睡眠障碍主要为失眠症。

1. 药物治疗 应用安眠药物时要注意适应失眠的不同类型。对入睡和保持睡眠困难者可选用作用快的药物,如可巴比妥(速可眠)、硝西泮等;对晨醒过早者可选用作用长的药物如巴比妥等。药物治疗一般在 1～2 周后就会减效,不宜长期应用。应用大剂量安眠药在撤药时宜逐步减少,否则会产生严重的精神障碍与惊厥。而对原因不明显的失眠患者,应解除其顾虑,使之明白人体在无特殊原因的情况下能自身调节而获得所需的睡眠,切勿依赖安眠药物。嗜睡症的治疗可给予小剂量的精神兴奋药物,如苯丙胺和哌甲酯等,必要时在医生指导下应用。

2. 心理治疗 各种心理-社会因素引起的非器质性睡眠与觉醒障碍,常采用松弛疗法,以摆脱困境,消除紧张、焦虑情绪。

在美国,对于一些以心理因素为主的失眠症的其他治疗方法还包括进行性肌肉松弛法、兴奋调控法和反常意向法。进行性肌肉松弛法是指应用肌肉紧张和放松交替的锻炼以达到入睡时的深度松弛。兴奋调控法则利用一套规则以确保卧室仅与睡意有联系。例如规定,若在 10 分钟内不能入睡的人,应当起床离开卧室,仅在感到有睡意时才回到卧室。反常意向法不同于一般的惯例,即要求患者自己尽可能长时间保持觉醒,出发点是制止执意想要入睡而通常可能产生的逆反意图。

3. 针对病因治疗 躯体疾病引起的睡眠障碍大多随着疾病的治疗而得到改善;如是精

神病患者,应去精神科治疗,以尽快控制精神症状。如因环境造成要保持卧室安静,避免或消除周围环境中的不安静因素,晚间睡眠时他人的一切活动要轻柔,避免响声,勿大声说话。

4. 养成良好的睡眠习惯 制定适宜的作息时间,白天起床活动,参加力所能及的体力劳动或体育锻炼,防止白天贪睡而夜间不眠。此外,睡前不喝浓茶、不服用兴奋剂(咖啡等),睡前避免大脑皮质过度兴奋,如看惊险小说、电视及无休止的闲聊。

5. 其他 保持床铺平整、舒适、温暖,保持适宜的温度、湿度,空气流通。做好睡前的准备工作,如洗脚、沐浴,对夜游者采取必要的医疗措施,以防发生意外。

第四节 言语吞咽障碍患者的心理康复

一、言语障碍患者的心理康复

(一)言语障碍患者的心理问题

言语障碍患者表现出种种复杂的心理状态,表现形式如下。

1. 焦躁心理 尤其是疾病早期,患者突然失语和构音不全,活动失灵,不能适应角色改变而表现为焦虑不安、急躁,希望药到病除,易激惹,甚至对家人和医护人员发脾气。

2. 抑郁心理 患者认为失语不会康复而表现为性格孤僻,对周围环境、家人和医护人员的关心表现淡漠。

3. 孤独心理 患者因缺乏关爱,自己的想法和要求不能通过语言与别人交流而产生孤独感。

4. 抗药心理 患者会认为本病无特效药,用药是一种浪费而拒绝服药、输液等药物治疗。

5. 失望心理 患者症状较重,用药治疗效果不佳,失去治疗的信心而表现为悲观失望、精神不振,甚至失去生活的信心。

(二)言语障碍患者的心理康复方法

在言语障碍患者的心理康复中,虽不能用语言交流进行,但可通过眼神、表情、行为来影响或改变患者的感受和认识,减轻患者的痛苦,使之处于最佳心理状态,以利于疾病的治疗和康复,主要的心理康复措施如下。

1. 建立良好的医患关系 取得患者的信任,这是进行心理康复的先决条件和成功的关键,医护人员要有高度的责任心、熟练的操作技术。和蔼可亲的态度,细心观察患者的眼神、面部表情、动作,及时发现患者的需求和心理反应,及早解决处理。

2. 争取家属配合 家属不良的心理往往会直接影响患者的心理状态,患者能否保持最佳心理状态,家属起一定的作用。

3. 培养患者表达自己需求、愿望的信号 如用眼神、面部表情、手足动作表示需求。

4. 有计划进行语言功能康复训练 根据患者习惯、文化水平、性格等制订训练计划、循序渐进地进行,以严肃、认真、和蔼的态度,对患者训练要进行耐心启发、指导和鼓励,帮助其克服自卑、害羞心理。

二、吞咽障碍患者的心理康复

（一）吞咽障碍的概念

吞咽障碍是指食物（或液体）从口、咽、食管到胃的推进过程受到阻碍。临床根据病变部位的不同可分为真—假性延髓麻痹。吞咽功能障碍是脑卒中患者常见的并发症，可造成营养成分摄入不足，易出现吸入性肺炎，甚至窒息。其他也见于食管炎、食管癌、食管良性肿瘤、贲门失弛缓症、食管黏膜下脓肿、食管憩室、食管裂孔疝、脑血管疾病、颈椎病、神经官能症等。

（二）吞咽障碍患者的心理问题

吞咽障碍常见于脑卒中患者，患者最基本的生理需求受到影响，易出现烦躁、易怒和抑郁情绪，甚至拒食等心理，患者可因吞咽障碍不能进食同时伴有部分感觉、运动障碍等症状而产生悲观、失望和厌世的绝望心理，致使生活质量下降，不但影响患者的早期康复，甚至可使患者的生命受到威胁。

（三）吞咽障碍患者的心理康复方法

心理康复应贯穿治疗的全过程，做好心理指导是训练成功的基础和保证。临床观察显示，患者愿与医护人员共享进食体验，患者对进食困难的恐惧感消除或有所减轻，显示出心理指导和康复训练需同步进行的重要性。主要的心理康复措施有：①有效的沟通和良好的医患关系，适时的健康教育和舒适的住院环境可以使患者增强自信心，积极配合治疗；②争取家属配合，家属不良的心理往往会直接影响患者的心理状态，患者能否保持最佳心理状态，家属起一定的作用；③进行有计划的吞咽功能康复训练，以严肃、认真、和蔼的态度对患者训练耐心地指导和鼓励，循序渐进地进行。

第五节　排泄障碍患者的心理康复

一、排泄障碍患者的心理问题

排泄障碍主要有排尿障碍和排便障碍。排尿障碍主要包括尿频、尿急、尿失禁、尿潴留、不能正常诉说尿意；排便障碍主要包括大便失禁和便秘。抑郁、恐惧、高度紧张、情绪激动等会使大脑功能紊乱，对排泄失控。此外，还受因病卧床、环境突然变化、场合不宜、饮食及水分摄入异常、运动不足等影响。患者的心理问题表现如下。

（一）紧张、恐惧

当机体出现排泄障碍后，一方面，患者对突如其来的异常变化难以适从，加之不了解病情，担心病情严重、难以治愈而留下残疾，使自己的工作生活能力受到威胁，或担心经济负担加重，使自己陷入困境，从而成为家庭的累赘，害怕被家人遗弃；另一方面，排泄障碍可使患者感到痛苦、羞耻、困惑。因此，患者恐惧、紧张而丧失自信心，失去生活的意义，影响其日常生活及社会活动。

（二）烦躁、敏感

由于患者的日常工作、学习、生活和人际交往等严重受到影响，尤其是身体经常受到排泄物的污染导致潮湿及异味等刺激而未能及时得到特别照护时，身体上的不适逐渐积累了烦躁情绪，最终产生愤怒。部分患者难以接受和顺应"患者角色"，不甘"任人摆布"。有的患病前有一定的社会地位和较好的家庭条件，有一定的优越感，而突然间成为患者，自尊心变得非常敏感，甚至别人不经意的一句话、一个表情、一个动作，都可给患者造成伤害。

（三）抑郁、焦虑

在长期的疾病治疗过程中，患者饱受排泄障碍带来的种种不便和痛苦，而且常常担忧康复的疗效和未来的生活，容易陷入抑郁、焦虑的不良情绪状态之中。尤其是青年患者，怕别人另眼相看、鄙视自己，怕自己给他人带来麻烦，担心家庭、工作、婚姻、前途等会因此受到影响，对疾病的转归期待心理很强。

（四）悲观、孤独

由于病情反复变化、疗效不佳，或由于其家人、亲属或同事对其感情冷淡，缺乏同情和体贴，又因在医院这个特定的环境里暂时失去了往日家庭的"天伦之乐"，患者感觉到孤单，表现为沉默寡言、神志呆板、悲观失望、对生活失去信心，甚至产生轻生的念头。

二、排泄障碍患者的心理康复方法

（一）建立良好的治疗关系

要建立良好的医患关系，做患者的知心朋友，深入了解患者思想状况，尊重理解他们，帮助他们解决困难。告知患者通过正确治疗和顽强锻炼，可逐渐得到康复，使患者摆脱烦恼，保持积极心态。向患者耐心解释要以宽容、豁达的心态面对疾病和生活，如此才有利于疾病康复。认真倾听他们的心理感受，适时地同情、关心、安慰、鼓励患者或通过一些形体语言如点头、手势等达到心理支持的目的。大量的临床实践证明，高度的信任感、良好的医患关系是一切心理康复成功的保证。

（二）消除紧张恐惧心理

患者入院后尽量安排住同病患者的房间，病房内尽量家庭化，营造健康轻松的氛围，配合精心的健康教育，让患者了解疾病的特点和转归，引导患者和病友交往，让治疗效果好的患者现身说法，协助做好思想工作，使患者放下思想包袱，保持情绪稳定，积极参与康复治疗。同时，要切实做好床边护理，积极帮助其料理好日常生活，保持衣服、床铺整洁干燥，避免潮湿异味等不良刺激。对患者态度和蔼，做到微笑服务，尽量使用一些亲切的称呼，以缩短与患者之间的距离，增强信任感。

（三）家庭心理支持

做好患者家属亲友的工作，增加家属对患者的关心、爱护，尽量在生活上给予无微不至的照顾和体贴，增加患者对亲人和社会的眷恋，激发其对美好生活的追求和向往。让患者及其重要关系人共同参与康复活动，适时给予患者及重要关系人康复知识和技能的教育。

第六节　性功能障碍患者的心理康复

一、性功能障碍患者的心理问题

(一) 性功能障碍概念

所谓性功能障碍是指个人在性欲上的障碍,或是达到性满足的能力上的障碍。

(二) 性功能障碍的分类

根据人类性反应的阶段性特点,性功能障碍大致分成以下 4 种:①性欲的抑制,表现为对异性兴趣缺乏和性欲唤起困难;②性兴奋抑制,如阳痿、性冷淡、性厌恶等;③性高潮抑制,如男性阴茎能够勃起,女性亦能出现正常的性兴奋期,但双方无法同时达到性高潮,或早泄、射精延迟、女性性高潮缺乏等;④其他性功能障碍,如阴道痉挛、性交疼痛、性欲亢进等。

(三) 性功能障碍患者的心理问题

1. **男性功能障碍患者的心理问题**　引起男性功能障碍的原因,属于器质性因素的毕竟是少数,大多数是由心理因素引起的。临床常见有下列几种心理因素。

(1) 担心性功能不正常,主要担心阳痿、早泄。产生一时性阳痿或早泄的,大多数与环境因素和心理压力有关。

(2) 担心体亏,认为射精会大伤元气。

(3) 担心自己的性生活不正常。人类的性生活有隐蔽性和不可对照性特点,每个人一般无法知道其他夫妻间的性功能情况,这就使某些人产生"我的性生活是否会不正常"的担忧。

(4) 担心配偶不满意,过性生活时就有心理压力,结果真的导致了性功能障碍。

(5) 担心性器官太小,不能使对方满足。

这些心理导致患者有自卑感,使患者悲观失望,以致性能力低下甚至丧失,部分医生的不良言语的刺激和欠思考的判断,直接影响患者战胜疾病的信心,继之精神萎靡、消沉,陷入痛苦的深渊。

2. **女性功能障碍患者的心理问题**　欲望动机理论认为,性的生理、心理需要产生性欲动机,性欲产生性交行为,所以当女性长期受错误的传统观念教育时,对性生活持否定排斥的态度,必然产生性欲低下,性冷淡。Bodinger 的性欲情绪理论认为,性欲和人的心境成正相关,紧张、焦虑、抑郁、竞争压力、工作压力、生活压力、惧怕受孕和流产等不良心理均会导致性欲低下;在受性虐待者中,性功能障碍的发生率高,社会、文化、个人因素均可影响受虐待者性功能障碍的发展。性虐待是影响性功能障碍的重要因素。情感及相关因素也显著影响着性生活。夫妻感情不和,存在敌意、愤怒情绪或要挟手段,存在操作性焦虑或恶感,缺乏双方的交流与密切配合,有性创伤史及精神心理疾患等均可引起女性性功能障碍。

二、性功能障碍患者的心理康复方法

性功能障碍的处理不仅是医疗问题,而且可能关系到家庭稳定和社会安定,应予以足够

的重视。心理治疗是性功能障碍康复的重要手段,常用的心理治疗方法如下。

1. **心理分析疗法**　利用分析性的知识与技术探索可能存在的心理因素,包括幼小时的创伤事件、潜意识境界的情结、幼小时的亲子关系、性心理的发展经过等,了解问题的性质,给予治疗或配合其他治疗方法。

2. **认知疗法**　不合理信念和错误思维方法是引起性功能障碍的原因,摆事实讲道理和布置作业,让患者纠正不合理的信念或错误推理方法,以达到治疗目的。

3. **人本主义疗法**　它与心理分析和行为治疗不同,不是探究潜意识的性情结和改变反应形式来纠正不正常的性行为,而是着重调动人的主体内在的潜能进行自我治疗。对患者的性障碍采取非评判性的态度,建立朋友式的咨询关系,讲授性解剖、性生理、性心理方面的知识,坚信人具有完善功能,促进患者自我调节治疗性功能障碍。

4. **家庭系统疗法**　性生活是家庭整体生活的组成部分,应该相互交流性生活的感受、意见方面的信息。性功能障碍的产生往往与夫妻双方均有关系,夫妻双方应加强交流,互相主动以治疗性功能障碍。

5. **生物反馈疗法**　随着控制论、系统论和信息论的兴起,出现了认知行为疗法。利用现代电子学仪器,把与心理、生理过程有关的人体功能活动的生物学信息加以处理和放大,以人们易于感受和理解的信息方式显示给人,训练人们对这些信息的识别能力,有意识地控制自身的心理活动,解除性紧张、性焦虑和性恐惧,提高性感觉。

6. **催眠疗法**　利用催眠术使受术者进入催眠状态,然后运用心理分析,采取暗示、模拟、想象、年龄倒退、临摹等方法进行治疗,清醒后使性功能障碍患者回归到自然的性反应状态。

其他还可以运用行为疗法等方法进行治疗。

第七节　网络成瘾患者的心理康复

一、网络成瘾概念

网络成瘾又称网络成瘾综合征或因特网性心理障碍(internet addiction disorder,IAD),临床上是指由于患者对互联网过度依赖而导致的一种心理异常症状及伴随的一种生理性不适。网络成瘾被视为行为成瘾的一种,其发病尚无明确的生物学基础,但与物质成瘾具有类似的表现和特点。

> **考点提示**
>
> 网络成瘾的定义、原因、分类、诊断标准和康复治疗方法。

二、网络成瘾的原因

网络成瘾多发生在青少年身上,究其原因,可分为内因和外因两个方面。

1. **内因**　内因指的是孩子自身的原因。青少年儿童处于性发育的旺盛时期,对异性及新鲜刺激事物充满好奇;但其心智尚未成熟,自我控制和是非分辨能力低下,加之尚未树立正确的世界观、人生观和价值观,如果缺乏正确的求知方向和建立健全的人格,在网络世界中容易失去自我而迷失方向。所以，人们将这一时期称之为"困难期"或"暴风雨时期"，也有的心理学家称之为"危险期"。

2. 外因

（1）网络因素：现代社会电脑、智能手机和网络已经相当普及，上网已是随时随地之事。网络给网民提供了大量形形色色的信息和功能，给大家的生活带来了诸多方便；但与此同时，网络中一些不良信息，如游戏、色情等也在引诱着处于青春期青少年，由于他们自我控制和分辨能力低下，往往因好奇和刺激而成瘾。

（2）家庭因素：家庭中最主要的是家庭教育方式和家庭关系。家长在教育孩子时采用"控制型"态度，即以暴力、批评的教育方式管教孩子，造成孩子强烈的逆反心理而沉迷于网络；家庭关系不和睦，父母与孩子之间缺乏交流，孩子在家庭中得不到父母的关爱和家庭的温暖，往往使孩子从网络中得到心理安慰，久而久之迷恋于网络而不能自拔；农村留守儿童，父母常年在外，儿童常年缺乏父母的关爱和监督教育，处于放任状态，孩子更容易整天浏览网络而导致网瘾。

（3）学校因素：部分网瘾患者的老师或多或少地存在着情绪暴力，爱发脾气、爱训人；学校评价体系过于单一，用成绩好坏评价学生。有的孩子可能学习不是特别好，但是其他方面很优秀，这些孩子在学校中得不到肯定，就可能投向网络世界的怀抱。

三、网络成瘾的分类

按照《网络成瘾诊断标准》，网络成瘾分为网络游戏成瘾、网络色情成瘾、网络关系成瘾、网络信息成瘾和网络交易成瘾。

四、网络成瘾的危害

网络成瘾其后果可导致性格内向、自卑、与家人对抗及其他精神心理问题，出现心境障碍，如对自己的学业及工作前途感到悲观、情绪低落、做事没有兴趣等，部分患者还会导致社交恐惧症等。

五、网络成瘾的诊断标准

（一）症状标准

长期反复使用网络，使用网络的目的不是为了学习和工作或不利于自己的学习和工作，符合如下症状。

（1）对网络的使用有强烈的渴望或冲动感。

（2）减少或停止上网时会出现周身不适、烦躁、易激惹、注意力不集中、睡眠障碍等戒断反应；上述戒断反应可通过使用其他类似的电子媒介（如电视、掌上游戏机等）来缓解。

（3）下述 5 条内至少符合 1 条：

1）为达到满足感而不断增加使用网络的时间和投入的程度。

2）使用网络的开始、结束及持续时间难以控制，经多次努力后均未成功。

3）固执的使用网络而不顾其明显的危害性后果，即使知道网络使用的危害仍难以停止。

4）因使用网络而减少或放弃了其他兴趣、娱乐或社交活动。

5）将使用网络作为一种逃避问题或缓解不良情绪的途径。

6）向他人撒谎玩游戏的时间和费用。

（二）严重程度标准

日常生活和社会功能受损（如社交、学习或工作能力方面）。

（三）病程标准

平均每日连续使用网络时间达到或超过 8 小时，且符合症状标准已达到或超过 3 个月。

六、网络成瘾的鉴别诊断

在临床康复中，网络成瘾应与网络正常使用、网络过度使用进行区别，三者的鉴别见表9-1。

表 9-1　网络成瘾与网络正常使用、网络过度使用的区别

网络使用情况	上网原因	上网时间及频率	网络与现实生活的关系	社会功能
网络正常使用	好奇、愉快，缓解紧张、疲劳	适当	平衡	未受影响
网络过度使用	沉迷	上网时间过长	失衡（上网占据大部分业余时间）	受损
网络成瘾	避免戒断反应出现；强烈的上网渴求	反复、长时间上网	严重失衡（上网占据生活中的主导地位）	明显受损

七、网络成瘾的康复方法

（一）网络成瘾的预防

网络成瘾的预防，首先可以通过改善网络环境、加强色情网站的打击力度和强化游戏产业的监管入手，如建立由网络服务商、软件供应商、消费者权益保护组织和教育机构参与的网络热线，及时对网络和游戏内容进行监督管理；其次是在学校教育中采取相应的预防措施，正确引导学生的求知方向，制订措施规范网络行为等；此外，在家庭教育中，父母应改善家庭教育模式，特别是在孩子性格特点形成的关键时期，要接纳、鼓励、支持、理解和尊重孩子，引导他们顺利建立健全人格，正确认识网络的作用，将注意力转移到生活和学习中去，父母应多抽出时间关心孩子的学习和生活，关注他们的心理状况，带领孩子多参与有意义的活动。

（二）网络成瘾的治疗

对于青少年网络成瘾的治疗，更多的是依靠社会、家庭及青少年自身力量，而不是依靠药物和强制措施来解决问题。可以根据具体情况分别采用个别心理治疗、家庭心理治疗、团体心理治疗等方法开展针对性治疗。

第八节 脑器质性精神障碍患者的心理康复

一、脑器质性精神障碍的概念

脑器质性精神病精神障碍，又称脑器质性精神病（brain organic psychosis），是指一组由脑血管病、脑髓鞘脑病、颅内感染、颅脑创伤、颅内肿瘤或癫痫等器质因素直接损害脑部所致的精神障碍。

> **考点提示**
>
> 脑器质性精神障碍的定义、临床表现和康复治疗方法。

二、脑器质性精神障碍的临床表现

脑器质性精神障碍的主要临床表现为谵妄、遗忘综合征、智能障碍、人格改变、精神病性症状、情感障碍、神经症表现或行为障碍等。下面重点介绍脑血管病所致精神障碍和脑外伤所致精神障碍的临床表现。

（一）脑血管病所致精神障碍的临床表现

多数患者有高血压病的脑血管意外发作史。约半数患者起病缓慢。早期表现为头痛、头晕、耳鸣、睡眠障碍、注意力不集中、易疲劳等类似神经衰弱症状。情感脆弱也是早期常见症状，表现为情感控制能力减弱、易伤感、易激惹，或无故烦躁、苦闷、悔恨、忧虑等。随后出现近记忆障碍，尤以人名及数字的记忆缺损为著。人格及智力在相当长时间内保持完好。晚期出现强制性哭笑，情感淡漠及痴呆等。有急性缺血发作或数次短暂缺血发作之后可出现意识朦胧、谵妄或错乱状态，智力减退，行为紊乱，以及疑病、被害、嫉妒、夸大或被窃等妄想，偶伴有幻觉。在卒中发作后或疾病晚期、痴呆严重时可出现人格改变，患者变得自私、挥霍、幼稚、懒散、性欲亢进，甚至出现违法违纪行为等。

（二）脑外伤所致精神障碍的临床表现

1. 急性期精神障碍

（1）意识障碍：见于闭合性脑外伤，可能是由于脑组织在颅腔内的较大幅度的旋转性移动的结果。脑震荡意识障碍程度较轻，可在伤后即发生，持续时间多在半小时以内。脑挫伤患者意识障碍持续时间可为数小时至数天不等，在清醒的过程中可发生定向不良，紧张、恐惧、兴奋不安、丰富的错觉与幻觉，称为外伤性谵妄。如脑外伤时的初期昏迷清醒后，经过数小时到数日的中间清醒期，再次出现意识障碍时，应考虑硬脑膜下血肿。

（2）遗忘症：当患者意识恢复后常有记忆障碍。外伤后遗忘症的期间是指从受伤时起到正常记忆的恢复。以逆行性遗忘不常见（即指对受伤前的一段经历的遗忘），多在数周内恢复。部分患者可发生持久的近事遗忘、虚构和错构，称外伤后遗忘综合征。

2. 后期精神障碍

（1）脑外伤后综合征：多见。表现头痛、头重、头昏、恶心、易疲乏、注意力不易集中、记忆减退、情绪不稳、睡眠障碍等，通常称脑震荡后综合征，症状一般可持续数月。有的可能有器质性基础，若长期迁延不愈，往往与心理-社会因素和易患素质有关。

（2）脑外伤后神经症：可有疑病，焦虑，癔症等表现，如痉挛发生、聋哑症、偏瘫、截瘫等，起病可能与外伤时心理因素有关。

（3）脑外伤性精神症：较少见。可有精神分裂症样状态，以幻觉妄想为主症，被害内容居多。也可呈现躁郁症样状态。

（4）脑外伤性痴呆：部分脑外伤昏迷时间较久的患者，可后遗痴呆状态，表现近记忆、理解和判断明显减退，思维迟钝。并常伴有人格改变，表现为主动性缺乏、情感迟钝或易激惹、欣快、羞耻感丧失等。

（5）外伤性癫痫。

（6）外伤后人格障碍：多发生于严惩颅脑外伤，特别是额叶损伤时，常与痴呆并存。变得情绪不稳、易激惹、自我控制能力减退，性格乖戾、粗暴、固执、自私和丧失进取心。

三、脑器质性精神障碍的康复治疗

1. 原发病治疗　脑器质性精神障碍的治疗应首先进行脑部原发病的控制和治疗。如果脑部原发病变得到有效的控制和治疗，患者的精神障碍症状一般都会好转和消除。

2. 药物治疗　针对脑器质性精神障碍的药物治疗也很重要，具体治疗时要针对不同精神障碍的特点，适当选用抗精神病药、抗焦虑药和抗抑郁药。

3. 心理治疗　心理治疗对一些脑器质性障碍患者也是有效的，需要注意的是在对他们进行心理治疗前，不仅要对他们的精神状况和行为进行评估，同时也要对他们的认知功能、语言和行为沟通能力、合作程度等进行评估。然后，根据患者的评估情况选择不同的心理治疗方法。对于听理解能力较好的患者，临床多采用支持性心理治疗、放松训练、催眠治疗、家庭治疗等心理康复措施；对于听理解有障碍的患者，则多采用行为塑造和矫正治疗。在心理治疗过程中，如果患者表现出积极的想法，治疗师可同时采用语言、情绪和动作及时鼓励和强化，这种积极的互动不仅有利于帮助患者树立康复的信心，而且也有利于改善患者的情绪和增强他们对心理康复治疗的依从性。

4. 家庭心理康复　家庭治疗是脑器质性精神障碍的有效方法之一，其重点是指导家人如何积极与患者进行正性的心理行为沟通，从而减少和避免他们与家人、病友和护工等人员发生行为冲突，为患者建立一个有利于精神障碍康复的家庭和社会支持环境。

5. 其他　利用心理学的条件反射原理，对患者的认知功能和语言交往能力等进行塑造训练，不仅可以提高和促进患者大脑高级神经功能的恢复，而且也可以改善他们的负性情绪和行为。

思 考 题

1. 疼痛的概念是什么？
2. 心因性疼痛的特点是什么？
3. 慢性疼痛的心理康复治疗方法主要有哪些？
4. 慢性脊背疼痛的发病原因和易发人群有哪些？
5. 说出压疮的心理问题及康复方法。

6. 吞咽障碍患者的心理康复方法有哪些?

7. 男女性功能障碍心理问题有什么不同?

8. 网络成瘾的概念是什么?

9. 网络成瘾的诊断标准有哪些?

10. 怎样进行网络成瘾的预防和康复治疗?

11. 脑器质性精神障碍的概念是什么?

12. 脑血管病所致精神障碍的临床表现有哪些?

13. 脑外伤所致精神障碍的临床表现有哪些?

14. 怎样对脑器质性精神障碍实施康复治疗?

（张均伟　温优良）

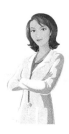

第十章 神经系统疾病患者的心理康复

学习要点

1. 熟悉脑血管意外、脊髓损伤、周围神经损伤和脊髓灰质炎患者心理障碍的常见原因。
2. 掌握脑血管意外、脊髓损伤、周围神经损伤和脊髓灰质炎患者心理障碍的临床表现。
3. 掌握脑血管意外、脊髓损伤、周围神经损伤和脊髓灰质炎患者心理康复措施。

第一节　脑血管意外患者的心理康复

　　脑血管意外(cerebral vascular accident，CVA)又称脑卒中，是指由于急性脑血管破裂、闭塞或痉挛，导致局部或全脑神经功能障碍和以肢体偏瘫、言语障碍等症状为特点的一组急性脑血管疾病。

　　脑血管意外是老年人的常见病、多发病，其发病率、死亡率和致残率均很高。据我国流行病学调查，脑血管意外的发病率为 200/100 万，每年新发脑血管意外病例 150 万，每年死于脑血管意外者约 130 万，存活者中约 75% 致残。近年来，随着脑血管意外早期诊治技术水平的提高和康复医学的早期介入，脑血管意外的死亡率降低，患者的后遗症的恢复率明显提高。但是，由于脑血管意外本身是一个较大的急性生活事件，可使患者处于强烈的心理应激状态，加之患者日后出现的各种残疾和由此引发一系列问题，患者的心理问题复杂而严重。因此，脑血管意外患者的全面康复过程中，心理康复治疗是极其重要的措施之一，贯穿始终。

一、脑血管意外患者心理障碍的原因

　　1. **神经内分泌改变的影响**　有学者认为，脑血管意外后患者的心理障碍可能与中枢神经损伤后机体内分泌的改变有关，如去甲肾上腺能神经元和 5-羟色胺能神经元及其通路受损引起的这两种神经递质合成和分泌减少，从而导致情绪障碍。

　　2. **性格基础的影响**　有研究报道，大多数脑血管意外患者为 A 型行为。该类性格基础患者对自己期望过高，长期生活在紧张的节奏之中，具有独特的思想、信念、情感和行为模式，以致在生理、心理上负担均比较沉重。因此，A 型行为不但作为脑血管意外的发病因素之一，而且是病后心理障碍的发病因素。

　　3. **认知活动的影响**　脑血管意外发生后，患者既有对死亡和再次发作的恐惧，又会估计肢体功能障碍、言语障碍等残疾可能永久存在，严重影响日后的工作、学习和生活，对未来

生活失去信心，并对自己瘫痪的躯体感到自卑；同时还会担心病后社会地位和家庭职责的改变，以及住院治疗增加家庭的经济负担，给家人添加许多麻烦等。患者的这些思想活动可能长期存在，久之导致严重的心理问题。

4. 社会因素的影响　患者发病后社会关系受到干扰，基本需要得不到满足；社会中人们对残疾人的抱有歧视、怜悯看法和态度；以及残疾人回归社会时所受到的种种挫折等，均会产生一系列不利于患者康复的心理反应。

5. 医源性因素的影响　康复治疗人员的态度对脑血管意外患者的心理影响至关重要。康复人员态度生硬、出言不逊、体格检查和治疗操作不熟练、未向患者解释各项操作的目的和各种药物的不良反应等，均会使患者产生怀疑、焦虑、悲观的情绪，不利于康复。

二、脑血管意外患者心理障碍的表现

（一）恐慌

恐慌为患者主要的心理障碍。由于脑血管意外多呈急性发病，使患者在很短时间内失去了生活自理的能力，肢体功能部分或完全丧失。面对这种由正常人突然变成患者，甚至残疾人的巨大角色转换，首先表现出恐惧心态。另外，患者对脑卒中发生、发展及其转归的不了解，甚至错误认识也是造成恐惧心态的重要原因。主要表现如下。

（1）情绪紧张不安，患者整日心情烦躁，忧心忡忡，对外界刺激敏感，常难以入睡、多梦易惊，易激惹。

（2）坐立不安，来回踱步，搓手顿足，面容紧张，可见眼睑、面肌或手指震颤，肌肉紧张或抽搐。

（3）出现自主神经功能亢进症状，如头昏、头晕、心悸、气促、多汗、口干、面部发红或苍白、胃肠道不适等。

（二）忧虑

脑血管意外患者最为关心的问题是偏瘫发生的原因、治疗方法及最终的疗效。当患者详细了解了这些问题后，常对能否恢复肢体功能、生活自理、重返家庭和社会表现出不同程度的忧虑。特别是在恢复期药物和康复治疗效果不明显或病情反复，甚至加重时尤为显著。治疗经费、家庭问题及亲朋好友的态度等也可造成或加重患者忧虑状态。

（三）失落

失落心理是脑血管意外患者发病后的常见症状。患者表现为感觉到由于患病失去了往日的健康、生活方式、社会和经济地位，即使通过康复治疗也难以重新开始原来的生活，因此情绪消沉，失去战胜疾病的信心，看不到未来的希望，不积极配合医务人员的治疗和康复训练，有的甚至消极地抵触甚至放弃康复治疗。

（四）抑郁

患者情感基调低沉、灰暗、心情沉重，轻者郁郁寡欢、苦恼忧愁，重者悲观绝望，主观感觉生活失去意义和希望。常可出现睡眠障碍、食欲减退、体重减轻。患者思考问题困难，思维内容消极悲观，往往不客观地用批判的眼光、消极否定的态度看待自己和过分贬低自己，甚至在过度的自责中难以自拔而产生轻生的意念和举动。

三、脑血管意外患者心理康复的意义

人的心理过程本身就是一个极其复杂的过程,包括认知过程、情绪情感过程、意志过程等。每一个人的心理过程又有其各自不同的特点,作为脑血管意外患者,其心理过程可根据患者的病情、家境、医疗环境、生存环境不同而变化,其表现极其复杂,主要趋势是向病理心理发展。

对于一个具有不良心理状态或心理障碍的患者,欲恢复其躯体、语言及认知功能,就必须首先使患者有一个良好的心理状态。患者只有在一个良好的心理过程中,才能对自己疾病的发生、发展及预后有一个良好的判断和正确的认识,才能有足够的信心及勇气面对疾病及积极努力地配合康复治疗,心理康复的作用是显而易见的。因此,心理康复在脑血管意外患者的康复过程中应放在首要地位。作为康复医学工作者,必须掌握心理康复的手段,具备心理康复知识,只有这样才能使脑血管意外患者从心理、生理上同时得到康复,对于大多数康复不佳的患者,如果有良好的心理康复,对其提高生存质量,也无疑具有十分重要的意义。

四、脑血管意外患者心理康复的措施

脑血管意外患者发病后各种功能障碍的康复需要一个较长的过程,康复的效果又受到多种因素的影响,甚至不能完全康复,因此患者的心理问题将伴随疾病的始终,而心理方面的情感障碍反过来必然会影响患者治疗的积极性和康复效果。所以,在康复治疗的过程中,治疗师不仅要开展躯体功能障碍的治疗,还要对患者病前的性格、生活经历、职业情况、家庭状况、经济状况及社会适应能力等进行深入的了解和分析,及时发现和解决患者的心理问题,实现身心全面康复,帮助早日回归家庭和社会。

(一)建立融洽的治疗关系

有效的心理康复必须建立在医患双方融洽的治疗关系基础之上。

首先,康复治疗人员为了解除患者及家属在发病初期的紧张、恐慌和焦虑心理,在入院时应热情周到地接待,让其尽快适应陌生的医院环境,同时,共同制订康复计划和选择康复治疗方法;在康复训练开始后,客观正确地判断功能障碍的预后,并告知患者。

其次,对于患者在康复治疗过程中因种种不适或错误认知所引发不尊重、不理解,以及愤怒情绪,有时甚至是对康复治疗人员的攻击性行为,康复人员应宽容地对待,并努力帮助患者克服这种不良情绪。

再次,康复治疗人员能耐心倾听患者因长期的残疾折磨所导致的种种苦恼和抱怨,成为患者内心痛苦的倾诉对象,并进行正确的疏导。

(二)建立心理防卫机制

人的一生会遭遇许多日常生活中的突发事件,使我们毫无防备之下产生生理和心理的应激,影响健康。因此,对待种种意外和不测,我们应拥有自我保护意识,这样可树立勇气去适应困难和寻求新的出路,应付人生的各种不幸遭遇。脑血管意外患者更需要自我保护,同时医务人员和家属要不断地从言语和行动上给予支持鼓励,让患者认识到疾病本身并不可怕,可怕的是自己在疾病面前的退却。这样,有助于预防和治疗患者的不良心理,解除疾病的约束,促进早日康复。

（三）纠正错误认知

人类的各种行为都是在长时期生活中不断学习而来，有些行为是良好的认知，对人类生存有重要意义；有些行为是不健康的负性认知，有损于健康或对健康造成障碍。所以，错误的认知活动，会歪曲客观事实，导致负性情绪的发生，干扰和阻碍脑血管意外患者康复过程的进行，影响治疗效果和预后。康复治疗人员要向患者及家属宣传医学卫生保健知识、康复治疗知识和技术，指导他们正确求医和开展康复训练，保持乐观情绪，积极配合治疗，摒弃愚昧落后的行为。

（四）安慰和鼓励患者

患病后，特别是预后差的患者，容易对治疗和未来生活失去信心而出现消极悲观的情绪，表现哭泣不止，乞求医务人员的救治，此时康复治疗人员应安慰疏导患者，消除其种种不良情绪，保持情绪平稳，并告知情绪波动可致使血压突然升高，再次发生脑卒中导致病情恶化，更难治愈。同时，对这类患者进行鼓励和安慰，给予同情及支持，指出其存在的各种有利因素，列举治疗成功的病例，帮助患者振作精神，建立信心，提高自觉训练的积极性，让患者主动参与康复训练。

（五）正强化训练

利用行为（学习）因素的作用原理，采用正强化原则激励患者。人的行为是对一定外界刺激环境的反应，这种反应往往是通过学习获得的。对脑卒中后遗症患者，通过针灸、理疗时电刺激对肢体肌肉的反应，不断强化患者的肢体功能，使患者处于正强化之中，并制定一个切合实际的大目标，作为鼓励患者的奋斗目标，扎根于患者头脑之中，激发起他们基本的治疗动机，并时刻自觉地把自己的训练与目标联系起来，正面鼓励。同时，要将大目标分解成若干小步骤，即较易达到的小目标，及时进行信息反馈。当基本上达到一个小目标时，就必须及时给予肯定和强化鼓励，使患者感到对平时训练所付出的认可，从而产生一种实现目标后的胜利感和战胜疾病的成就感，鼓舞信心，振奋精神，使其自觉地进入下一阶段的小目标。

（六）满足身心需要

在脑血管意外患者的整个康复过程中，康复治疗人员还须注重满足患者生理需要，如环境舒适、睡眠安静、饮食可口、冷暖适宜、解除病痛等，并注意满足患者的心理-社会需求，如安全、关爱和被尊重、归属与亲情等。如果这些需要满足了，对患者能产生积极的诱导作用，解除患者的忧虑情绪和失落心理，促使患者心情舒畅，对生活充满信心，使患者最大限度地提高康复训练效果和日常生活自理能力，改善生活质量。

（七）改善社会环境

整个社会应积极营造关心、爱护、尊重、接纳残疾人的人文环境，切实为残疾人提供学习、工作的机会，改善残疾人的福利待遇，建立和健全无障碍设施等，便于残疾人重返社会，再次融入社会大家庭。

（八）集体治疗

集体治疗可在病程后期开展，采用的形式通常有上课、开讨论会、参加文娱活动等，以改变患者的心理障碍。

（九）药物治疗

对患病后明显抑郁症患者，可配合选用抗抑郁药，如阿米替林、多虑平等药物治疗。

第二节　脊髓损伤患者的心理康复

脊髓损伤是康复医学科的常见病，其患者多为青壮年男性。由于脊髓损伤在一瞬间使患者的正常生活发生了巨大变化，他们将面临肢体瘫痪、大小便功能障碍、依赖他人的处境，并且在外表、体力、能力、日常生活、工作、经济地位、人际关系等方面处于尴尬的境地，因此损伤后患者往往有着巨大的心理反应过程和存在严重的心理问题，是康复心理学的重要研究领域之一。

一、脊髓损伤患者心理障碍的原因

脊髓损伤后患者出现的心理障碍是复杂多样的，目前研究发现导致心理障碍的主要原因可以有生物学、心理学和社会文化3个方面的因素。

（一）生物学因素的影响

生物学因素可以概括为器质性伤害和疾病因素两大类。

1. **器质性伤害**　这是主要的生理和心理致残因素，其中包括物理性创伤和化学性中毒。在器质性伤害因素中，主要有战伤、灾害致伤、事故致伤和其他日常生活可能发生的意外伤害，而对于脊髓损伤患者而言，交通事故成为主要的致残因素。突发的意外伤害在引起的脊髓损伤同时，可作为一种强力的刺激严重影响患者的心理健康，患者可出现愤怒的情绪或攻击性行为。

2. **疾病**　这也是重要的身心致残因素，如脊髓神经疾病如果得不到及时、有效的医治或因处理不当可导致病情加重，造成瘫痪、截肢、关节僵直畸形或功能丧失等，因而失去生活自理能力及劳动能力，而成为终生躯体脊髓损伤患者，并因此导致患者的心理障碍。疾病所致的脊髓损伤，患者可能悲伤、抑郁的心理尤为严重。

（二）并发症的影响

脊髓损伤后，除了创伤或疾病本身等剧烈的刺激影响患者的心理健康外，损伤导致的各种严重的并发症，如颈部脊髓损伤造成的四肢瘫、胸段以下脊髓损伤造成的截瘫，以及感觉障碍，大小便障碍、性功能障碍等，使患者的日常生活、工作、学习等受到严重的影响，患者在毫无心理防备下一时难以适应上述改变，因此给患者的心理健康投下浓重的阴影。

（三）认知因素的影响

患者对脊髓损伤、预后和自我的错误认知是导致心理障碍重要因素之一。患者对创伤或疾病所致的残疾毫无认识、对康复治疗效果和预后的悲观预测、对自我能动性在战胜疾病和困难时的积极作用的错误估计等，使患者看不到康复的希望，丧失了战胜疾病的信心，暴躁、悲观、抑郁等消极情绪悄然而生。

（四）家庭因素的影响

脊髓损伤的发生一方面给患者的家庭增添了沉重的经济负担，另一方面给其家庭生活带来了许多麻烦。在长期的照料中，家人的不良情绪、举止和言语均会消极地感染患者；特别是配偶离去、家人的弃之不顾等会造成患者严重的心理障碍。

（五）社会因素的影响

不良的社会环境，如社会对残疾人的歧视、社会支持和保障系统的不完善、残疾人合法权益的保障等，均可直接或间接的影响脊髓损伤患者的心理健康。

二、脊髓损伤患者心理障碍的表现

（一）震惊期

震惊期是一种感情上的休克，多发生在伤后听到或意识到自己的伤病的严重程度后，不能正视和接受现实而采取回避现实的状况。患者的临床表现有思维反应迟钝，行为表现为不知所措、沉默，对周围人或事件无感觉、无反应，感情和身体的麻木可持续数秒或数天。

（二）否认期

否认期是避免休克心理出现更大精神痛苦的防御机制之一，拒绝承认所处境况及其影响，是个体用于应付痛苦情感的一种基本方式。临床上表现为患者一方面对自己的病情缺乏全面客观的了解，不相信现实；另一方面又希望用科学方法治疗疾病，对病情产生部分或完全的曲解，以逃避心理负担与痛苦。具体如下：对康复期望值过高，超出身体恢复的可能性；不承认终身残疾；不愿别人提及他的真实病情，不愿接触有关残疾的一切事物；有的患者出现攻击行为，如发脾气、摔东西、骂人，并伴有忧伤、悲观、苦闷情绪。

（三）抑郁期

随着患者对病情的了解，其心理防线逐渐瓦解，出现了消极情绪反应。患者开始考虑将如何面对残疾及生活问题，紧张，焦虑，抑郁悲伤，忧愁的情感占主导地位，对生活彻底失去信心。临床表现有患者情绪低落、心情压抑，悲观、忧伤；对外界环境反应迟钝，感情麻木，记忆力下降，注意力不集中，少言寡语；易激动，脾气暴躁，将自己的愤怒情绪转移，发泄到家属或医务人员身上；无用感增强，自暴自弃，放弃治疗，严重者可产生失助感和绝望情绪，甚至有自杀倾向或行为。

（四）反对独立期

随着患者抑郁症状的基本缓解，病情已趋于稳定，行动、心理基本默认，接受自己的残疾并开始为自己今后的生活作具体打算。临床表现：经济或生活上尽可能依靠家人、单位或社会，不想通过自己的努力，不愿出院，反对自己照顾自己；懒散乏力，满足现状，不愿参加康复训练等。

（五）适应期

随着时间的推移，患者对身体残疾逐渐适应，能以一种积极的心态回归家庭和社会，建立起新的社会适应行为。临床表现：承认自己有不同程度的残疾，了解功能障碍康复的可能性；放弃不切合实际的想法，接受现实；生活上努力做到自理，尽可能少依靠别人；根据自身残疾，特长及社会环境等因素来选择适当的新职业；焦虑、抑郁、恐惧情绪基本消失，常可见到愉快的表情，能积极配合康复治疗。

三、脊髓损伤患者心理康复的意义

脊髓损伤康复的主要目的是改善患者的功能障碍,提高患者的自身素质和生活质量,在帮助患者调节其周围环境和社会条件的基础上使其重返社会。现代康复医学对具有功能障碍的脊髓损伤患者的康复按照"功能锻炼、全面康复、重返社会"的原则,要求在康复过程中使用功能的评定、训练、补偿、增强等技术和心理-社会学的方法和技术。心理康复与其他康复紧密联系起来,可以为患者建立完整的康复模式,共同达到各阶段的康复目标。心理康复往往是患者稳定情绪状态、配合其他康复治疗以及回归社会的必要保障。

心理康复作为现代康复的重要组成部分,它可以使残疾的不良影响降低到最低限度,通过心理评定与心理治疗,恢复脊髓损伤患者的感知、心理、语言交流、日常生活、职业活动和社会活动等方面的功能,并能使患者具备良好的心理状态,去接受其他康复治疗,使脊髓损伤患者通过功能的改善和环境条件的改变而能重返家庭和社会。

四、脊髓损伤患者心理康复措施

心理康复是治疗者应用心理学的原则与方法,治疗患者的各种心理困扰,包括情绪、认知与行为等问题。心理治疗在于解决患者所面对的心理障碍,减少焦虑、抑郁、恐慌等精神症状,改善患者的非适应社会的行为,建立良好的人际关系,促进人格的正常成长,较好地面对人生。脊髓损伤患者的心理康复措施有建立心理康复系统、支持性心理疗法、认知行为疗法等,治疗要根据患者的心理特点以及心理障碍的临床表现,选择适当的方法进行干预。

（一）建立心理康复系统

心理康复是一整套全面系统的方法体系。对于脊髓损伤患者而言,心理康复体系主要包括个体心理调节机制、有关人员的协助比较系统、专家协助机制以及社区辅助支持系统。

1. 个体心理调节机制 这是指在心理康复的过程中让脊髓损伤患者通过接受系统的心理干预,逐渐适应生活、学习、家庭或者工作等方面发生的变化,主动面对出现的各种困难,并在此基础上形成一种积极的心理调节机制,以应付可能出现的各种心理问题,保持心理的健康。

2. 建立有关人员协助比较系统 脊髓损伤后患者生活在一定的群体之中,相关人员的态度对于其心理状态有着重要的影响,特别是家属、同事或者病友等关系比较密切人员的态度对于其心理状态的影响是十分重要的。因此,心理康复不仅要重视患者本身的心理及其变化,也要注意这些人员的心理辅导工作,让他们理解残疾造成的心理问题,并且要解除由于家庭与小团体中出现残疾患者而造成的心理压力,从而为脊髓损伤患者的心理康复创造一种良好的心理氛围。

3. 建立专家协助机制 心理康复是一个长期的调节过程,脊髓损伤患者在这个过程中要借助于专家的指导与帮助,逐渐摆脱消极心理的影响,建立起积极心态。心理康复师是接受专门训练的人员,他们必须掌握心理咨询与治疗的理论与方法,拥有从事心理治疗的技能与临床经验,并且要有极为敏感的观察力与分析问题和解决问题的能力。心理治疗不同于其他临床医疗,有其特殊性的一面,只有经过专门训练的人员才能从事此项工作。

4. 建立社区辅助支持系统 这是指在残疾的康复过程中,脊髓损伤造成的残疾常常是伴随脊髓损伤患者一生的过程,当脊髓损伤患者回归家庭与社会后,社区辅助系统的支持就显得非常重要,要发挥社区中有关专家与相关人员的作用,在脊髓损伤患者出现心理问题的时候,随时给予必要的支持与帮助,从而能够更好地为脊髓损伤患者的心理康复提供保障。

(二)损伤部位以下感觉与知觉的康复

从身体结构和功能上看,脊髓损伤患者在损伤截面以下肢体感觉的部分与全部丧失,会造成患者严重的心理问题,并对患者的身体移动、本体感觉等造成障碍,在此水平上的心理康复,可以帮助患者重建或在不同感觉间建立代偿性功能。感觉统合性训练是一种较好的知觉功能训练方法。

(三)支持性心理疗法

从心理层面上看,脊髓损伤患者常常会出现严重的心理与情绪障碍,以致患者个人不能以正常的方式独立进行其他康复活动或干扰其日常心理活动,心理康复要针对患者的心理特点与情绪变化方式,采用支持性心理康复方法,使患者有一种健康的心理状态,帮助患者建立信心,保持正常的心理活动水平。

(四)认知行为疗法

脊髓损伤患者要面临的一个重要问题是其性功能障碍并由此而导致的心理障碍,对于完全性损伤的男性患者而言,该心理问题更为严重,常常可能导致家庭破裂以及严重的心理压力,许多患者不愿意也不知道如何应对由此而产生的问题。因此,心理康复要帮助患者重建自信心,建立新的性生活认知和行为方式。

(五)协调医患、家庭和社会关系

脊髓损伤患者在康复治疗过程中,医患之间、患者家庭成员间以及患者与社会其他成员之间可能发生冲突,社会层面上可能会出现社会活动能力障碍,此种障碍会影响到患者的生活、学习和工作。康复治疗人员可以运用心理康复的方法,妥善地协调各种关系,促进患者回归社会。

(六)开展心理健康教育

1. 震惊阶段的心理健康教育　由于患者情感麻木,思维反应迟钝,所以周围人的关心和安慰,可以给患者积极的支持。医护人员要合理运用心理防御机制,运用体贴性的语言,向患者正面解释脊髓损伤的知识。收集对患者恢复有利的信息,让他们相信脊髓损伤的恢复仍有希望,缓解患者对残疾的恐惧感,减轻其心理压力。同时,指导家属或朋友给患者更多的关心和照顾。

2. 否认阶段的心理健康教育　对处于否认期的患者,要顺其自然,不要操之过急,允许患者有一个适应、领悟的过程,逐渐接受残疾的现实。要认真倾听他们的想法,注意建立良好的医患关系。对有较强自制力又愿意接受帮助的患者,可在患者情绪较平静后,有计划、有策略地逐步向患者透露病情,使其在不知不觉中,逐步接受自己的病情。有些不太愿意接受帮助的患者,则鼓励他们多接触病友,逐渐从周围病友、医护人员处了解病情。对于只相信药物治疗、手术治疗,甚至偏方、秘方,对康复治疗不了解、不接受的患者,可举一些错失康复治疗时机的典型病例给他们听,实事求是地宣传脊髓损伤的康复知识,使他们明白康复治疗的重要性,早日接受康复治疗。

3. **抑郁阶段的心理健康教育**　由于脊髓损伤患者有自杀意念者大部分发生在抑郁期,所以预防自杀是抑郁期健康教育的重点,一些患者表面装得若无其事,其实可能对自杀已有准备,所以要求医护人员、家属、陪护密切注意患者的情绪变化,防止意外事件的发生。抑郁期患者一般都有自卑心理,无法正确评价自己的价值,对残疾生活过分悲观,所以要引导患者积极面对残疾的现实,让患者逐步明白,残疾并不等于残废,脊髓损伤只要坚持康复,可以重新回归家庭和社会,还可以用角色转换的方式,让患者自己思考,让他放弃轻生的念头。有研究显示夫妻感情是否和睦与脊髓损伤患者自杀意念的产生密切相关,夫妻不和睦者自杀意念明显增加。所以,这个时期亲人的关心和照顾非常关键。

4. **对抗独立阶段心理健康教育**　该期患者的情况比较复杂,心理障碍的关键是与所处社会环境之间协调不当,在行为上表现不适应,对治疗易产生抵触情绪。要对患者的行为表示同情和理解,不要一味指责。可以和患者将心比心进行交谈,劝患者认真思考一下,假如为了有依靠,自己什么也不动,也不参加康复训练,日后受到影响的最终是自己。建议患者一面和单位或肇事方谈判,一边做好康复训练,这样才能一举两得,既康复了身体又解决了问题。有条件的话可以帮助患者和单位协商,争取作出对患者有利的结果,这对患者的康复很重要。

5. **适应阶段心理健康教育**　适应期最突出的心理障碍是患者面对新生活感到选择职业困难。多数患者已无法从事原来的工作,需要重新选择。因此,求职咨询和职前培训已成为主要问题,治疗者应在这方面给患者提供信息,同时帮助他看到自己的潜能,扬长避短,努力适应环境。其次,患者残疾后多数在医院或家中长期治疗休息,很少接触社会,对重返社会心理压力较大,害怕旁人讽刺和嘲笑,所以在出院之前要帮助他们学习一些人际交往技巧,学会处理残疾生活可能遇到的一些特殊情况,指导他们处理好和家人的关系。可以指导患者改造家中的条件,以适应轮椅在家中自由通行,帮助患者制定生活自理训练和家中康复训练计划,以保持康复治疗的效果。

作为心理健康教育工作者,一定要注意辨别患者的情绪变化,准确判断他们的心理特点,有的放矢,灵活掌握心理健康教育策略,只有这样才能给患者行之有效的帮助。

第三节　周围神经损伤患者的心理康复

周围神经病损是指周围运动、感觉和自主神经的结构和功能障碍,临床上发病率较高,损伤后功能障碍比较严重。近年来,随着医学不断进步,使周围神经病损的治疗效果大大提高,但功能障碍的恢复离不开康复治疗和心理康复。积极的、合适的康复处理不仅能预防或减轻并发症,而且能促进神经的修复与再生,最快地恢复失用的功能,减少残疾的发生。

一、周围神经损伤患者心理障碍的原因

(一) 功能障碍的影响

周围神经损伤后,患者既有运动功能障碍造成的弛缓性瘫痪、肌张力降低、肌肉萎缩、关节挛缩和各种畸形,又有皮肤的感觉功能障碍和难以忍受的灼痛、感觉过敏,以及反射障碍、

自主神经功能障碍等,使患者不仅机体形象发生改变,而且患者的日常生活自理能力出现困难,劳动、工作、学习的能力受到很大影响,并使患者的心理健康受到影响。

(二)对康复前景忧虑

虽然周围神经损伤后通过正确的处理和积极的治疗,患者可以取得满意的康复效果,但由于神经再生的速度缓慢,加之病损恢复的时间受到病损的部位、患者的年龄和身体状况的影响,因此康复治疗的过程往往比较漫长,特别是对于轴索断裂或神经断裂的患者,神经功能难以恢复,预后极差。在功能障碍恢复缓慢的漫长康复进程中,患者往往极度担心康复的作用和效果,甚至失去治愈的信心,对未来生活充满了忧虑,促使患者承受沉重的心理负担。

二、周围神经损伤患者心理障碍的表现

(一)急躁

周围神经损伤后患者出现各种功能障碍,使原来正常的生活受到严重影响,临床治疗又增加了患者的经济负担,因此患者一方面非常担心病损对今后生活的影响,另一方面希望病情尽快好转,恢复到以前的生活状态,尽量减少家庭的经济负担,表现出急躁心理,饮食欠佳,睡眠障碍。

(二)焦虑

经过一段时间的康复治疗后,功能障碍恢复缓慢或效果甚微,以至于使患者看不到康复治疗的希望和失去完全康复的信心,患者开始怀疑康复治疗是否有效、功能恢复是否有望,并担忧未来的生活状况,内心极度焦虑、恐慌。

(三)忧郁

当患者主观感觉功能障碍康复无望时,患者对自己目前的心理和躯体的健康状况难以接受而感到不满,错误地认为自己只能恢复到现在这个程度,病情预后较差,可能会导致终身残疾,因此心理忧郁、悲观失望、闷闷不乐、少言寡语。

(四)躁狂

当患者感到自己今后可能是一个废人,以前的一切将一去不复返时,患者心理极不平衡,表现为躁狂、愤怒、容易冲动或责怪、怨恨他人。

三、周围神经损伤患者心理康复措施

(一)认知疗法

周围神经损伤后,患者对机体出现的运动障碍、感觉障碍、反射障碍及自主神经功能紊乱所引起的皮肤发红、皮温升高、潮湿、角化过度等并发症一无所知,感到恐惧和无从适应,对康复治疗机理和作用也不甚了解。因此,为了让患者了解病情,消除患者不必要的恐慌、茫然心理,康复人员应向患者详细介绍周围神经损伤的病因、病理变化、临床表现,以及康复治疗的机理、作用和疾病的预后,并协同患者制定康复治疗计划,以取得患者的支持、理解和主动参与。

(二)支持性心理疗法

在与患者建立良好治疗关系的基础上,认真听取患者的倾诉,诚恳地与其交谈,耐心启

发开导患者,使之充分认识到情绪、心态、对康复治疗的认识和信心是与康复效果紧密相关的。在得到患者及其家属认可和信任的基础上,鼓励他们树立康复的信心,帮助其减轻因周围神经损伤造成急躁、焦虑、忧郁、躁狂心理,调动患者的主观能动性,配合医生积极主动地进行康复治疗、功能锻炼和心理调整。

（三）行为干预疗法

心理康复师帮助患者树立积极主动治疗、坚持治疗的意识;指导患者如何进行心理保健,克服因伤痛而不愿进行适当活动和训练等不利于疾病恢复的不良行为;提供有助于患者神经功能恢复的合理饮食、平衡营养的办法。

（四）心理暗示疗法

康复治疗人员运用自己专业知识和患者对自己的信任,明确告知患者的周围神经损伤只要坚持正确的康复治疗是可以逐步恢复或完全康复的,否则只能最终导致肌肉萎缩、关节挛缩、功能丧失、肢体残疾,并举实例让患者基本了解康复治疗的过程和机理,以及请治疗成功的患者进行示范和现身说法,让患者亲眼看到康复治疗的效果和希望,从而主动消除不良心态,积极投入康复治疗。

第四节　帕金森病患者的心理康复

帕金森病,又称震颤麻痹,是椎体外系疾病中最常见的疾病,尤其在中老年人发病率较高。其临床特征主要是静止性震颤、肌强直、运动缓慢和姿势反应异常。由于该病的病因至今不清,临床亦无有效的预防和治疗方法,患者一旦患病,病情往往进行性发展,因此致残率较高,患者的日常生活活动由此严重受到影响,并可导致各种心理障碍。随着近 20 年来社会老龄化的进程加速和帕金森病发病率的逐渐提高,帕金森病越来越受到医学界的重视,其心理康复也逐渐成为康复医学领域的一个重要研究对象。

一、帕金森病患者心理障碍的原因

（一）功能障碍的影响

帕金森病由于病理生理的因素产生了一系列功能障碍,包括原发性运动功能障碍、认知功能障碍和继发性功能障碍,如肌肉萎缩无力、关节挛缩畸形、骨质疏松、咀嚼吞咽困难导致的营养不良等。这些功能障碍进行性的发展最终导致患者日常生活能力的丧失,患者由此产生严重的心理问题。

（二）家庭因素的影响

帕金森病的病因至今不清,目前也没有有效的治疗和预防方法,其康复治疗同样不能改变疾病的进程和结局,而只能减轻继发性功能障碍及由此带来的残损,延缓病情的发展,因此患者的病程相当漫长。在长期的治疗过程中,患者家庭的经济负担加重,家人的日常生活、工作和学习等均会严重受到影响,不良情绪的产生在所难免,并可能影响到患者的心理健康。

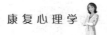

（三）药物的影响

有研究发现,用苯海索治疗的患者中有 20％出现精神障碍,包括兴奋、易怒、错乱、偏执性妄想、幻觉和自杀企图,这些症状在停药后迅速消失。近年来,有研究发现帕金森病患者发生痴呆与抗胆碱药物的使用时间之间有显著性相关,并建议对有认知损害的患者应避免使用抗胆碱药物。

二、帕金森病患者心理障碍的表现

（一）认知功能的改变

患者认知功能受损是广泛的,包括抽象概括力、理解力、词汇表达力、观察力等的减退,运动速度缓慢,综合技能减退,视觉分析能力下降等。合并认知功能减退的患者,多为年龄较大,发病年龄也较大者。但是,患者智力受损程度与年龄因素之间的关系较弱,而与受教育程度及其临床功能障碍程度关系较为密切,大多数研究结果显示:患者运动障碍越严重,其智力损害的程度越严重,两者呈正相关。帕金森病合并痴呆也已成为一个无争议的事实。

（二）情感障碍

抑郁情绪已成为帕金森病患者常见症状,这种抑郁本质上基本属于反应性的,始于患者得知其所患疾病性质之后不久,或后来作为对残疾状态带来的功能受限与不适的心理反应而发生。发生抑郁的患者中,女性患者尤甚,有时抑郁重至足以导致自杀。有研究认为抑郁可使认知功能恶化,甚至抑郁是发生痴呆的有关因素之一。

（三）人格改变

患者表现为外向、探索性和好奇心较差,组织纪律性、目标指向性欠缺等,这种消极的人格变化是由疾病本身而不是年龄引起的,是疾病促进了这种在正常人晚年才会出现的人格变化。一般认为患者出现的倾向于多疑、易怒及自私自利的人格改变是患者的易感人格与患者的心理和社会应激之间相互作用的产物。

（四）精神病性表现

个别帕金森病患者可出现精神病性症状,如幻觉、妄想等,多由药物引起,或者是对其发生的中毒性表现。

三、帕金森病患者心理康复措施

（一）建立良好的治疗关系

首先,康复治疗人员应尽力营造一种关怀、温暖、真诚的气氛,与患者建立良好的治疗关系,给患者安全感,这样有利于患者对自我的客观认识和评价,并愿意接受医护人员的指导,学习新好行为,树立正确的人生观。

其次,给予积极关注,耐心倾听患者心声,理解患者疾苦,协助他们表达自己的思想感受,了解问题所在,然后通过良好的沟通技巧,有目的地与患者交谈,共同分析造成各种烦恼的原因,指导患者冷静客观地分析问题。交谈中康复治疗人员要避免说教,多增加患者的自主行为,从而使其掌握解决生活中困难的技巧。

再者,与个别患者交谈时,要注意说话的词汇、语调、面部表情、姿态等因素,把握好交谈主题、节奏及时间,避免患者产生厌倦。如当患者处于低落迟缓状态时,康复人员应多用激励性语言提出一些简短的问题,语气要坚定,并以实际行动使其感到有人在关心照顾他,增强其生活信心;当面对烦躁焦虑患者时,头脑要冷静,降低说话语调,帮助患者稳定情绪,有效地处理问题;对康复期患者,要多给予鼓励和支持,使患者对未来产生美好憧憬,重建良好生活态度和行为方式,消除不良情绪困扰,积极参与到康复活动中来。

(二)创设舒适休养环境

从患者的实际情况出发,合理安排娱乐活动,如阅读、听音乐、散步等均可分散患者对疾病的注意力,消除因疾病产生的失助、焦虑、抑郁、恐惧等不良情绪。因此,康复治疗人员应从患者的病室环境、家庭环境、社区环境等方面着手,努力为患者营造优美、舒适的休养环境,达到改善患者心理健康的目的。

(三)教会患者适应疾病的方法

用通俗易懂的语言向患者和家属讲解有关本病的症状、发展、预后、康复等方面的知识,帮助患者正确认识自己的疾病。由于精神因素引起的失眠,应指导患者养成良好的睡眠习惯,教会患者放松的方法,如肌肉放松训练,以达到减少紧张,改善睡眠的目的,必要时用暗示疗法代替安眠药物,既满足了患者的心理需要,又防止产生药物依赖。

(四)满足患者的需要

由于患者的自理能力差,康复治疗人员除关心帮助患者外,还要发挥社会支持系统的作用,通过对家属的接触,了解其照护方式,对不良之处进行指导。鼓励患者尽可能地进行体力活动,培养业余爱好,用体疗训练可使其更好地从事行走、进食等日常活动,但要注意安全,防止发生摔伤等意外。

(五)改变不良个性和行为习惯

康复治疗人员对患者进行个性测定,然后说明其与疾病发生的关系,对他们进行心理训练:对患者进行正面教育,耐心解释,帮助他们认识自己的人格缺陷,激发他们用积极的态度面对现实,用自己的力量、信心和勇气,提高自己的生活自理能力和心理承受能力。

(六)建立良好社会支持

提高患者的支持利用度,增加家庭、社会的关心支持,可让患者有心理归属感。康复治疗人员要让患者相信,医院、家庭、社会已形成一个支持性社会网络,给他无限的温暖和帮助,以增强其治疗信心。治疗过程中,积极为患者创造良好的交流机会,进行心理疏导,调整重建患者的良好人际关系,鼓励患者与他人积极接触,并动员患者亲属、朋友及同事给予他们精神上和生活上的大力支持。例如,通过夫妻间亲密关系,相互依存,可减轻患者孤独、空虚感;通过与孩子接触可产生生活乐趣,增强其责任感;通过病友间交谈,可模仿成功者的信念、态度和行为;通过与朋友、同事间的接触交流,可增加其安全感等;通过有效利用各种心理干预措施,使患者身心调整到最佳治疗状态,避免生活枯燥,减轻或消除了抑郁症状。

(七)药物治疗的心理康复

药物治疗是帕金森病最基本、最重要的手段,所以要做好患者用药过程中的心理康复,以达到良好的治疗效果。首先向患者介绍药物的名称、作用、不良反应、用药方法及注意事项等特点,让患者了解此类药物宜从小剂量开始,逐渐递增,不可盲目追求临床疗效而影响

康复心理学

长期治疗计划的实施,使患者服从医嘱,不要乱求医,或提出一些干扰治疗的离奇要求。同时,要关心患者躯体情况,及时解决身体不适,如心悸、便秘、睡眠差等情况。再者,在用药过程中,还要认真观察患者的情绪反应,如有无疑虑、沮丧、绝望等心理,了解其心理阻抗的原因,及时给予解决,并注意观察用药疗效及不良反应,防止意外事故的发生。

思考题

1. 脑血管意外患者心理障碍的原因有哪些?
2. 脑血管意外患者心理障碍的表现有哪些?
3. 为什么要开展脑血管意外患者的心理康复?
4. 怎样开展脑血管意外患者的心理康复?
5. 脊髓损伤患者心理障碍的原因有哪些?
6. 脊髓损伤患者心理障碍的表现有哪些?
7. 脊髓损伤患者心理康复的意义是什么?
8. 周围神经损伤患者心理障碍的原因和临床表现有哪些?
9. 怎样开展帕金森病患者的心理康复?

152

（朱红华）

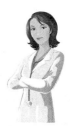

第十一章　运动系统疾病患者的心理康复

➕ 学习要点

1. 理解截肢后患者心理障碍的原因，掌握其心理障碍的表现，能够运用所学知识对患者进行初步心理指导。

2. 理解骨折后患者心理障碍的原因，掌握其心理障碍的表现，能够运用所学知识对患者进行初步心理指导。

第一节　截肢后的心理康复

随着康复医学的发展与进步，使大部分截肢的患者有可能参加社会工作，有自己的职业，像正常人一样生活。但是，肢体残障的外观，常常使他们受到社会的偏见或歧视，生活中也有人将这类人群进行丑化和歪曲等，这是非常不道德的。由于上述原因，很多肢体残障者（包括已经装有假肢的）常常有意隐藏自己残缺的肢体或假肢，回避健康的人群和社会活动。由此可见，对于肢体残疾者来说，疾病或事故给他们带来的不仅是肢体的残缺，也是心理的残缺、人际交往的残缺。因此，肢体残障者康复的过程就是重新确立人生观和价值观的过程，在这个过程中治疗师应充分理解患者的心理状态，为患者完成这个心理过程提供切实可行的康复计划。

一、截肢后心理障碍的原因

（一）截肢的部位

截肢的部位、范围的影响主要体现在对患者生活的不便和工作的限制方面，其次是外观。如示指切断的影响就比小指切断的影响要大得多，左右手、上下肢因为功能的不同对患者心理的影响也不同。

（二）个体情况

个体情况具体指年龄、性别、职业、人格等。就同一个部位来说，爱好运动的少年和卧床的老人心理状态不同；女性较男性更注重切断部位对外观的影响而直接影响其心理状态；不同的职业对肢体的功能有不同的要求，如果肢体的截断将影响患者的工作，甚至永久地失去这个工作，就会加重患者的失落感。患者残疾前的性格也决定着患者截肢后的心理状况，出现不同的情绪反应。

（三）截肢的原因

截肢的原因是影响患者心理状况的重要原因之一。截肢的原因是多样的，如意外事故、疾病、自杀或自残等，由于原因不同，患者可能出现不同的情绪。突发的意外事件引起的截肢，患者可能出现愤怒的情绪或攻击性行为；疾病所致的截肢，患者可能非常悲伤和抑郁；自杀自残者，则有可能发生再次的自杀自残行为。

二、截肢后心理障碍的表现

（一）抑郁

有研究表明，截肢患者常常患有抑郁症或有抑郁状态，主要表现为持久的情绪低落，对日常活动包括业余爱好和娱乐兴趣显著减退，感到生活无意义，对前途悲观，常常沉思不愉快的往事，或遇事往坏处想。自我评价下降，夸大自己的缺点。自觉活力降低，懒散乏力，精神不振，反应缓慢，对工作学习缺乏信心。

（二）幻肢

幻肢是指截肢后的患者感觉现实中已经缺如的肢体存在于自己的肢体中的现象。约70%的患者有幻肢感，有时还有一种逐渐短缩、扭转等异样感。部分患者的幻肢有烧灼样、切割样疼痛，称为幻肢痛。这些症状从截肢后很快出现，持续数月或数年，逐渐淡化，但也有少数患者可能终身存在，治疗十分困难。目前，幻肢的原因并不明了。

（三）创伤后应激综合征

创伤后应激障碍是一种对个体造成严重影响和社会负担的严重精神障碍，主要表现为不安、紧张等各种躯体症状。这些症状可以随外界环境的刺激而出现，也可能在睡眠中惊醒而产生，并多见于截肢发生后和出院前。这些症状可能导致患者害怕外出，不能独处等，严重地影响了他们的日常生活。

三、心理康复措施

（一）接受并适应截肢

治疗师应帮助截肢者，使其能够面对并适应日常生活中的肢体功能障碍和身体外观的改变，其中包括以下5个方面。

1. **身体功能**　截肢者在面对要求肢体活动的场合，可能采取这样的应对：①回避这些活动；②不能很好地利用残存的功能；③不使用假肢等。因为这些原因，限制了患者的很多日常活动，出现欲求不满的体验。

2. **美容**　患者对周围人的目光非常敏感，残缺的肢体、假肢或人工关节的响声都会使患者感到不快，因而回避人群，甚至出现愤怒或攻击性行为。

3. **能量的消耗**　使用假肢的患者体力消耗很大，甚至是健康人的2倍；而另一方面，他们还要顾及周围人的目光，不愿给他人增加麻烦，也容易出现心理疲劳。一旦外出或参加一些活动，在体力上和心理上消耗的能量都远远超过健康人。

4. **假肢**　假肢的安装可能使患者感到异物感和压迫感，并影响排汗和伴有疼痛，这些都可使患者出现不快和抑郁。假肢的使用是随着练习和时间的推移逐渐熟练的,训练过程中,多次的失败动作可能使患者产生烦恼和不安,往往引起急躁情绪。

5. 经济问题　患者在截肢前都有自己的职业,截肢往往需要他们改变以前熟悉的职业,影响经济收入;截肢的现实限制了他们选择职业的范围,不能与健康的同事一样竞争,影响其情绪。

上述的现实问题使截肢者的心理状态不同于健康人,特别是在截肢后,现实地降低生活和工作要求,甚至重新调整生活目标的过程都需要治疗师的帮助。治疗师首先应理解患者的各种不良情绪和行为,提供适当的环境,帮助患者消除愤怒的情绪,克服适应不良的行为,适应肢体残缺的自我,发挥最大的潜能,充分利用残存的功能,回归社会。

（二）家属的心理干预

截肢患者的家属因截肢的发生也将出现一系列的心理变化,他们同样需要接受和适应家庭成员截肢的现实,同时还要给予患者生活上和心理上的援助。因此,治疗师还必须关注家属的心理问题,并与家属一起,为患者创造一个安定的康复环境,共同制定回归家庭、回归社会的计划。

第二节　骨折后的心理康复

骨的完整性或连续性中断,称为骨折。它是日常生活中最为常见的疾病之一。常因外伤使健康骨骼受不同外力的作用而断裂,有病骨骼遭受轻微外力即可折损。骨折常常因为突然发生、受损程度较重、往往需要手术和恢复病程较长给患者带来一系列的心理变化。如旷日持久的慢性病程,本身就是一种沉重的心理压力,疾病所致的疼痛或不适,治疗的痛苦或麻烦,检查的复杂与繁琐,也必然对骨折患者心理产生影响。有些患者需长期卧床,限制了日常的活动,甚至使人丧失了工作、学习和料理生活的能力。经济上的损伤和困难,又增加了患者的心理负担。另外,长时期的休养,给周围人也带来了不少麻烦,进而产生人际关系方面的矛盾和问题。所有这些,都可以使患者的心理活动发生变化。

一、骨折后患者心理障碍的原因

（一）心理应激

在日常生活中生理性骨折较为常见,如车祸、斗殴和摔伤等引发的骨折,患者往往没有预见性,面对突如其来的病情,心理上还不能马上接受,表现为愤怒、急躁和否认等,进而消极沮丧,丧失信心,感到自己成了家庭的包袱,认为自己的伤病或残疾拖累了家人,产生深切的内疚,甚至对自己的"价值"产生怀疑。

（二）骨折的部位和受伤程度

患者在骨折后,最关心的是骨折的部位和受伤的程度,想了解影响到什么生理功能。脊柱的骨折和无名指的骨折给患者带来的心理压力肯定是不同的;开放性骨折和完全性骨折患者会感到心理压力很大,闭合性骨折和不完全骨折带给患者的心理压力就会相对较小。

（三）骨折的治疗方案

在明确病情之后,患者会担心手术能否成功,是不是最好的医生主刀,医院的医疗水平到底怎么样等等一系列的问题,往往表现出紧张、焦虑以及对家属和医护人员的不信任。

（四）骨折的预后和病程

由于骨折恢复的病程较长和预后的不确定性,往往会给患者带来较大的心理负担,出现心理障碍。

二、骨折后心理障碍的表现

（一）情绪休克

情绪休克多数持续几天,是一种心理防御反应。患者出乎意料的镇静与冷淡、病情淡漠、言语简单、很少与人交谈,既不呻吟,亦无主诉,对治疗反应也平淡,似乎显得无动于衷。

（二）焦虑和忧郁反应

情绪休克期后,患者可发生各种形式心理反应。一旦他们面临现实困难时,会显得焦虑不安和心神不宁。个别严重患者,变得性情恶劣,怨天尤人,容易激惹,无故发怒。临床上往往表现为忧郁,悔恨交集,自责自罪,沮丧失望,甚至产生自杀行为等。

（三）病态性依赖心理和"继发性获益"心理

骨折患者一切听从他人指导与帮助,不做主观努力,可使功能恢复及适应过程变长,病情慢性化。当失去周围人支持时患者常表现为忧郁灰心,实为依赖心理所致。一些工伤、交通事故及斗殴致伤者,当由肇事对方负担赔偿患者全部损失时,患者症状迟迟不消失,或其症状与骨折程度不符,主要原因是患病可取得一定的利益,如经济赔偿或长期休息等。这种"继发性获益"在心理上强化,使疾病过程大为延长。若处理不好,少数患者可成为终身的社会"残废"。

三、心理康复措施

（一）心理治疗

1. 支持性心理治疗 对患者进行指导、保证、劝解、疏导和调整环境等,加强心理活动的防御能力,控制和恢复对环境的适应平衡。使患者思想上由消极转为积极,情绪上由悲观转为乐观,行动上由被动转为主动,保持心理平衡。

2. 暗示疗法 用语言、文字、表情、手势等来作为暗示手段,转移患者的负性心理因素,减轻对疼痛的主观体验。

3. 放松疗法 术前对患者进行放松训练,配合心理指导,稳定情绪,放松肌肉,使患者能耐受手术,加速机体康复。术中做各种操作,要稳、准、轻、快,尽量减少对患者的不良刺激,尽量缩短手术时间,减少患者痛苦和创伤打击,满足患者的安全需要。

（二）心理护理

1. 情绪休克期护理 患者的心理创伤是严重的。从心理护理角度讲,在骨折的早期局部多疼痛,患者烦躁不安、易怒、呻吟不止,有的大喊大叫。此时,医护人员必须有耐心和同情患者,切忌训斥患者,不能认为患者娇气、忍耐性差,置之不理,而应细心护理患者,给予对症治疗减轻疼痛,并向其解释骨折的早期反应,骨折的愈合过程,使恐惧和紧张心理得以缓解。

2.　**恢复期护理**　给予心理疏导,分散和转移负性情绪,消除因生理功能失调造成的消极心理;同时,做好患者家属、单位领导的工作,适当解决患者的实际困难,尽可能使患者在以后的生活中淡化或消除骨折造成的心理影响。

思 考 题

1. 截肢患者心理障碍的表现有哪些? 如何帮助截肢患者树立生活的信心?
2. 骨折后心理障碍的表现是什么? 对一名胫骨中段骨折的患者如何进行心理康复?

(孙华祥)

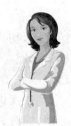

第十二章	心血管系统疾病患者的心理康复

学习要点

1. 掌握高血压病发病的心理-社会因素、患者心理障碍表现及其心理康复措施。
2. 掌握冠心病发病的心理-社会因素、患者心理障碍表现及其心理康复措施。

第一节　高血压患者的心理康复

高血压是以体循环动脉压增高为主要表现的临床综合征,是最常见的心血管疾病。可以分为原发性高血压和继发性高血压两大类:原发性高血压一般病因不明,约占高血压患者的95%以上;继发性高血压一般本身有明确而独立的病因,是某些疾病的一种临床表现。原发性高血压,又称高血压病,患者除了可引起高血压本身有关的症状以外,长期高血压还可成为多种心血管疾病的重要危险因素,并影响重要脏器如心、脑、肾的功能,最终可导致这些器官的功能衰竭。

高血压作为一种心身疾病,其治疗措施不能仅仅局限于药物治疗上,为了弥补单纯使用药物治疗高血压的不足,近些年来开始了心理治疗的尝试。这种尝试是成功的,对于早期高血压患者更为适宜。心理治疗可以消除心理-社会刺激的因素,改善情绪状态。治疗的目标是协助降低血压,减少药物用量及靶器官损害,提高体力活动能力和生活质量,帮助建立有效的社会支持体系。

一、高血压发病的心理-社会因素

原发性高血压的病因尚未阐明,目前认为是在一定的遗传背景下由于多种后天环境因素作用使正常血压调节机制失代偿所致。该病有群集于某些家族的倾向,提示其有遗传学基础或伴有遗传生化异常。双亲均有高血压的正常血压子女,以后发生高血压的比例增高也可以证明这一点。与原发性高血压的发生有关的另外两个因素是饮食中钠盐含量和体重,流行病学调查材料可以看到饮食中含食盐过量的群体血压偏高;体重与高血压有关系,高血压患者大多是肥胖的,早年就过度肥胖,无疑是高血压的先兆。人们研究发现高血压病的发生与心理-社会因素有关,而高血压发生后也可引起各种心理问题。这里重点讨论一下心理-社会因素。

(一)心理冲突

愤怒情绪如果被压抑,造成心理冲突,对原发性高血压的发生有很大影响。有一个类似的实验可以说明这一点。将两个被试者安置在一个房间内,里面有开关,只要按一下开关,就能给对方一次电击。当被试者允许给对方以报复性电击时,血压不升高;而不准许他给对方以电击时,血压升高。持续这样的实验,被试者升高的血压不再下降。看来,被压抑的敌意所造成的心理冲突,是心理因素影响高血压的因素之一。

(二)环境因素

世界上不是所有人群的高血压发病率都相同,也不是所有人的血压都随着年龄而升高。有人提出,差别的比例归因于文化不同和所受到的压力不同。血压较低的人群多半过着较少"心理紧张"的生活,保持着稳定的传统的社会生活,如农村人群的高血压发病率比城市人群的高血压发病率要低。当语言、文化、经济、风俗习惯、人际关系甚至气候、居住、工作等环境发生变化时,紧张、不安全感、再适应困难都会促进高血压的发生。不同的工作环境和工作性质造成不同程度的心理紧张,那些持续性的心理-社会紧张刺激,在原发性高血压的发生上有一定的意义。

(三)人格特征

关于高血压患者的人格特征是有争论的,日本石川中认为高血压患者具有被压抑的敌意,攻击性和依赖性之间的矛盾,焦虑乃至抑郁。高血压是多型性的。换言之,原发性高血压患者的个性特征并非是特异的,可以发生在各种个性特征的人,但经常焦虑和易于发生心理冲突的人易于发生高血压病,主要表现为对事物敏感、性情急躁、不安全感、长期压抑自己的愤怒与敌意。另有资料显示高血压病与 A 型行为模式有关。

二、高血压患者心理障碍的表现

(一)脑衰弱综合征

高血压病初期,有部分患者出现脑衰弱综合征,表现为头部不适,跳动,情绪易激惹,心跳加快,心前区不适。出现入睡困难,睡眠不安,噩梦及易惊醒。患者易疲乏,注意力不集中,记忆力差,工作能力受影响,工作不能持久。

(二)焦虑恐惧抑郁状态

患者过分注意自己的病情,或对病症发作感到恐惧、忧虑甚至产生死亡恐怖和疑病观念。在高血压病中期阶段伴随着血管痉挛血压升高,可呈明显发作性的焦虑和忧郁,亦可伴兴奋、烦躁和不安。

(三)高血压危象和高血压脑病时的精神症状

1. 意识障碍　常突然发作,以夜间为多,发作前数天可有头痛、失眠、情绪不稳等前驱症状,继而出现朦胧,谵妄或精神错乱状态,还伴有恐怖性的幻觉或片段的妄想,甚至自伤、伤人、兴奋、冲动、言语不连贯、定向力丧失等。意识障碍的程度时深时浅是本病的特点,有时可与周围环境保持部分联系,发作可持续数日至数周,恢复后可有遗忘。

2. 假性脑肿瘤样综合征　发生在高血压病晚期,主要由于脑血管器质性改变而渐现意识混浊,表现为精神萎靡、乏力、无兴趣,表情呆板、思维贫乏、反应迟钝、动作缓慢,同时伴有神经系统症状,如头痛、呕吐、视神经盘水肿等颅血压增高征象。

3. 幻觉妄想综合征　多见焦虑紧张、恐惧后出现幻听、被害妄想及疑病观念。幻觉及妄想的内容常互相联系,但妄想缺乏系统化。

三、心理康复措施

一直以来药物治疗高血压是临床最常用的有效方法,目前抗高血压的药物已经生产出几十种,重症高血压患者在接受药物治疗后可以明显降低高血压并发症的发生,然而对于中度高血压,特别是年龄低于 50 岁者,或者未见心血管和肾异常者,药物治疗未见有明显益处。单纯用药物治疗常常只有一时性效果,药物本身还可以产生一些不良反应。近年来主张配合行为疗法,在这方面的研究已经取得了经验和成果。研究证实,许多心理行为治疗方法对高血压,特别是对临界型或中度高血压有显著疗效。

(一)传统心理治疗

高血压患者既然具有一定的人格特征,而且社会环境因素可能是通过情绪活动作用于心血管系统的,那么传统的心理治疗方法,似乎应该是有效的。这方面的报告比较少,实际效果也并不理想。有实验证明,精神分析法在高血压病中的应用有一定的局限性。对于某些有个性或情绪因素在高血压症状中明显起作用者,应试用认知疗法等加以矫正。

(二)松弛疗法

松弛疗法是目前治疗高血压比较常用的一种行为治疗方法,尽管各种松弛训练的含义和模式各不相同,但以下几种是共同的训练特点,包括排除杂念、全身放松、深慢呼吸、反复训练等,都能直接针对高血压的发病原因。在日常生活中,许多活动如运动、对刺激的觉醒、心算等可以造成血压暂时升高,但并不是高血压病,相反,安静和睡眠可以降低血压,但并不能治疗高血压。另外,有研究发现,使用音乐松弛训练,能使高血压患者产生即时降压效应,下降幅度有显著统计意义。

松弛疗法需要进行长期反复的训练,这样患者就可以掌握全身主动放松时的个体体验,并逐渐做到很容易地再现这种心身状态,结果血压成为一种能被患者"随意"操作的内脏行为,从而达到降压目的。一般认为,松弛疗法用于临界型高血压和不稳定性高血压效果最好,可以代替药物使用;对严重高血压,松弛疗法也可与药物一起使用,以减少药物使用量和不良反应,对于有高血压倾向的人,松弛训练则可作为一种预防手段。

(三)生物反馈疗法

近年来,生物反馈应用于高血压的研究越来越多,记录和反馈的生物信息各有不同,反馈装置、训练程序和指导方法等也不一样。目前直接的生物反馈疗法是通过记录收缩压、舒张压或脉搏速度等生物反馈信息进行的,患者一般接受住院训练,但也有在家中进行的;在实施过程中,均由医生进行一系列的指导活动。

用于治疗高血压的另一类生物反馈方法是间接的,患者反馈训练的直接目的不是使血压下降而是使全身放松。用这种方法训练时记录的信息往往是肌电、皮肤温度、呼吸率、脑电波等,训练的目的是达到随意控制自身的紧张度。因此,该类方法不同于上述直接的血压反馈,类似于松弛反应训练,只是利用反馈学的原理使个体更容易学会松弛反应,被称为用反馈辅助的松弛疗法。

(四)运动训练

越来越多的证据证明,对尚无并发症的高血压患者可选用骑车和慢跑等运动训练方法,具有一定的降压、减肥和减少心脏并发症的作用。重度高血压患者在使用一定降压药物后仍可结合进行低度的运动训练，但应注意药物的不良反应限制了运动量。

（五）其他

对于高钠饮食习惯、超体重等高血压危险因子，可通过行为矫正疗法加以解决。此外，气功疗法、音乐疗法等对高血压也有疗效。

第二节　冠心病患者的心理康复

冠心病是冠状动脉性心脏病的简称，亦称缺血性心脏病，包括冠状动脉粥样硬化性心脏病和冠状动脉功能性改变，前者是指冠状动脉粥样硬化使血管腔阻塞，导致心肌缺血、缺氧而引起的心脏病。随着社会人口老龄化的加速以及现代生活方式多样化所致的社会心理因素增加，冠心病已成为中老年最常见的心身疾病之一。世界各国，尤其是发展中国家，其发生率及死亡率逐年增高，成为人群健康的一大危害，尽管临床对冠心病的治疗方法已经有了很大进展，包括药物治疗、冠脉手术搭桥等，但其给患者带来的负面效果，如高额的医疗费用及家庭社会资源消耗是难以估量的，随着生物-心理-社会医学模式的发展，人们逐渐认识到单纯的药物治疗并不能完全有效地预防冠心病的发生与发展，解除心理压力，调节行为方式，改善生活习惯，提高社会支持对冠心病有预防及治疗作用，采用心身协同治疗已成为当今冠心病防治的公认原则。

一、冠心病发病的心理-社会因素

冠心病的病因是多源性的，生物学因素如遗传倾向、年龄、性别、体重、饮食结构不合理、高脂血症、高血压、糖尿病等；心理-社会因素如心理应激、不良生活方式和习惯、性格、行为类型等均与冠心病的发生有关。

（一）心理应激

迄今为止，多数学者认为心理应激在冠脉痉挛的发生中起重要作用，情绪应激促发冠脉痉挛时，可以引起严重心绞痛、急性心肌梗死、恶性心律失常，甚至猝死等。研究表明心理-社会紧张刺激与冠心病有着密切的关系。人际关系紧张、职业的变化、恋爱挫折、婚姻不幸福、亲人的死亡等均可导致冠心病的发生。鲁塞克（Russek）和佐曼（Zohman）对100名冠心病患者调查发现，患者的工作、饮食、生活习惯和生活方式与100名健康人的主要差异是紧张的生活体验，91%的患者在症状出现前，都曾经从事负担过重、长时期的紧张工作。

（二）行为类型

弗雷德曼（Friedman）等把人的行为特征分为A、B两型。A型行为的表现特点是好胜心强、雄心勃勃、具竞争性、努力工作而又急躁易怒，即具有时间紧迫感和敌对倾向等特征；相反，表现为心地坦荡、不争强好胜、从容不迫地做事者属B型行为类型。1978年美国心肺和血液研究所宣布确认A型行为是引起冠心病的主要危险因素之一。冠心病患者具有A型行为者常伴有交感张力增高、儿茶酚胺释放过多，引起高血压和心率增快、心律失常以及冠状动脉痉挛等后果。现认为A型行为对冠心病康复不利的主要成分为：敌意和抑制性愤怒。

（三）行为危险因素

行为危险因素如吸烟、缺乏运动、过食与肥胖，以及对社会压力的适应不良与冠心病的发生有密切关系。这些因素往往是在特定社会环境和心理环境条件下行为学习的结果。例如，一定的经济条件、饮食习惯、文化背景易造成肥胖；特定的工作条件和技术的进步常造成运动的缺乏等。行为危险因素则又进一步通过机体的生理病理作用促进冠心病的形成。由此可见，社会因素与行为危险因素对于冠心病是两类既互相联系，又互相独立的致病危险因素。认识这一点，对于如何预防冠心病具有重要意义。

二、冠心病患者心理障碍的表现

（一）情绪障碍

多次发作心前区疼痛，严重影响患者的处事能力。心肌梗死或恶性心律失常时，直接威胁到患者的生命，产生焦虑恐怖或抑郁反应。当得知病情危重时，产生绝望等情绪反应，并常伴随一系列自主神经系统功能紊乱。

（二）心理防卫反应

频繁的躯体症状（如心绞痛、心悸及胸闷）扰乱了内环境，使心理失去平衡；错综复杂的治疗、陌生的病房和新的人际关系，致使患者心理活动紊乱。疾病的不同时期会产生不同的心理反应，通常发病 1～2 天，表现为焦虑状态、疑病、否认；第 3～5 天由于心绞痛效应、特殊治疗和不习惯病房生活，出现失眠、承认患病、自尊心受损、产生抑郁情绪等反应。

（三）合理化与否认

由于恐惧冠心病，希望自己不得这种病，因而对出现的症状以其他不重要的原因（如将胸痛说成是胃部不适）、强调客观因素或认为自己不具备多项危险因素等方式转移，竭力寻找不可能患冠心病的理由。不相信也不承认自己会患冠心病，因而拒绝就诊，导致误诊。

三、心理康复措施

（一）心理支持和心理咨询

在冠心病临床治疗和康复过程中，医护人员要给患者以更多的支持，要让患者倾诉内心的体验和感受，避免压抑发生，同时要做好家属的心理支持工作。在不同的临床阶段，针对患者不同程度的否认心理倾向，做好应对指导工作。为了实施下面各项心理防治措施，应提倡对冠心病患者及其家属开展心理咨询，特别是集体咨询法常被国外专家所采用，收到了良好效果。

（二）A 型行为的矫正

由于 A 型行为模式与冠心病有着密切的关系，心理治疗中以行为治疗来矫正 A 型行为模式有重要作用。矫正 A 型行为一般采用医生指导下的以认知行为矫正疗法为中心的综合矫正方法。其中包括冠心病知识和 A 型行为知识教育（常以分发小册子或集体讲课的方式进行）、松弛训练（要求松弛反应泛化到日常生活中）、认知疗法（帮助患者进行认知重建和实施自我控制），以及想象疗法、行为演练、社会支持和运动锻炼等。研究表明，改变患者精神状态和行为方式可预防冠心病发作和改善预后。

（三）危险行为的矫正

吸烟、酗酒、过食和肥胖、缺少运动，以及对社会刺激所作出的 A 型行为反应等"行为危险因素"的改变，需要一定时间和毅力，并且应配合一定的心理学方法，特别是各种行为矫正疗法。烟酒瘾和过食行为被认为是一种社会习得性行为，改变这些行为是较困难的，近年来行为学家们寻找了不少具体的行为矫正训练方法，主要是自我控制训练和以治疗者为主的行为矫正技术，后者适用于缺乏自我控制训练兴趣的患者。当然，上述两者可以同时进行。不论何种行为矫正方法，主要是根据对错误行为实行"惩罚"和对良好行为实行奖励的强化原理，训练是否成功取决于多种因素，包括个人毅力、方法的正确、指导者与患者的协调以及环境因素等。

（四）克服依赖性

对于冠心病患者，康复人员都有义务向患者解释是维持还是改变他的日常活动方式。某些患者原来就具有缺少运动的行为特点，患病后有可能会变得更加具有依赖性，活动更加减少，如此，用行为训练技术逐渐克服患者的依赖性，直接达到正常人的日常活动水平，显得很有意义。与依赖性直接有关的一个问题是不能恢复工作，据统计，不能恢复工作的病例中有 10％～50％属于心理上的原因，主要是焦虑和抑郁反应，年龄、梗死的严重性、经济、心理创伤程度等也都是影响恢复工作的因素，因此，对应该恢复工作而又不能工作的患者应积极给予心理行为帮助。

～ 思 考 题 ～

1. 高血压病患者心理障碍的表现和心理康复措施有哪些？
2. 如何配合药物治疗对冠心病患者进行心理康复？

（孙华祥）

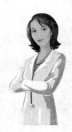

第十三章 代谢和营养疾病患者的心理康复

1. 熟悉糖尿病发病的心理-社会因素,掌握心理障碍表现及其心理康复措施。
2. 熟悉肥胖症发病的心理-社会因素,掌握心理障碍表现及其心理康复措施。

第一节 糖尿病患者的心理康复

糖尿病是常见病、多发病,其患病人数正随着人民生活水平的提高、人口老龄化、生活方式的改变以及诊断技术的进步而迅速增加。糖尿病是由多种病因引起以慢性高血糖为特征的代谢紊乱。高血糖是由于胰岛素分泌或作用的缺陷,或者两者同时存在而引起的,除碳水化合物代谢紊乱外,还有蛋白质和脂肪代谢异常。久病可引起多系统损害,导致眼、肾、神经、心脏、血管等组织的慢性进行性病变,引起功能缺陷及衰竭。

糖尿病是一种自我管理性疾病,在诊疗护理过程中,心理反应十分复杂。一般情况下,疾病影响患者的心理,而心理反应又可积极或消极地影响疾病的进展。由于患者所受社会环境影响和个人文化素养不同,而对疾病的认识态度也截然不同。一旦发现疾病后,思想受刺激,精神受压力,又处于特定的环境之中,更需要特殊心理的需求。

一、糖尿病发病的心理-社会因素

糖尿病的病因尚未完全阐明,是复合病因所致的一种临床综合征,一般认为与遗传因素、自身免疫因素及环境、心理、社会方面的因素有关。这里主要讨论环境、心理、社会方面的因素。

(一) 应激状态

临床观察和研究发现,强烈的生理应激和精神创伤,可以通过下丘脑-垂体-肾上腺轴系统,使肝糖原分解、糖原异生,或延缓体内碳水化合物的处理,致使血糖升高,出现或加重糖尿病。已经发现,心理应激可以使正常人显示糖尿病的某些症状,如糖耐量减低、血糖升高、尿中糖和酮体含量增多。与糖尿病患者不同的是,正常人在应激解除后很快恢复正常,而糖尿病患者则很难恢复。动物实验发现,在应激状态下,生长激素、皮质类固醇、肾上腺素、去甲肾上腺素和高血糖素被释放出来,抑制胰岛素的作用,阻止了血中葡萄糖转化为脂肪,使血糖增高,易于产生糖尿病。以上说明,强烈的生理应激或应激的持续状态可以诱发糖尿病。

（二）生活环境

许多研究发现，生活环境的变化与糖尿病发病及病情有一定的关系。Rahe(1969)的调查表明，在指定的时期生活变化单位分数越大，糖尿病患者的病情就越严重。其他研究证实，安定、良好的情绪状态可使病情缓解，而紧张、抑郁和悲愤等常常导致病情加剧或恶化；而稳定的生活环境往往带给人安定、良好的情绪，反之，会使人紧张和抑郁，甚至悲愤。

（三）人格因素

有调查发现，情绪不稳、神经过敏、适应力差、内向、被动、依赖、幼稚、不安全感、优柔寡断、缺乏自信和有抑郁心理的人较正常人易发糖尿病。

（四）社会因素

随着现代物质生活水平的提高，膳食营养结构发生了巨大变化，体力劳动减少，致使营养过剩，肥胖者日益增多，2型糖尿病例逐渐增加。

二、糖尿病心理障碍的表现

糖尿病是一种极易复发的终身慢性疾病。由于饮食控制影响其每日的生活、并发症可能致残等，可能出现很多心理行为问题。这些都与患者的血糖控制密切相关，然而遗憾的是很多糖尿病患者的血糖在医学上没有令人满意的控制方法，使得患者对医疗建议的忽视和理解不清楚，难以适应对糖尿病护理的诸多要求，并带来多方面的心理-社会问题。

（一）心理反应

糖尿病患者的心理状态与病情容易波动密切相关，患者的应对和预防措施不可能总是与病情的变化成正比，患者容易丧失信心、丧失生活乐趣。

1. 自身心理表现　患者自我压抑，压抑不能接受的意念、情感和冲动，并认为疾病给家庭和他人带来了各方面的负担，对疾病的治疗和康复失去信心，从而产生消极厌世的意念，伴有抑郁、自卑、退缩，并有自私的行为。

2. 外在行为表现　在糖尿病的康复过程中易激怒、任性、好挑剔，人际关系紧张，对躯体方面的微小变化非常敏感，常提出过高的治疗和康复要求，责怪医务人员未精心治疗，责怪家人照顾不够，经常与医务人员或家属发生矛盾。

（二）认知功能损害

患上糖尿病后，患者原有的饮食习惯被改变，需要长期控制饮食，要求较高，因此常常担心营养摄入不足或质量得不到保证对身体更加不利，更多的是认为不能与正常人一样的生活，因而沮丧，压抑。另一方面，由于血液中糖化血红蛋白含量增高可使部分患者的注意力、记忆力和思维能力下降，中晚期合并有心、肾、脑、神经血管等多系统并发症会导致患者疑病、抑郁、智力下降；胰岛素不足还可引起大脑代谢紊乱，临床表现的心理障碍有情感不稳、神经衰弱综合征、食欲减退、癫痫样痉挛发作和焦虑抑郁状态，严重者可能出现意识障碍或幻觉妄想。

（三）人格障碍

有些青少年罹患上糖尿病后，表现出敏感、多疑、隐瞒病情和恐惧，与周围人群的交往逐渐减少,易形成孤僻性格和不成熟的人格。有些成年患者把自己置身于"糖尿病患者"这一固定角色,长期依赖于治疗和他人的照顾,这种心态一方面阻碍了疾病的康复,另一方面使患者的性格发生变化。

三、心理康复措施

心理干预的目标是改善情绪,帮助建立有效的社会支持系统,提高治疗的依从性和康复的主动性,从而提高生活质量。

(一)支持性心理治疗

患者由于长期受疾病折磨,容易丧失治疗信心,治疗师要关心、体贴患者,耐心细致了解患者心理状态,通过支持、解释、疏导、鼓励等方法缓解患者的焦虑紧张心理,帮助患者树立生活和治疗的信心;指导患者建立有规律的生活,科学地安排饮食和体力活动,针对患者的各种不良情绪,做好应对指导工作。

(二)认知行为治疗

由于糖尿病的患病人群大,其治疗过程漫长甚至终身,因此只有通过糖尿病的康复教育,把疾病的防治知识教给患者,充分发挥患者的主观能动性,积极配合医护人员,进行自我管理,自觉地执行康复治疗方案,这对有效地预防和控制并发症的发生和发展有重大意义。通过对糖尿病患者及其家属的宣传教育,使患者通过自己和家属的共同努力,改变自己不健康的生活习惯(如吸烟、酗酒、摄盐过多、过于肥胖、体力活动太少等),通过自身行为的改变,控制危险因素和疾病的进一步发展。

(三)放松疗法

精神和身体的松弛是治疗糖尿病的一个有效的辅助治疗方法,有助于胰岛素分泌增加、血糖水平下降,改善糖耐量,增加外周血流量,改善微循环。患者可以通过听音乐、深呼吸、散步和按摩等方法使自己放松。

总之,患了糖尿病除了需要合理用药和精心护理外,患者和家属都要对糖尿病有全面的认识,配合医生治疗,除了坚持服药、控制饮食、加强运动等方面外,还要从心理上进行疏导,使患者从心理上得以康复,才能事半功倍。要纠正患者对糖尿病的错误认识,使他们认识到糖尿病并非不治之症,以解除其精神压力,克服心理失衡状态,树立起战胜疾病的信心,积极配合治疗和护理,达到最佳效果。

第二节　肥胖症患者的心理康复

肥胖症是指体内脂肪堆积过多和(或)分布异常,体重增加,是遗传因素、环境因素和心理-社会因素共同作用的结果。另一方面,肥胖症又是多种复杂情况的综合体,它常与糖尿病、冠心病、脑血管疾病、高血压病、高脂血症等多种严重危害健康的疾病集结出现,因而它又是一个慢性的代谢异常疾病。肥胖症的病因未完全明了,有各种不同的病因,同一患者可有几种因素同时存在。这里重点讨论一下其发病的心理-社会因素。

一、肥胖症发病的心理-社会因素

（一）心理因素

1. 心理应激　心理应激是人在面临压力的情况下产生的一种特殊的心理状态。心理应激下的许多情绪反应,包括焦虑、愤怒、恐惧、忧郁和失望等,都是消极的情绪,这些情绪也会影响到人的食欲和进食量。许多人认为,人在情绪好的时候吃得多。然而,科学的观察和研究发现,各种类型的心理应激都可以引起一些人过多地进食,甚至达到入迷的地步。消极的情绪之所以导致某些人多吃和肥胖,是由于他们需要通过进食活动来减少其焦虑。

2. 人格因素　有的人之所以吃得很多,是因为他们有要通过进食才能解决的人格问题,或者说对进食有病态的情绪依赖,通过进食来满足自己对安全和自尊的需要。另外,通过研究发现,正常体重者主要依赖内部线索(如自己是否感到饥饿)调节自己的进食活动,而肥胖者则主要依靠外部线索(如食物的色、香、味,吃饭的时间等),而不是依赖于身体的自然需要或内部线索。肥胖症患者大多有神经质性格,存在体象障碍,认为自己不丰满,进食快且多,易引起肥胖。

（二）社会因素

在我国,社会工业化和人民生活水平的提高导致人们的生活方式发生了显著的变化,现代人追求高营养、高消费、高享受,多食、精食、饱食,脂肪甜食过多;生活方式无规律,出门以车代步,缺乏运动,体力活动不足而致肥胖者逐渐增多。动物实验表明,限制身体的活动实际上可以增加食物的摄入量;当动物增加身体的活动时,食物的摄入量减少。在人类肥胖者身上也观察到类似的规律。

二、肥胖症心理障碍的表现

（一）认知错误

有些肥胖者对减肥抱有不切实际的幻想,大多数人在治疗时对减去10％的体重不接受,希望减得越多越好。因此,在减肥时往往操之过急,强制参加运动与减少进食,但是经不起时间的考验,不久又贪食,前功尽弃,反而容易发生焦虑、抑郁。另外,无条件的节食可致厌食症或形成周期性贪食而加重病情。

（二）适应困难

患者因长期负重,活动受限,少动少言,社会活动与交往减少,渐渐社会适应困难。病程的长短也会影响到患者的心理,病程越长,心理负担越重,尤其重度肥胖患者会影响生理功能,从而造成患者苦恼、焦虑和抑郁,甚至轻生。

三、心理康复措施

（一）认知重建

心理治疗师要帮助患者改变不符合实际的目标和不正确的想法;正确认识自己的体重,主动改变自己的内心期望,使自己的想法更接近实际;正确处理周围人群对自己体重的看法。

（二）应对应激处理

应激主要与反弹和过多摄入有关，可触发不健康的饮食行为，应激处理是教会患者识别和应对应激与紧张。减压在治疗中是有效的，应激处理的手段包括全身放松、运动、膈肌呼吸、仔细思考等，这些方法有助于患者减轻紧张，减弱交感神经兴奋，从应激环境中转移出来。应激处理可以有效地帮助患者应对高危环境，学会避免过多摄入的方法。

（三）行为疗法

行为治疗是帮助肥胖者改变其不良的生活习惯，建立健康的饮食和运动习惯，达到减轻体重、成功维持体形的治疗方法。行为治疗的方法包括自我检测、刺激控制、厌恶疗法等。这些干预对肥胖者短期减轻体重疗效较好，但对长期保持较低体重的效果略差。因为肥胖是一个不易治愈的慢性状态，所以行为干预一方面需要覆盖面广，包括生存质量、良好的心理素质、较低的心血管危险因素等；另一方面需要持久的干预，而非短暂的、限时的治疗模式，否则很难收到长期的疗效。行为治疗可以帮助肥胖者控制体重，改善整体形象以及解决与饮食和运动有关的长期问题，正确地使用行为治疗技术是减肥成功的保障。

1. 自我监测　这是指行为模式以及行为反馈的观察和记录。具体方法是观察和记录自己每天的行动，包括总热卡、运动日记、每天的体重变化日记等。记录的目的并不只是为了回顾具体的数值，而是要使肥胖者更多地注意自己的行为与改变这些行为后所获得结果之间的关系，增强治疗的信心。自我监测是非常有效的行为干预，应积极鼓励患者使用这种方法。

2. 自我奖励和惩罚　医师与患者商定一个较为合理的、具体的饮食行为模式，要求患者遵照执行，如果患者能按照要求做一天，就给予一定的奖励，如果不能遵照执行，每出现一次要纠正的目标行为就给予惩罚（可与患者商定奖励和惩罚的形式）。

3. 刺激控制　这是指识别与不良生活方式有关的环境因素。帮助肥胖者改善这些因素有利于成功地控制体重，也称控制刺激。具体地说，如患者诉说工作忙无时间运动，就应该帮助患者寻找时间，或早起或步行上班等，养成习惯后部分患者就能坚持下去。

4. 厌恶疗法　用一些令人厌恶刺激来对抗多食行为，可选择一些与肥胖有关的厌恶刺激，如大腹便便行动笨拙的漫画，肥胖危害的张贴画，若干条肥胖危害的句子，讽刺、嘲笑胖人的顺口溜等，每当患者出现超过合理进食量、吃零食、夜食等不良饮食行为时就呈现上述厌恶刺激，以降低进食欲望，控制多食行为。

5. 示范训练　可借用录像放映设备播放良好进食行为、户外运动、健美训练等内容，以此向患者提供模仿对象，让患者通过模仿学习获得良好的饮食行为。还可请饮食适量、爱好运动、体态健美的人向肥胖者讲述自己的饮食习惯、日常生活内容及对饮食营养等问题的看法，促使肥胖者形成良好的饮食行为。

6. 小组训练　由多名肥胖者组成治疗小组，定期交流减肥的体会和经验，共同制订和实施减肥计划，相互促进，相互监督，一起控制多食行为。团体心理训练的各种优势在该方法中都会体现，运用这些团体互动因素能较快达到治疗目的。

（四）心理疏导法

不良情绪、现实问题等心理-社会因素可能是某些肥胖者多食的原因，遇到这种情况应找到心理症结所在，针对心理矛盾进行情绪调节及应对方式调节。情绪调节的方法有倾诉、转移、放松、宣泄等，可在治疗中选择使用。

（五）社会支持

个人的生活是无法脱离社会环境而独立存在的，减肥虽属个人行为，但离不开家庭成员、朋友及同事的支持，否则减肥不易成功，即使成功也无法持久。心理治疗师要帮助患者恢复重新建立社会关系网络的信心，并指导其家属和周围人群支持患者减肥，监督其减肥效果。

思 考 题

1. 糖尿病患者心理障碍的表现有哪些？如果一位有 10 年糖尿病史的患者向你求助，你应该怎么帮助他？

2. 肥胖症患者的心理康复措施有哪些？如果你是一位肥胖症患者，你会怎么做？

（孙华祥　曾　姝）

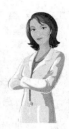

第十四章 残疾儿童的心理康复

学习要点

1. 了解残疾儿童的心理特征。
2. 理解残疾儿童的行为偏失。
3. 掌握残疾儿童心理康复疗法。

第一节　残疾儿童的心理特征

一、一般心理障碍

儿童的许多行为和心理问题可以归为两个范畴：一个是内化综合征，如过度自卑、孤僻、依赖父母、产生过激行为；一个是外在化综合征，包括过度活动、自我控制差、攻击性强、犯罪等。我们在这里只讨论内化综合征问题。

（一）自卑

自卑，可以说是一种性格上的缺陷。表现为对自己的能力、品质评价过低，同时可伴有一些特殊的情绪体现，诸如害羞、不安、内疚、忧郁、失望等。

1. 自卑的成因　经常遭受失败和挫折，是产生自卑心理的根本原因。一个人经常遭到失败和挫折，其自信心就会日益减弱，自卑感就会日益严重。自卑的产生会抹杀掉一个人的自信心，本来有足够的能力去完成学业或工作任务，却因怀疑自己而失败，显得处处不行，处处不如别人。由于自卑的情绪影响到了生活和工作，所以给人的心理、生活带来的不良影响亦很大。

2. 如何预防和调整自卑心理

（1）童年教育：自卑感是幼小时在家庭里就开始形成的，所以幼年期的教育非常重要。做父母的不应对子女寄予超过其实际可能的期望值，要客观地观察并承认子女的天赋条件。要着重培养其实际能力，因材施教，并设法让他感到心里踏实。成才需要坚定的毅力，应帮助孩子培养起良好的心理品格。

（2）化不利为有利：自卑感既会使人羞怯退缩，也能使人奋发进取。某种意义上，自卑感是走向成功的踏板。发现它，承认它的存在，并设法弥补它，从而达到人生的目标。

（3）系列摆脱法：若是自己不能胜任的事，不要立即强制去做，而是先从较容易入手，获得自信后,再做较为复杂的事,以便一步一步地实现目标。这叫做系列摆脱法。

(4)共鸣性理解:对怀有自卑感的人,应摆脱孤立无援、独自苦恼的状态,将自己的困惑向周围人诉说,帮助分忧解愁,体谅、理解其苦恼心情,争取周围人及家属的"共鸣性理解",对消除自卑感具有良好作用。

(5)行为矫正法:要针对自己的弱点制订一个逐步训练的计划,并坚持不懈地执行。如争取在集会上发言,主动接触陌生人;可以预先拟就话题,演练对话,提高语言技巧及社交手段。也可观察一下周围的人,发觉别人也不像自己所认为的那样十全十美,对自己又并无歧视之意,也就不再"自惭形秽"了。

(6)集体心理治疗:对于自卑感的克服,一般心理治疗中的说理开导、分析评价、讲授对策、鼓励劝慰等,都是用得上的。心理治疗时还把有同样经历的人组织成集体小组,相互慰藉,共同探讨,鼓励进取,消除自卑。对个人单独难以克服的自卑者,参加这类有组织的自助小组,开展自救心理治疗会有更多裨益。

(7)伴同心理障碍的治疗:若有明显的焦虑、抑郁、失眠及自主神经功能失调,当求医辅用适当药物同时治疗。当自卑感伴同神经衰弱、抑郁症、心身疾病等时,最好短期住院治疗。

(二)孤僻

孤僻是指孤寡怪僻而不合群的人格表现缺陷。

孤僻常表现为独来独往、离群索居,对他人怀有厌烦、戒备和鄙视的心理;凡事与己无关、漠不关心,一副自我禁锢的样子;如果与人交往,也会缺少热情和活力,显得漫不经心、敷衍了事。有时看上去似乎也较活跃,但常给人一种做作的感觉,仿佛有点神经质,因而他人都不愿主动与之交往,不得不与之相处时,也会有如坐针毡之感。

孤僻常在以下几种情景中表现得更为突出:自身不受别人理睬而不得不独处时,常会有失落感和自尊心受伤感,这时就会显得更加孤僻而不愿与人交往;当与别人交往而当众受到讥讽、嘲笑、侮弄和指责时,常会产生神经过敏,以为别人都瞧不起自己,这时就会闷声不响、郁郁寡欢,或者恼怒异常、撒手离去;当遇到各种挫折时,常会产生虚弱感和自卑感而心灰意冷,这时就会自我孤立起来,闭门谢客,拒人于千里之外。如果这些情景不明显或不存在,尽管时不时也会流露出孤僻征兆,但一般未必有明显的自我感觉,即自己未必会意识到有孤僻人格表现缺陷。

孤僻与孤独不同。孤独是指孤单寂寞的心态,通常渴望与人交往,也不存在厌烦他人、对他人有戒备的心理,在与人交际时一切如常,绝不会有做作使人感到不舒服的表现;而孤僻则是一种人格表现缺陷,尽管自视甚高,常显出一副瞧不起人的样子,但内心虚弱,害怕被人刺伤,因而不愿与人交往,在不得不与人交际时,也显得行为怪僻、奇特和做作,常会给人一种神经质的感觉。

孤僻是我们常说的不合群,指不能与人保持正常关系、经常离群索居的心理状态。

孤僻的人一般为内向型的性格,主要表现在不愿与他人接触,待人冷漠。对周围的人常有厌烦、鄙视或戒备的心理。具有这种个性缺陷的人猜疑心较强,容易神经过敏,办事喜欢独来独往,但也免不了为孤独、寂寞和空虚所困扰。因此,孤僻对中学生的身心健康十分有害。孤僻的人缺乏同学、朋友之间的欢乐与友谊,交往需要得不到满足,内心很苦闷、压抑、沮丧,感受不到人世间的温暖,看不到生活的美好,容易消沉、颓废、不合群,缺乏群体的支持,整天提心吊胆地过日子,忧心忡忡,易出现恐怖心理。这种消极情绪长期困扰,也会损伤身体。

1. 孤僻的成因

（1）幼年的创伤经验：研究表明，父母离婚是威胁当代儿童精神健康的重要因素之一，尤其是残疾儿童。此外，父母的粗暴对待，伙伴欺负、嘲讽等不良刺激，使儿童过早地接受了烦恼、忧虑、焦虑不安的不良体验，会使他们产生消极的心境甚至诱发心理疾病。缺乏母爱或过于严厉、粗暴的教育方式，子女得不到家庭的温暖，会变得畏畏缩缩、自卑冷漠，过分敏感、不相信人，最终形成孤僻的性格。

（2）交往中的挫折：由于肢体的残疾，加上缺乏必要的社会交际能力和方法，使得他们在人际交往中遭到拒绝或打击，如耻笑、埋怨、训斥，使他们的自主性受到伤害，便把自己封闭起来。越不与人接触，社会交往能力就越得不到锻炼，结果就越孤僻。

2. 克服孤僻的方法　正确评价和认识自己和他人。一方面要正确对待自己残疾的事实，敞开闭锁的心扉，追求人生的乐趣，摆脱孤僻的缠绕；另一方面正确地认识别人和自己，努力寻找自己的长处。残疾儿童往往倾向于自卑，总认为自己不如人，交往中怕被别人讥讽、嘲笑、拒绝，从而把自己紧紧地包裹起来，保护脆弱的自尊心。这都需要正确地认识别人和自己，多与别人交流思想，沟通感情，享受朋友间的友谊与温暖。

（三）多疑

1. 症状与表现　如果看见两个同学在窃窃私语，就以为在说自己的坏话；别人无意之中看自己一眼，以为别人不怀好意，别有用心；每当自己做错了事，即使别人不知道，也怀疑别人早就知道，好像正盯着自己似的；别人无意之中说了一句笑话也以为在讥讽自己。怀疑别人对自己的真诚，认为这些都是虚假的，整个世界都是罪恶的，自己没有一个可以与之谈心的朋友；经常地感到孤独、寂寞、心慌、焦虑。

2. 需要注意方面

（1）了解多疑心理产生的原因：多疑心理产生的原因，往往和消极的暗示有关。

（2）认识危害，加强修养：认识到无端猜疑的危害及不良后果。英国哲学家培根说过："猜疑之心犹如蝙蝠，它总是在黑暗中起飞。这种心情是迷陷人的，又是乱人心智的。它能使人陷入迷惘，混淆敌友，从而破坏人的事业。"我们认识了多疑的危害，就要果断地克服多疑，要用高度的理智、宽阔的胸怀、友善的态度对待他人，只要我们心广大如天地，虚旷如日月，就不会为这些小事而斤斤计较，无端猜疑了。

（3）自我暗示，厌恶猜疑：你猜疑别人看不起你、在背后说你坏话、对你撒谎的时候，你心里可以不断地反复地默念"我和他是好朋友"，"他不会看不起我"，"他不会说我坏话"，"他不会对我撒谎"，"我不该猜疑他"，"猜疑人是有害的"，"我讨厌猜疑"等等。这样反复多次地默念，就能克服多疑的毛病。心理学家证明，从心理上厌恶它，在观念和行动上也就随心理的变化而放弃它。

（4）交换意见：坦率地、诚恳地把猜疑问题提出来，心平气和地谈一谈，只要以诚相见，襟怀坦白，相信疑团是会解开的。

（四）依赖

依赖应该分为主观依赖和客观依赖两类。主观依赖是指自己的价值要依赖他人肯定，没有自信的表现，也就是意志较弱，心里需要依赖外界人与物来帮助证实自己的价值。客观依赖比如各种物质，包括食物、毒品、金钱。主观和客观依赖也是同时存在，主观依赖的同时,客观上也依赖;客观依赖的同时,主观上也有依赖。当主观上不再依赖时,客观依赖就不存在了,主观完全独立了,客观依赖就转变成一种支配。

依赖心理完全可以克服,人最终的成功就是发现自我的独立性。一个人意志应该是独立的,不依赖任何外界的力量来证明自己的价值。真正的独立是从心理开始,人的意志也应该是独立的、自由的、无依赖的。

(五)虚狂

虚狂是对自己的品质和才能给予过高的估价而产生的一种狂妄自大的心理状态。具体表现为自以为是、任性逞能、目中无人、事事以我为中心,好发表自己的见解,听不进别人的意见等。比如,家庭溺爱、娇惯,导致习惯支配别人、命令别人;个人天分较高、学习成绩突出、有较强的自尊心和好胜心的学生,形成固执己见,不听别人劝,往往阻碍着他们接受新的教育。

(六)过度激动

过激行为常由一些情境或刺激引发。情境和事件包括在学校或家里被批评,同学之间意见不合发生冲突,考试失利或被人嘲笑等。在这些情境和刺激下,残疾儿童有时会表现出过度的行为反应:与人发生较大的冲突,有暴力行为,包括对父母、对自身;有的表现出强烈的逆反行为,不让做什么偏做什么,甚至会有极端的过激行为,包括自杀、破坏行为等。

有一点是非常明确的,过激行为不但不利于他们自身的发展,甚至会给他们带来身体以及心理伤害。但是,从残疾儿童心理发展过程来看,这些行为也可以理解为事出有因:第一,过激行为是表达内心世界的一种方式;第二,以往创伤经历的延续;第三,培养健康行为的成长之路。

残疾儿童的过激行为是需要给予特别关注的。残疾儿童的健康成长,需要对过激行为不断矫正。一方面需要家长、教育工作者等能提供成长的有利环境,给予适宜的教育和对待;另一方面也需要残疾儿童自身更好地认识自我,学习用更恰当的行为表达内心世界,学习用合理有效的行为与他人沟通。这些包括体察残疾儿童的内心感受;给残疾儿童充分表达自己的机会;残疾儿童加强自身的修身养性。矫正过激行为的过程,也是残疾儿童自身成长发展的过程。首先,他们对自己行为的认识是十分重要的,要认识到自己有哪些行为模式是不恰当甚至是破坏性的。其二,要给自己一定的心理暗示,面对一些不利的环境和刺激,让自己延迟反应,告诫自己"等一等"。不以"我就是这样"作为自己过激行为的借口,要敢于面对自我,培养自己有效控制情绪、较理智地去把握自己行为的能力。其三,在矫正自己过激行为的过程中,可以通过心理咨询、心理治疗获得帮助。在心理咨询、心理治疗工作者的帮助下可以较好地修复创伤,用恰当的行为面对新的生活。

二、行为偏差

(一)行为失常

残疾儿童不具备基本的生活技能,在没有他人照顾的情况下无法生活,因而使他们一直像婴幼儿一样被人照顾,缺乏独立生活的行为能力,依赖性强。家长的情绪和态度对患儿的康复治疗有很大的影响,他们常常不放心让患儿单独训练,当患儿不能很好地完成某一训练活动时,家长往往会不自觉地给予过多的帮助。长此以往,就会剥夺患儿的自立和自信,使患儿不会控制自己的行为,依赖性增强。

(二) 攻击性行为

儿童的攻击性(或称侵犯性)是儿童社会性发展中一项非常重要的内容。攻击性行为是一种目的在于使他人受到伤害或引起痛楚的行为。虽然在常人眼里男孩比女孩有更多的攻击性行为,但几乎所有的孩子在成长过程中都会或多或少地表现出攻击性行为。

儿童的攻击性行为分为身体攻击和非身体攻击两种。身体攻击包括打、推、咬、踢或从别的孩子那儿强夺物品等,幼儿园阶段主要表现为吵架、打架,是一种身体上的攻击。非身体攻击主要指骂人,稍大一些的孩子更多的是采用语言攻击,谩骂、诋毁,故意给对方造成心理伤害。这种伤害包括打人、骂人、嘲笑人和说坏话、造谣污蔑等。

儿童攻击性行为也可分为敌意的攻击和工具性的攻击两类。有伤害他人的行为是敌意攻击,而达到一定的非攻击性目的而伤害他人的行为是工具性的攻击。例如,在幼儿园里,一个男孩故意打一个女孩,惹她哭,这是敌意攻击,但如果男孩只是为了争夺女孩手中的玩具而打她,则属于工具性攻击行为。

1. **攻击性发展的规律** 心理学研究发现,一般而言,儿童最早的攻击性行为在两岁末开始表现出来。有人观察过成对做游戏的20～23个月婴儿,记录下了所有的冲突情节,发现这些儿童为了和同伴争抢东西,可能会发生争执等。争端发生时,他们还会威胁和逼迫同伴,迫使同伴退让。这表明20～23个月婴儿已出现了早期的工具性攻击性行为。

2. **攻击性行为的心理机制** 攻击性行为是怎样形成的?这种行为的发生又为什么那么普遍?这要从攻击性行为的心理机制谈起。

(1) 挫折-攻击说:心理学家多拉德认为攻击性行为起因于挫折。当一个人朝着特定目标前进时,一旦受到阻碍就会产生挫折感,而这种挫折感在行为上就表现出攻击性行为。这一理论曾引起许多专家的关注和争论。著名心理学家班杜拉认为,挫折可以引起攻击性行为,但不是攻击性行为产生的必要条件。他认为,儿童的攻击性行为更主要的是从社会习得的,如模仿等。

(2) 社会学习理论:对于儿童攻击性行为最有说服力的解释来源于班杜拉一系列出色的研究。早在1961年,班杜拉把一些幼儿园的孩子分成两组,让一组孩子看一些特制录像,特制录像的主要内容是成人对充气塑料玩具所采取的一些新奇古怪的攻击行为,而另一组孩子看的是没有这种攻击行为的一般录像。看完录像后,班杜拉让所有孩子都玩这种充气玩具。结果那些看过特制录像的孩子几乎都对充气玩具表现出攻击性行为,而只看一般录像的孩子却较少表现攻击性行为。更有意思的是,那些看过特制录像的儿童所表现的攻击性行为很大程度上是模仿录像中那些新奇的攻击行为。于是班杜拉认为,儿童的攻击性行为是模仿的结果。在1965年,班杜拉又做了一个相似的实验。这一次他将孩子分为3组,看的是带有攻击性行为的特制录像,所不同的是,第一组所看的录像中,那些攻击性行为受到了惩罚,第二组的录像中的攻击性行为是受赞扬的,而第三组的录像中对攻击性行为没有任何评价,既不赞扬也不惩罚。结果发现,第一组的孩子所表现的攻击性行为明显少于其他两组。这个实验进一步完善了班杜拉的社会学习理论,即强调了社会评价和社会指导的作用;更重要的是为我们防止、治疗儿童的攻击性行为提供了依据。

尽管儿童表现攻击性行为的方式、频率、程度及所造成的危害各不相同,但如果家长对此缺乏应有的反应,按照社会学习理论,儿童能很快在这方面显示其非同一般的模仿能力。所以,现代矫治方法主要还是从控制环境和惩罚两方面入手。孩子的许多攻击性行为是从社会环境中习得的,其中电影、电视对孩子的影响之大常出乎人们的估计。有些孩子着迷于一些武打片,原先好动的孩子一看到武打片也会眼睛发直。有的父母非但不对孩子进行正确引导,反以孩子能安心坐下来为满足,认为这总比调皮捣蛋好。其实不然,这些孩子会很快学会一些电视中攻击性行为,以后的坏行为一定更多、破坏性更大。所以,适当限制孩子看一些凶杀、武打的录像、电视是必要的。当孩子模仿影视中的攻击性行为时,首先要分析孩子的这种行为发展到了何种程度。孩子一开始的模仿行为,其目的可能并不在于攻击他人,而是想通过模仿这种行为达到自我表现的需要,这时家长对孩子的教育应以引导为主,可以鼓励儿童模仿影视中的一些积极行为,而对攻击性行为进行批评,当儿童出现这些攻击性行为时要进行否定性评价,甚至给予处罚。当孩子的攻击性行为的性质发展为道德品质问题时,家长就要相应采取更严厉的处罚。

3. **治疗方法**　攻击性行为在不同的年龄阶段有不同的表现形式。攻击性行为形成的关键期是婴幼儿阶段。这期间年轻的父母不仅千方百计地满足孩子的各种需要,而且食物也优先供应孩子,甚至不让孩子与他人分享,这样容易导致孩子占有欲旺盛。家长的娇宠放纵,极易导致孩子为所欲为,稍不如意就以"攻击"的手段来发泄不满情绪,甚至发展到以攻击他人为乐趣的地步。攻击性行为有着明显的性别差异,一般男孩的攻击性比女孩更突出,男孩受到攻击后,会急切地去报复对方,如果任其发展到成年,这种攻击性行为就可能转化为犯罪行为。

心理学家认为,攻击是宣泄紧张、不满情绪的消极方式,对儿童的发展极其有害,必须进行纠正。家长可以采用"转移注意"法,对有攻击性行为的独生子女给予较多的关注,在日常生活中多用一些有趣的事来转移其注意力,这样可以培养兴趣、陶冶性情以达到"根治"的目的。例如:消耗能量,在孩子情绪紧张或怒气冲冲时,可以带他去跑步、打球或进行棋类活动;培养文化兴趣,绘画、音乐是陶冶性情的最佳途径。引导孩子经常从事这类活动有助于恢复他们的心理平衡,乃至逐渐转移攻击性行为。

三、认知障碍

(一)智能

一般残疾儿童体现在躯体上的残疾,身体活动受到限制,活动不方便。因此,与同龄的健康儿童相比较,残疾儿童生活环境局限,与外面的世界接触较少,人际交流也少,一定程度上影响了感知和脑功能活动。

(二)知觉和认知

不同程度的残疾对知觉和认知都会有影响,但是对肢体残疾的儿童影响最主要的因素是生活经验,尤其是不能坐、不会站、不能走的儿童,他们的知觉和认知的发育深受影响。此外,对脑瘫儿童的视知觉的研究表明,他们对图形的形态辨别、方向知觉、地形知觉等表现出劣势。同样,对图形构成要素的分解和组合、整体和部分的位置关系、地图和实际地理位置的关系的抽象化理解、具体操作和再生的认知都明显滞后。

第二节 残疾儿童心理影响因素

一、自身因素

（一）年龄因素

年幼儿童常常在受惊后生病,而年长儿童因残疾与父母、同伴、老师发生矛盾而生病,这说明儿童心理发展所处阶段的不同与疾病的易感性有关。儿童逐渐形成的后天获得性习惯都不稳定,会受到心理的、外界因素的影响,在一段时间内功能削弱。

（二）人格因素

人格特征中神经质得分高的残疾儿童可能存在情绪不稳定、多愁善感、对刺激易产生强烈的情感反应。好胜心强,容易在情绪上处于紧张状态,一旦愿望没有实现容易产生愤怒、敌对、抑郁、羞愧的情绪。

二、家庭因素

在家庭环境中,由于来自亲戚同伴的歧视、惧怕丧失双亲的关爱,有时具有强烈的罪恶感。有的残疾儿童需要长期住院康复,造成与父母分离,会导致活动性缺乏、反应性低下和人际关系障碍等。家庭对儿童的身心健康影响很大,不良家庭环境因素容易造成家庭成员的心理行为异常。例如,父母离异或单亲、父母等家庭关系不和谐、家庭教育方式不当、粗暴或溺爱、放任自流等。

三、学校因素

学校是学生学习、生活的主要场所,学生的大部分时间是在学校中度过的。因此,学校生活对学生的身心健康影响也很大。学校教育条件、学习条件、生活条件,以及师生关系、同伴关系等,这些条件和关系如果处理不当,就会影响学生的身心健康发展。例如,学习负担过重、教育方法不当、师生情感对立、同学关系不和谐等。

四、社会因素

社会生活中的种种不健康的思想、情感和行为,严重地毒害着儿童的心灵。特别在当前,人与人之间的交往日益广泛,各种社会传媒的作用越来越大,生活紧张事件增多,矛盾、冲突、竞争加剧。所有这些现象都会加重残疾儿童的心理负担和内心矛盾,影响身心健康。

肢体残疾和慢性疾病导致的心理障碍与自我的不成熟是有很大关系的。肢体残疾和患有慢性疾病的儿童有一种被社会遗弃的孤立感,因为不能与同龄的儿童一起顺利成长、升学,导致对自己今后的生活和前途有强烈的不安感。因此,常常出现以自我为中心或过分依赖的行为,以及自主性和社会性明显欠缺的倾向。

第三节　心理康复措施

一、残疾儿"自我意识观念"培养

自我意识是一个人对自己的认识和评价,包括对自己心理倾向、个性心理特征和心理过程的认识与评价。正是由于人具有自我意识,才能使人对自己的思想和行为进行自我控制和调节,使自己形成完整的个性。

自我意识包括3个层次:对自己及其状态的认识;对自己肢体活动状态的认识;对自己思维、情感、意志等心理活动的认识。自我意识在个体发展中有十分重要的作用。首先,自我意识是认识外界客观事物的条件。一个人如果还不知道自己,也无法把自己与周围相区别时,他就不可能认识外界客观事物。其次,自我意识是人的自觉性、自控力的前提,对自我教育有推动作用。人只有意识到自己是谁,应该做什么的时候,才会自觉自律地去行动。一个人意识到自己的长处和不足,就有助于他发扬优点,克服缺点,取得自我教育积极的效果。再次,自我意识是改造自身主观因素的途径,它使人能不断地自我监督、自我修养、自我完善。可见,自我意识影响着人的道德判断和个性的形成,尤其对个性倾向性的形成更为重要。

每个人对自己的意识不是一生下来就有的,而是在其发展过程中逐步形成和发展起来的。人首先是对外部世界、对他人的认识,然后才逐步认识自己。自我意识是在与他人交往过程中,我们根据他人对自己的看法和评价而发展起来的,这个过程在我们一生中一直进行着。

每个人给自己的画像从无到有、从差到好,大体经历以下3个阶段。

(一) 生理自我

生理自我是个体对自己的躯体的认识,包括占有感、支配感、爱护感。人们有时把生理自我发展阶段称为自我中心期,这种初级的形态是以自我感觉的形式表现出来的。

大约在一岁末的时候,牙牙学语的儿童开始可以用手指拿到纸、笔,拿到什么是什么,但他知道手指是自己的,这样就把自己的动作和动作的对象区分开来,这是自我意识的最初表现。以后儿童开始知道由于自己扔皮球,皮球就滚了,进一步把自己这个主体和自己的动作区分开来。

2岁左右的儿童,开始知道自己的名字,这时儿童只是把名字理解为自己的代号,遇到叫周围同名的别的孩子时,他会感到困惑。儿童从知道自己的名字过渡到掌握代名词我、你时,这在儿童自我意识的形成上,可以说是一个质的变化。此时,儿童开始把自己当作一个与别人不同的人来认识。从此,儿童的独立性开始大大增长起来,儿童经常说:"我自己来","我要……"随着儿童把自己当作主体的人来认识,他们逐步学会了自我评价,懂得了乖或不乖、好或不好的含义。

当儿童在3岁左右,会用人称代词"我"来表示自己,用别的词表示其他事物时,说明他开始意识到自己心理活动的过程和内容,开始从把自己当作客体转化为把自己当作一个主体的人来认识。这是自我意识的萌芽阶段,也是自我意识发展中的一次质变和飞跃,人的自我意识从此萌生。儿童掌握人称代词比掌握名词困难得多,代词具有很大的概括性,"我"一词可与每一个人相联系,运用时必须要有一个内部转换过程。例如,母亲问孩子:"谁给你的糖?"孩子应该回答:"阿姨给我的糖。"而不能说成"阿姨给你的糖"。儿童要能完成人称代词运用中的这一内部转换,没有对自我与他人、自我与他物的一定的区别和把握,是不可能的。当然,这时的儿童还没有关于自己内心的意识,像成人一样地沉思内省还是不可能的。

（二）社会自我

从 3 岁到青春期开始,个体通过幼儿园的学前教育和学校教育,受到社会文化的影响,增强了社会意识,认识到自己是社会的一员,尽量使自己的行为符合社会的标准。这个阶段称为社会自我阶段。

（三）心理自我

从十四五岁到成年,大约有 10 年的时间,这个时候,我们的性意识觉醒,抽象思维能力和想象力大大提高。在生理和心理上急剧发展变化的同时,促进了自我意识的成熟,我们开始进入心理自我时期。

在这个时候,我们在意别人对我们的评价,我们希望引起别人的注意,我们不再像以前那样满足,开始对自己不满意,希望改变自己的外貌、性格等。

心理自我是个人逐渐脱离对成人的依赖,并从成人的保护、管制下独立出来,表现出自我意识的主动性与独立性,强调自我的价值与理想。这是自我意识发展的最后阶段。这时我们能够透过自我意识去认识外部世界,而且这样的自我意识过程将伴随我们的一生。

一个人心理健康的发展是与他的心理自我发展是否完善密切相关的。心理自我发展完善的个体能够以客观的社会标准来认识社会和评价事物,树立正确的伦理道德观念,形成对待现实的正确态度、理想与信念等。

二、建立良好的亲子关系

孩子与父母亲的关系是狭义的亲子关系,亲子关系乃一个人一生中最早体验到的关系,也是人际关系中最重要的一环,如果这层关系发展良好,它将成为孩子一生中一连串和他人良好关系的基础。一个人的基本态度、行为模式、人格结构,在婴儿期的亲子互动过程中早已奠定基础,再经其后的儿童期、青年期等身心发展的重要阶段,逐渐形成个人的独特人格。亲子关系直接影响子女的生理健康、态度行为、价值观念及未来成就。

（一）亲子关系发展分期

1. 生理共生期　自怀胎到婴儿出生 3 个月,只满足基本需求,对人无差别反应。运用信号行为维持与照顾者的亲近关系。

2. 萌芽时期　自 3～6 个月,有选择的社会反应行为。对人物进行定位和表现信号行为。对母亲或代理母亲职责的人表现出自发性的喜悦情绪和与众不同的依附。

3. 稳定时期　6～8 个月,开始对一个或几个人的固定信号作出反应,对始终照顾自己、抚育照料的父母亲明显的表现与众不同的依附行为。

4. 进展时期

（1）婴儿后期的亲子关系（8 个月～1 岁）,懂得否定,例:推开奶瓶表示不要,此时期表现为主动、积极、亲密的亲子关系。

（2）幼儿期的亲子关系（1～6岁），3岁是关键期，表现出分离焦虑，依附母亲。

（3）儿童期的亲子关系（6～12岁），不再以父母给予为主，接受社会环境。

（4）青年期的亲子关系（12～20岁），重新省悟亲子关系的依附结构，改变依附表征，是能扩展爱他人能力的最佳阶段。

（二）维持良好亲子关系的方法

（1）用心去探讨孩子的问题所在，考虑孩子的身心发展状态。

（2）父母或祖父母的教养态度要力求一致，不要让孩子无所适从。

（3）给孩子清楚的爱，明白的指示，不要吝惜给予奖励。

（4）教孩子包容、体谅之前，自己先要表现包容与体谅。

（5）和孩子一起成长，给孩子弹性空间，有弹性才能使亲子关系持久。

（6）教导孩子要"协助"，而不是"代替"或"抢功"。

（7）不要把孩子当作父母的所有，随意指挥。

（8）提供孩子快乐成长的环境不在物质而在精神。

（9）与孩子共定规则，让孩子有规则可遵循。

（10）做子女的良好模范是教育子女的重要条件。

三、患儿家长对残疾儿的适应

对于残疾儿童来说，不仅本人能够适应，而且他们的家长也必须适应，勇敢面对自己孩子残疾的现实，并随时应对残疾儿童在日常生活、学习、人际关系等成长过程中发生的各种事情。

国外学者的研究认为，家长面对一个残疾儿童，一般经过5个阶段。

（一）休克-震惊期

当家长知道自己的孩子残疾时，会被眼前现实击垮、不安。

（二）否认-拒绝期

家长对自己孩子的残疾不予认可，逃避面对现实。

（三）悲伤-愤怒期

即幻想期，家长慢慢接受自己孩子残疾的现实，但是变得悲伤和愤怒，归结为命运的不公。

（四）适应-平静期

当悲伤和愤怒经过一段时间平息以后，家长逐渐接受自己孩子残疾的现实。

（五）认知重建期

家长和孩子一起面对现实，会与其他的家长交流，积极康复，面对今后的人生。但是，看到其他孩子的就学环境和顺利成长，也会出现羡慕、敌对的不平衡心理，具有反复性。

四、对患儿家长的心理援助

心理援助是指针对残疾儿童的家长在接受自己孩子残疾的过程中的各种心理反应，给予及时、恰当的援助。

一般来说,残疾儿童的家长不具备专业知识,对自己孩子有残疾的事实并不能马上接受。当得知孩子的诊断结果时,很多家长会出现心理上的休克,甚至出现一些极端行为,如不停地转院、求神拜佛或者什么事都不做、天天以泪洗面。尤其是一些残疾儿童的母亲因为生育了这样的残疾儿童,而对自己的孩子、对自己的家人产生一种罪恶感,会回避现实、处于封闭状态。因此,在给予残疾儿童家长心理援助时,要注意两方面的问题。

(一)面谈的环境和方法

残疾儿童的家长会有来自孩子、家庭、社会各方面的困扰,因此面谈咨询的场所应相对安静,让家长能放松下来,安心地交谈。最好是一对一的方式,给予比较充裕的时间,态度温和,认真倾听,启发他们提出问题,注意说话语气,避免出现阻抗。

(二)面谈的内容和计划

面谈咨询应设立一个目标,制定相应的计划。首先,帮助残疾儿童的家长接受并适应自己孩子残疾的现实,给予心理上的支持,处理一些常见的心理问题,如焦虑、不安等;其次,要帮助他们维护正常的家庭生活和社会生活;最后,帮助他们解决现阶段残疾儿童在教育方面出现的各种各样的问题,从而保障日常生活的顺利进行。

五、对残疾儿的能力培养

(一)认知能力

认知是指人们接收、加工、储存和应用信息的过程。它包括感觉、知觉、记忆、想象、思维等。人脑接受外界输入的信息,经过头脑的加工处理,转换成内在的心理活动,进而支配人的行为。对儿童认知能力的培养主要包括语文能力、数学能力、空间能力、记忆能力。

(二)人际交往能力

人际交往是社会化的核心。社会是由人构成的,儿童在发展过程中必定要与形形色色的他人发生交往,形成直接的面对面的人际关系。良好的人际关系,不仅能给人生带来快乐,而且能帮助人走向成功。残疾儿童常常由于缺乏自然交往的伙伴,周围环境的封闭,得不到享受同龄的同伴友情而变得孤独、忧郁不安、不善交往。所以,残疾儿童从小就必须学会人际交往能力,从而适应社会的需求。

1. 创设良好的家庭情感氛围　家庭,不仅是儿童活动的天地,也是接受最初教育的场所。家庭的情感气氛直接影响儿童的发展状况。一个良好的家庭氛围对儿童社会化发展的最大贡献在于培养儿童灵活的交往能力;反之,不良家庭会使儿童性格孤僻、乖戾、无礼又不合群。家庭情感气氛主要取决于夫妻关系,如果夫妻关系和谐,孩子的安全感、自信心就强,也善于与人交往;反之,如果夫妻关系紧张,经常吵吵闹闹,孩子就会出现一些不合群等现象。所以,良好的家庭情感氛围是培养孩子人际交往能力的基础。

2. 给孩子交往的机会,教给孩子恰当的交往方法　父母要鼓励孩子多与邻居、长辈、亲友、同伴等各个领域不同的人群去主动交往。对周围的人感兴趣、不怕生、不退缩。心理学家维果茨基认为,儿童自出生后就是一个社会实体,社会交往是儿童生活活动的基本形式。因此,家长从小就应为孩子创造交往的机会,并适当地指导孩子交往的方法。例如,在家里玩"开商店"的角色游戏,在游戏中她学会了使用"请、谢谢、再见"等礼貌用语和购物方法。

3. 帮助孩子学会解决同伴交往中的矛盾问题 残疾儿童因为身体的残疾而更加受到家长的呵护和照顾，导致许多孩子从小就形成了以"自我为中心"的心理特点，他们变得非常敏感，常常只想到自己的需要和愿望。因此，同伴之间发生矛盾是不可避免的，而只有有了矛盾时，他们才会反思和改变自己的交往方式，从而学会协商、轮流、合作等方法。所以，家长对孩子们之间的矛盾要注意多冷静观察，适当提供些建议，但不要过分干涉，尽量帮助孩子克服自我中心。千万不要轻信孩子的一面之词，亲自介入纠纷，扩大矛盾。让儿童从中学会谅解、宽容别人。歌德说：人不能"孤独地生活，他需要社会"。事实证明，凡善于处理人际关系的人走到哪里都受到大家的欢迎。

4. 增强孩子的自信心 在与人交往的过程中，自信心就如同磁铁，会把许多有能力的人吸引过来。相信自己能行，便会攻无不克。在残疾儿童面前不要轻易说"不会"两字，而是经常用"棒"、"你能行"、"你一定能做到"来要求他们，培养儿童的自信。当然，自信不是自负。只觉得自己行，别人都不行的人，一样也不会取得成功。作为家长应该深刻认识到这一点，正确地为孩子导航。

（三）自我控制能力

自我控制能力（简称自控能力）是自我意识的重要成分，它是个人对自身的心理和行为的主动掌握，是个体自觉地选择目标，在没有外界监督的情况下，适当地控制、调节自己的行为，抑制冲动，抵制诱惑，延迟满足，坚持不懈地保证目标实现的一种综合能力，表现在认知、情感、行为等方面。自我控制能力，就是控制心志、情绪和品味，做自己该做的，避免不该做的，自我控制是成功的要素，但要控制自己的思想、情绪、行为，远离诱惑、放纵，不是一件容易的事。困难不仅来自控制心智本身的难度，更有外部因素的影响与冲击，使自我控制立足的基础动摇个不停。自我控制是成功的要件，它将引导个体将时间、精力、智慧、金钱投资在学习和成长之中，使自己一天比一天进步。

自我控制能力的发展，直接影响人的学习、生活、社会交往及其人格品质和良好个性的形成。控制自己往往是在自己理性的时候，而不想控制自己往往是在感性的时候。所以，用理性的目标似乎不能解决感性的问题。如今这个社会，处处充满诱惑，一个人必须要有自我控制能力，自我控制能力在这个竞争激烈的社会显得更加重要。良好的自控能力也成为21世纪所需要的创新型人才的必备素质。美国学者对一些3岁半至4岁半幼儿进行自我延迟满足追踪30年研究，结果表明，那些在幼儿期能够等待的青年人都较为成功，而那些在幼儿期等不得、控制不住自己的人长大后事业都无起色。

六、游戏疗法

（一）适应对象

游戏疗法是一种适合于三四岁到十二三岁儿童的心理治疗。

（二）游戏治疗的作用

对于儿童来说，游戏在他们的成长过程中起很重要的作用。通过游戏的开展可以使儿童快乐地掌握他们在成长过程中所需要的知识，发挥他们的自主性和想象力；游戏是儿童最自然的自我表现手段，它意味着儿童的理解能力、言语能力，在孩子的心理疗法中有着不可替代的作用。

（三）游戏治疗的方式

一般来说,残疾儿童在游戏中常常会出现紧张或焦虑、分离焦虑、恐怖、攻击性、依赖性等情感表现。他们接受游戏治疗比较困难,大多数孩子无法展开自身的想象力,即在头脑中无法想象游戏玩具和游戏情景,不能应对游戏环节,因而表现出对游戏的紧张、恐惧乃至逃避行为。

游戏可以根据治疗的目的,分为个人游戏和集体游戏。

1. 个人游戏　　根据儿童的发育水平而设计游戏课题,应该采取自然诱导的方法激发他们对游戏的兴趣,而不是采用强制性的手段进行游戏。尤其是对残疾儿童,由于其认知功能的发育差异,没有空间位置概念和丰富的想象力。因此,必须针对残疾儿童的特点,制作一些比较容易进行的游戏,提高他们的参与积极性,在游戏中理解周围的人和事、理解空间位置关系。

2. 集体游戏　　这是儿童与伙伴们共同参与的游戏活动,不仅可以让他们体验同伴之间的感情,而且可以让他们学习遵守游戏规则,培养集体意识,增强团队协作精神。最好是能把游戏和训练结合为一体,让患儿在游戏中潜移默化地提高认知能力,学会日常生活动作的操作要领。

182

思考题

1. 影响残疾儿童心理的因素有哪些?
2. 残疾儿童心理康复方法的主要内容是什么?

（曾　姝）

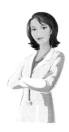

第十五章　老年患者的心理康复

学习要点

1. 熟悉老年人的心理特点。
2. 掌握老年人心理的影响因素。
3. 掌握老年患者的心理问题。
4. 掌握老年病心理康复的方法。

第一节　老年人的心理特点

老年人一般指的是 60 岁以上的个体。随着社会的发展、科技的进步,人口老龄化已成为一个全球的问题。我国是一个人口大国,人口基数大,老年人口相应比重也大。据统计,我国 60 岁以上的人口约 1 亿,老年人口已居世界之首,约占全世界老年人口的 22%,占亚洲老年人口的 50%,而且仍在快速增长。人口老龄化给中国社会、政治、经济和文化以及医疗卫生事业带来了重大影响和挑战。老年群体作为一个弱势群体和离开主流生产领域的群体,往往体现了更多方面的观念冲突和压力,老年人的心理健康问题不仅仅是心理学研究的重要内容,更是一个严峻的社会问题。关注老年人,就是从生理、心理及社会等方面关注老年人的健康状况,这是老年病康复的基础。步入老年后,其心理特点表现在以下 7 个方面。

一、认知能力衰退

随着年龄的增长,老年人的感知觉功能在逐渐衰退,表现为视力、听力、味觉的减退;记忆力下降、注意力不集中,感觉变得迟钝。由于感知觉功能的衰退,加之周围人群对他们的老年角色的定位,使老年人主观体验老化,容易产生失落感、衰老感。

二、情绪改变

老年人的情绪体验往往有增强和不稳定的特点,易兴奋、激动和与人争吵,主要表现在以下 4 个方面。

(1) 容易产生消极情绪,如失落感、孤独、抑郁、悲伤等;其中,"丧失"是老年人消极情绪体验的最重要原因,包括地位、经济、专业、健康、容貌、体力、配偶等的丧失。

(2) 情绪体验强烈而持久,往往难以迅速从某一事件中走出来,恢复或调整自己的情绪。

（3）清晨是老年人情绪最佳时期。

（4）多数老年人仍具有良好的情绪体验，保持积极向上的心理状态。

三、人格改变

老年人的人格变化多为主观、敏感、多疑和保守、固执、顽强。在生活中，常表现为容易怀旧，做事周到、有调理，处事沉稳、谨慎。虽反应欠灵活、思维较缓慢，但经验丰富，对事物的判断准确。因此，老年人经常出现沉默寡言或多言。由于以自我为中心，常常影响人际关系，甚至夫妻感情。

四、睡眠障碍

睡眠障碍是老年人比较突出的问题，多数老年人睡眠时间减少，常常出现失眠、多梦和早醒等情况。同时，睡眠障碍还常与心血管病、呼吸系统疾病等其他躯体性疾病共存，彼此相互影响。

五、反应迟缓

由于感知觉功能的日渐衰退，老年人对各种刺激的反应往往比较迟钝，动作缓慢、应变能力比较差，因此容易发生意外事故。

六、性生活改变

随着年龄的增长，老年人的性功能在逐渐下降，但是老年人性的欲望不会消失。对于老年人来说，性活动是广义的，并不仅仅局限于性器官的接触。

七、生死观改变

一个人对待生与死的态度称为生死观。生老病死是自然界不可抗拒的规律，人的一生就是从生到死的发展过程，老与病通常是连在一起的，绝大多数老年人惧怕患病，恐惧死亡，并且有着极强的求生欲望。一般来说，老年人往往会更多地考虑到死亡。因此，为了消除孤独时所产生的怕死感和紧张感，他们常常采取改变生活方式、讲笑话，继续工作或采用其他方式来安排老年生活。

第二节 老年人心理的影响因素

老年人由于机体生理功能的衰退，心理应激承受能力逐渐减弱，因此其心理状况容易受到多种因素的影响，其中常见影响因素有下列 4 种。

一、生理因素的影响

生理因素对老年人心理的影响，一方面表现在步入老年后，人的体力、大脑和其他生理功能开始退化，记忆力逐步下降，从而引起一系列生理和心理上的退行性变化。这种正常的衰老变化使老年人难免有"力不从心"的感觉,并且带来一些身体不适和痛苦。如果这时不能很好地调适自己,有可能导致心理失常;另一方面表现在疾病对老年人心理的影响。疾病本身会使老年人处于紧张焦虑状态,如老年人患病时对各种辅助检查的恐惧、不安、痛苦心理,老年肿瘤患者表现出的消沉、抑郁、绝望心理,以及老年心肌梗死患者表现出悲观、抑郁、恐惧心理等。

二、环境因素的影响

(一)家庭环境的影响

1. **家庭矛盾**　家庭成员之间在缺乏沟通和理解的基础上,因社会价值观、伦理道德观、生活习惯以及生活方式等多方面的不一致,有时甚至是日常生活琐事,导致各种家庭矛盾,给老年人的晚年生活投下阴影,危害老年人的心身健康。

2. **亲人去世**　老年人有强烈的安度晚年的愿望和长寿的愿望,生活中突如其来的事件往往会强烈刺激着老年人的脆弱心理,如老年人子女的过早去世,出现"白发人送黑发人"的局面,常常使老年人悲痛万分,难以自拔;另外,老年丧偶,突然失去生活的伴侣,形影孤单,寂寞难熬,无人倾诉内心的感受,对未来丧失信心,生活失去乐趣,由此陷于孤独、抑郁、无望之中。丧偶后,健在的一方由于心理上难以承受巨大的打击,健康状况会出现暂时或持续的恶化,特别是老年丧偶的男人,其死亡率显著高于配偶健在的老年男人。

3. **老年再婚**　随着时代的进步,现代社会老年人再婚比较普遍,这对老年人顺利安度晚年是极其有利的。但是,老年再婚依然存在许多误区和压力,如老年人自身心理、观念上难以接受,社会舆论上的嘲讽,以及子女的阻碍等均会给老年人的心理带来较大的负面影响。此外,婚后生活的不和谐,也会产生不良影响。

(二)社会环境的影响

1. **社会关系的改变**　随着年龄的老化和离退休后离开昔日的工作岗位,老年人的社交圈在逐渐缩小,人际交往逐渐减小,亲戚、朋友、生活伙伴的去世甚至会导致各种关系的消失等,均给老年人的心理造成巨大的压力。如果老年人此时不能通过合理的途径或方式来宣泄这些压力并最终坦然接受这些事实,那么老年人最终会出现孤独、寂寞、抑郁、丧失希望的局面,他们的心身健康会逐渐、有的甚至会急剧恶化,导致种种疾病的产生。

2. **社会地位的改变**　老年人离、退休后,原来的身份和地位均发生改变。由于地位变了,原有的权力没有了,门庭冷落,无人问津,心理上产生极大的失落感,感到"人走茶凉";有的放不下架子,不愿与一般群众交往,封闭自我,导致消极的心理行为反应。特别是在情绪特征上易怒和激愤的老年人,他们往往错误地认为退休后社会已将他们抛弃,或把离、退休看成是退出社会舞台,更难以适应退休后的老年生活,导致情绪障碍。

3. **社会角色的改变**　老年人退离原工作岗位后,职业生活突然中止,社会角色发生改变,但他们对退休后的这种改变没有做好充分的思想准备,难以一下子调适过来,如果对工作以外的事情始终没有兴趣,那么这种角色和职能的丧失就会导致人生意义的丧失,由此产生严重的心理行为障碍,无从适应退休后的生活方式。

4. **经济与社会保障**　步入老年后,由于身体机能的衰退,体力不支,老年人不能再像以前一样有能力、有机会参加工作,加之现阶段我国的社会保障系统尚不够完善。因此,使他们缺乏独立的经济来源和可靠的经济保障,对未来生活感到无所依靠。这也是导致老年人心理困扰的重要原因之一。

三、文化因素的影响

一个人有较好的文化素养,他会对人生有一个正确态度,能正确处理人生道路上遇到的一切挫折和不幸,而不会因意外情况的产生而导致心理失常。因此,老年人不断加强学习,提升自身的文化修养,能够增强抵御外界各种不良刺激能力,保持健康的心理状态。

四、生活因素

有意义的活动、良好的生活习惯有益于人的心理健康,如离退休后从事书法、棋艺、垂钓、摄影等有意义的活动,养成合理饮食、规律运动、劳逸结合的习惯,既能丰富自身的老年生活,又有利于身心的健康发展;若养成一些不良的生活习惯和生活方式,参与一些不良活动,如赌博、酗酒等就会损害自身的心理健康。

第三节　老年患者的心理问题

一、失落和孤独

现代老年患者常因自己资历老、贡献大、经济好,在位时与退休后角色的反差,心里难免会产生失落感。性格就比较暴躁,顺从性较差,喜欢周围的人能尊重并恭顺他们,表现为自以为是、固执己见、独断专行、易激怒、好挑剔责备他人。有的老年患者特别害怕孤独寂寞,在住院期间,由于生活单调,与家人及外界缺乏情感交流和心理沟通,患者常常易产生被抛弃感,因而导致性格、行为的改变。心理孤独的老年患者,多表现为固执、自尊心强、沉默寡言。

二、恐惧和焦虑

由于老年人的各种功能下降,某些疾病的急性期可给患者造成巨大的心理压力,如心肌梗死,患者可因持续性剧痛而产生濒死的恐惧心理,加上住院后在饮食、休息、睡眠等各方面难以适应,日常生活规律被打乱,加之身患疾病,从而精神上产生恐惧和焦虑,此类患者多表现为烦躁不安、痛苦呻吟、睡眠不佳、不思饮食,只关心治愈时间及预后。

三、敏感和猜疑

老年患者常敏感多疑,推测猜想自己的病情很严重,又怀疑医生、护士,甚至家人都在对他有意隐瞒病情,周围一个细小的动作、一句无意的话语,都可能引起他的猜疑,加重其心理负担。当患者可能出现与不治之症患者某一相似症状而产生疑心时,多表现为情绪低沉、悲伤哀痛、沉默少语,常常无端地大发脾气。

四、疑老和悲观

老年人的心、脑以及其他器官趋于衰退和功能下降,会常常感到力不从心和老而无用,由于病情反复、治疗效果不明显,从而产生悲观与自责。此类患者多表现为意志消沉、精神忧郁、束手无策,常暗自伤心落泪,不愿与人交往或交谈,对治疗及疾病的转归表现漠然,不愿接受治疗和护理,消极地等待着"最后的归宿"。

五、沮丧和抗治疗心理

老年人往往同时患有多种疾病,如冠心病、糖尿病、脑梗死等,长期服药,饱尝疾病之苦和药物不良反应的刺激,产生沮丧和抗治疗心理。

六、抑郁心理

抑郁心理是老年患者常见的一种负性情绪,研究表明,老年住院患者抑郁症状发生率为42%,且肾内及神经内科患者较其他患者抑郁症状更为突出。

第四节　老年患者的心理康复

为了促进老年患者的身心健康,康复治疗人员不仅要了解患者的心理,而且要善于对患者心理状态作出正确诊断,针对患者个体差异及疾病阶段所表现的不同心理,综合地采用各种措施,实施有效的心理治疗。

一、建立良好的治疗关系

良好的治疗关系是取得医患相互信任、开展心理康复的前提条件。由于许多老年人在自己的大半生中形成了自己的尊严和独立的人格,他们有时很难拉下面子为自己身体能力的退化及其他问题求助于康复治疗人员;而越来越多的患者希望得到康复治疗人员的帮助,康复治疗人员的温暖体贴能力、幽默能力又可对患者产生积极的影响。首先,康复治疗人员应在倾听、解释和建议的基础上,与患者之间应建立一种带有工作关系特点的治疗关系,形成一个治疗联盟,彼此相互尊重、相互合作,使老年病患者在和康复治疗人员的交往中感受到交流的共鸣。其次,康复治疗人员应给予老年病患者精神上的支持,鼓励患者恢复战胜疾病的勇气和生活的信心,让他们主观上感受到生存的意义和目标。

二、家庭和社会的支持

(一)家庭支持

家庭是老年人活动的主要场所和享受天伦之乐之地,和睦的家庭气氛、融洽的家庭关系是消除老年人孤独、寂寞感,使他们感到幸福快乐,并拥有良好情绪的重要保证。

1. 营造融洽代际关系　家庭中两代人或隔代人之间的关系称代际关系,主要包括有血缘关系的父子、母女、祖孙关系和无血缘关系的婆媳、翁媳关系。由于受传统观念的影响,我国几代同堂的家庭非常普遍,两代人之间的矛盾已严重影响到老年人的心理健康。因此,两代人之间应相互理解、相互尊重、加强沟通、和睦相处,营造一个温馨、融洽的家庭氛围。

2. 调适老年夫妻关系　老年夫妻经历几十年的风风雨雨一般均能相处融洽,但有时也会因生活中的琐事产生摩擦,为了避免因此引起的心情不愉快,老年夫妻应在相互尊重和理解、相互照顾和关心、相互协商和公开、遇到矛盾时学会"冷处理"的原则的基础上妥善调适夫妻关系,携手走完人生征程。

3. **正确对待再婚问题** 为了避免或减少再婚对老年人心理的不良影响,老年人应从下列 5 个方面正确对待再婚。

(1)子女应尊重老年人再婚和追求幸福的权利,并予以理解和支持。

(2)老年人应解除传统观念的束缚,放心大胆地去追求自己的幸福。

(3)社会舆论上应理解、支持老年人再婚。

(4)老年夫妻彼此应承认、接纳对方性格上的差异,逐步学会适应并相互欣赏对方,营造和谐稳定的老年夫妻生活。

(5)老年人应把再婚看做是新生活的开始,注意生活习惯的相互适应,双方不应总用过去的经验来看待现在的生活,尽量少向对方描述过去生活上的细节。

(二) 社会支持

1. **加强人际交流** 为了避免步入老年后的孤独和寂寞,营造开朗快乐的心境,老年人应走出家门,广交朋友,尤其要有几个知己。通过交友,促膝谈心,交流思想、排忧解难,获得诚挚的友谊和真诚的关心,从而排解心中的孤独、苦闷和忧愁,保持愉悦的心情。

2. **调适社会角色** 老年人离、退休后在社会上、家庭中的角色和地位均与以往不同,生活空间也明显缩小。为了让老年人尽快适应离、退休后的生活,一方面老年人在离、退休前要有充分的心理准备;另一方面,离、退休后应重新调整和建立新的社会和家庭角色,培养新的兴趣和爱好,积极参与有意义的社会活动。

3. **健全社会支持和保障** 建立和健全社区性的支持系统可以激发老年人活跃社会关系的积极性,从而对老年人的心理健康起到积极的作用。健全的社会保障系统可以为老年人特别是老年残疾者提供经济和医疗康复的保证,从而达到全面康复的目标。

三、心理支持疗法

(一) 认知疗法

1. **学会更新观念** 老年人有着深刻而丰富的人生阅历,形成了自己特有的人生观和价值观,因此性格上有稳定、固执的特点。但是,现代社会变化日新月异,强烈冲击着老年人长期以来形成的观念,使他们心理上难以适应而经常处于矛盾之中。因此,老年人应学会更新观念,适应新的社会环境。

2. **学会调控情绪** 老年人日常生活中所经历的各种生活事件,如家庭矛盾、夫妻争吵、身体不适、经济压力、亲人或朋友的去世等均有可能负性影响他们的心情。因此,老年人应学会调控自我情绪,以便在遭遇生活中的不测之时适时地走出心理阴影,而不至于难以自拔。

3. **学习幽默谈吐** 幽默是一种生活的调味剂,能使沉闷的生活气氛变得轻快自然、生机勃勃。因此,老年人应有意识地去学习幽默艺术,并将之运用到日常生活的待人处事之中,使自己谈笑风生,找寻到生活的乐趣。

4. **保持年轻心态** 许多人步入老年之后,往往主观上感觉自己已经衰老、不中用。如此,会加快老年人机体生理功能的衰退进程,使其更容易产生负性心理。因此,老年人不管年龄多大,要尽量保持年轻的心态,如开朗乐观的性格、饱满的精神状态、规律有序的生活,以及规律合理的运动;同时,要善于修饰美化自我,始终充满青春活力。

5. **释放不良情绪** 老年人在出现不良情绪如心情郁闷、压抑、沮丧之时,应选择合理的途径进行宣泄,排解压抑,减轻痛苦,使自己心情好转,如向亲朋好友倾诉,或者是痛哭一场等。

(二)行为疗法

1. **适应老年生活** 适应是个体对自己的行为进行自我调节和控制,以保证与所处环境一致的过程。人的一生就是一个适应的过程,即学习新的社会角色、掌握新的行为模式,以适应新的生活的过程。老年作为人生必经阶段,随着年龄的不断增加,身心的逐渐衰退是不可抗拒自然规律。老年人应自觉接受这一事实,做好心态调整,合理安排饮食和起居,适当体育锻炼,正确对待疾病,学会自我保健,建立积极的死亡观,主动排解自己的不良情绪,勇敢面对现实,热爱生活,以乐观的态度度过每一天。

2. **纠正不良行为** 现代医学研究证明,个人的生活方式是影响机体身心健康的重要因素。许多老年常见病和多发病,如高血压、冠心病、慢性阻塞性肺疾病、肥胖、恶性肿瘤、糖尿病等,均与社会因素,特别是不良的生活方式和行为有关,如吸烟、酗酒、高盐、高糖、高脂饮食等不良饮食行为,缺乏合理运动,性格内向、忧郁、急躁、焦虑,夜生活过度,起居不规律,以及药物滥用等。因此,老年人应注意纠正不良的行为方式,培养良好的生活习惯。

四、药物疗法

在老年病的心理康复过程中,康复治疗人员一方面应开展基础疾病的药物治疗,缓解症状,预防并发症;另一方面,对于合并有情感障碍、神经症和精神症状的老年病患者,可适当使用镇静剂、抗抑郁/焦虑药物及抗精神病药物治疗,到达稳定患者的情绪、改善认知和控制精神症状的目的。

189

思 考 题

1. 老年人的心理特点有哪些?
2. 老年人心理的影响因素是什么?
3. 老年病患者存在哪些心理问题?
4. 老年病患者的心理康复可采用哪些治疗措施?
5. 怎样对老年病患者开展心理支持疗法?

(朱红华)

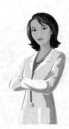

第十六章 其他疾病的心理康复

第一节 烧伤患者的心理康复

烧伤泛指各种热力、光源、化学腐蚀剂、放射线等因素所致,始于皮肤、由表及里的一种损伤。烧伤后由于瘢痕形成导致的明显外观改变和关节挛缩、活动障碍导致的功能异常,从而产生严重的精神创伤,并因此严重影响功能恢复,如处理不及时或不得当,将会造成新的或更严重的功能障碍。因此,烧伤患者的心理康复成为康复医学的重要内容。

一、烧伤患者心理障碍的原因

(一) 烧伤后急性应激反应

各种类型烧伤,特别是严重烧伤,在作用于患者机体后,均可作为一种应激源使患者的生理或心理产生不同程度的应激反应,严重者可引起心理障碍。

(二) 陌生环境

随着社会进步,生活水平提高,医院环境、设备都有了较大改变。多数患者对病房设施、各种仪器、检查都感到新奇陌生,对科室各项规章制度、生活方式、卫生要求都有许多不适应、不习惯。

(三) 疼痛

由于烧伤本身的影响,患者会出现疼痛;烧伤后的频繁换药治疗和手术亦会导致不同程度的疼痛。

(四) 瘢痕的影响

Ⅱ度以上烧伤的创面的修复必须通过肉芽组织进行,最终形成大量瘢痕组织,导致患者出现各种功能障碍和畸形,并引起容貌和形体的严重改变。

(五) 独立性下降

烧伤后由于治疗所需采取的强迫性体位、制动引起的关节挛缩和功能障碍,使患者的独立性下降,多数时候需要他人照顾,不能按照自己的意愿活动。患者对自己今后的学习、工作、生活、恋爱、婚姻、家庭、经济及个人前途等担忧。

（六）住院费用的承担

烧伤患者住院期间的高额治疗费给患者本人及其家庭带来巨大的经济和心理压力,严重影响患者的心理健康。

（七）恐惧死亡

严重烧伤患者由于担心自己的生命危险,往往产生恐惧、绝望的心理。

二、烧伤患者心理障碍的表现

（一）烧伤后应激心理

患者烧伤后,由于受到烧伤现场情景的强烈刺激,精神压力较高,经常重复烧灼伤时的经历,经常做噩梦。有的患者可表现为"茫然"状态,即意识范围受限、定向错误、注意狭窄,对外界刺激无反应;随后可出现对周围环境的逃避或退缩,甚至出现分离性木僵状态,亦可表现为激越,出现过分暴躁反应;同时患者可表现出出汗、面红、呼吸急促、心率加快等焦虑性自主神经症状。

（二）自卑

患者由于顾及烧伤后瘢痕导致的容貌和形体丑陋,丧失自信心,不敢面对他人外出活动,回避人际交往,产生自卑心理,情绪低落,无勇气面对现实,在绝望中为摆脱身体上和精神上的痛苦,易产生轻生念头,尤其是年轻患者更为突出。

（三）悲观

患者在接受频繁地换药及手后会引起不同程度的疼痛,害怕医生护士再次到来,害怕孤独或与亲人分离,表现为悲观失望、情绪淡漠、精神萎靡、哭闹、失眠、食欲不振等。

（四）焦虑、抑郁

烧伤患者由于肢体活动障碍和功能减退等,导致日常生活独立性下降,使其经常需要他人照顾,人际活动明显受限,因此他们感到孤独、无助,并且伴有自责、负罪感,出现抑郁症状;加之高额的住院费用给患者的精神巨大压力,更加加重了患者的焦虑、抑郁心理。患者的自尊、自信心均会受到影响,表现出丧失生活信心,有强烈的依赖心理,无法坚持日常生活和工作。

（五）恐惧紧张心理

面对突然袭来的损伤,再加之对病情的不了解,烧伤后体液渗出、烧伤处肿胀、害怕死亡等均可使患者产生恐惧紧张。

三、心理康复措施

（一）基本心理干预措施

1. **建立良好医患关系**　建立患者与医护人员之间强有力的信任关系,是治疗和预防烧伤后应激障碍综合征的有效措施。给患者以语言或非语言性的安慰,使患者在了解病情

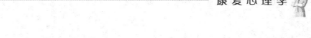

的基础上,理解并配合治疗。同时,鼓励患者倾诉内心感受,使其精神上得到放松,解除紧张恐惧心理。

2. 建立良好的社会支持系统 社会支持系统包括患者家庭成员、亲戚、朋友、同事等对患者的关怀和问候;良好的社会支持系统可以缓解烧伤应激事件对患者情绪的影响,有效预防和降低不良情绪的发生。

(二)常用心理干预措施

1. 支持性心理疗法 这适用于烧伤患者早期康复阶段,针对患者在突然的不良强烈刺激作用后所产生的焦虑、恐惧情绪。首先,详细询问病史,对患者的疼痛、焦虑等表示同情、关心、理解,以耐心、细致、精湛熟练的医护质量及诚挚、热情的态度取得患者的高度信任,建立干预环境。其次,给患者讲解相关医学知识及所要采取的治疗方案,如暴露或包扎疗法各自的特点及注意事项;在与患者的交谈中应具有指导性,让患者知道病情的轻重及预后,然后告诉患者许多治愈成功的例子,消除患者的疑虑,接受治疗方案,并根据患者的亲身经历,按逻辑、时间顺序来解释应激性心理症的发生,还告诉患者,经历烧伤事件后,发生焦虑反应是正常的,不必为恶心、心悸、过度通气、全身颤抖、头晕等表现而紧张。一般患者会在4～6周内克服自己的心理反应。同时,指导患者家属在心理、行为、生活等方面积极地配合治疗,给患者以温暖及自信心,保持积极良好的情绪状态。

2. 认知行为疗法 这适用于烧伤患者制动阶段,此期患者经历烧伤早期激烈的心理反应后,逐渐接受残疾事实。但是,难以正确面对烧伤后外貌改变、活动障碍等严重问题,出现心理失衡、情绪紊乱等负性心理。治疗师应在了解患者心理状态的基础上,运用认知行为疗法技术,教育和引导患者认识自身所处的状况,认清积极的和消极的想法与行为以及不恰当的情感反应,选择更实际和有益于健康的想法与应对方式,并改变困扰身心的想法和行为,矫正患者的不良心理和行为,鼓励患者战胜困难,积极主动地进行康复训练。

3. 放松疗法 这适用于紧张性焦虑的烧伤患者。有放松训练和音乐疗法。①放松训练:根据患者烧伤情况,嘱其采取适宜放松体位,闭上双眼,依次对身体除烧伤部位外各部分肌肉进行放松训练。②音乐疗法:根据"异质原理"及患者的文化程度和欣赏水平,准备合适的音乐进行治疗。对疼痛敏感、焦虑的急性期患者,选择一些自然背景、节奏平稳、柔和、优美、抒情类音乐;对于长期住院,孤独、抑郁患者选用欢快、激情类音乐。

4. 家庭心理支持 治疗师在密切关注患者心理状况、实施心理治疗的同时,也不可忽略患者家属的心理情绪变化,应对患者亲属进行及时的、必要的心理干预,帮助他们寻求适当的应对方式。对经济承受能力有限的家庭,应尽量减少其医疗费用,避免因经济负担过重而促使患者或亲属产生不良的情绪反应。对有心理障碍者,要注意倾听其情感诉说,认同其心境,予以宣泄,解释不良情绪产生的原因和后果,指导精神放松的自我护理方法,加强自我调适,帮助患者亲属处理各种可能出现的心理危机,构建一个良好的家庭心理环境来影响和促进患者的治疗和康复。

第二节 恶性肿瘤患者的心理康复

恶性肿瘤是临床常见疾病,发病率和死亡率正逐渐上升,已成为危及人类健康和生命的重要因素之一。康复医学针对恶性肿瘤所导致的原发性或继发性残疾,采取医学、教育、心理、职业等综合性手段,尽可能改善和恢复恶性肿瘤致残者的功能,提高患者的生活和生存质量。

一、恶性肿瘤发病的心理-社会因素

目前,恶性肿瘤的病因仍处于不断探索阶段,其发生发展是多种因素综合作用的结果,除了与生物学因素有关以外,心理-社会因素对恶性肿瘤的发生起到一定作用;同样,患者的不良心理行为反应,也会严重影响病情的发展和患者的生存期。如下一些心理-社会因素与恶性肿瘤的关系,已越来越引起人们的关注。

（一）生活应激事件

生活应激事件指的是对患者产生强烈刺激的负性生活事件。国内外不少研究发现,某些恶性肿瘤患者发病前的生活事件发生率较高,其中尤以家庭不幸等方面的事件,如丧偶、近亲死亡、离婚等为显著。在一组接受心理治疗的癌症患者中,大多数患者在发病前半年到8年期间曾遭受过亲人(配偶、父母、子女)丧亡的打击,而对照组则少得多。此外,某些应激性刺激(电击)可以促使某些动物的肿瘤发生率明显增高,以及生活中某些特殊人群(寡妇、独身妇女)恶性肿瘤发病率较高等事实,均能有力证明,负性生活事件与癌症的发生有联系。

（二）负性情绪反应

负性情绪指与某些生活事件有关的抑郁、焦虑、无法解决的悲哀、情感压抑等,是机体处于应激状态下的一种心理反应。研究结果表明,那些不善于宣泄生活事件造成的负性情绪体验者,即习惯于采用克己、压抑的应对方式者,其癌症发生率较高。

（三）个性行为特征

目前,国内外学者认为,某些个性特征与恶性肿瘤的发生有一定的关系。如性格内向、不善于与他人交往者往往易患癌症;或处事过分谨慎、忍让、追求完美、情绪波动而又不善于疏泄负性情绪者,在遇到不幸事件时,由于不能正确地采取应对措施,往往更容易产生悲伤、抑郁、沮丧等情绪体验,导致机体免疫系统功能下降,恶性肿瘤发病率较高。近年来,行为医学界已将上述个性特征概括为"C型行为",并认为C型行为与癌症的发生相关。

（四）应对方式

研究和观察表明,一些人得知自己患恶性肿瘤后,泰然处之,具有坚强信念、乐观精神和不屈斗志,并积极配合医生治疗,其预后多数良好;反之,若采取悲观绝望、听之任之、对疾病屈从等消极的应对方式,则可直接影响患者的心身健康,加速病情的恶化。

（五）心理生物学因素

心理神经免疫学研究证明,心理-社会因素主要通过免疫中介机制而影响癌症的发生和转归。当紧张刺激使人体陷于抑郁、沮丧时,ACTH及肾上腺皮质激素分泌增加,从而抑制免疫系统的正常功能,降低机体对恶性肿瘤细胞的监视和杀灭功能;动物实验也证明,在紧张的回避条件反射实验环境中,小鼠多项免疫功能受损,致使皮下接种6G3HED淋巴肉瘤细胞的成功率和生长率提高。

二、恶性肿瘤患者心理障碍的表现

随着人类社会的不断进步，人们的健康水平和对健康的需求不断提高。由于恶性肿瘤是目前威胁人类健康和生命的重要原因之一，所以一旦患者获知自己身患恶性肿瘤，其心理往往会发生剧烈的反应，具体表现如下。

（一）震惊、恐慌

患者突然获知自己身患恶性肿瘤时，难以承受这突如其来的巨大打击，可产生剧烈的心理反应，表现为震惊、恐慌、极度紧张、眩晕、昏厥，有的甚至心理防线一下子崩溃，恐惧肿瘤对生命的威胁。

（二）怀疑、否认

当患者从激烈的情绪震荡中冷静下来后，往往借助于否认的心理方式来应对恶性肿瘤诊断所造成的紧张与恐惧，怀疑医生的诊断是否正确，甚至期望有奇迹发生，以此来达到心理平衡。

（三）烦躁、愤怒

通过反复的或权威的医学检查证实自己确实身患恶性肿瘤之时，患者常常变的心情烦躁、容易激动，有时甚至是强烈的愤怒，并把这种愤怒向周围的人发泄。如常借故各种理由表现出愤怒和嫉妒，常常与亲人、医护人员发生吵闹，事事感到不如意、不顺眼，还会认为所有人都对不起他，委屈了他。同时害怕周围人遗弃他。

（四）悲伤、抑郁

患者在治疗或休养过程中，常想到自己死亡即将来临，想到亲人及子女的未来生活、前途和家中的一切而自己又不能顾及时，便会从内心深处产生难以言状的痛楚和悲伤。再加上疼痛的折磨，用药后的不良反应，则进一步转化为绝望，从而产生轻生的念头和自杀行为。

（五）接受、适应

恶性肿瘤患者在经历了情绪的强烈波动后，最终不得不面对身患肿瘤的残酷现实，并且绝大多数患者逐渐进入慢性的抑郁和痛苦之中，难以恢复到患病前的心理状态。在对肿瘤实施综合治疗的过程中，患者的心理状态受到多种因素的影响，如病情的变化，手术所带来的恐惧和痛苦，放、化疗等辅助疗法所带来的不良反应，以及外界的一些不良刺激等，均会加剧患者的心理应激，某些患者会感到绝望，少数患者会出现幻觉、妄想等精神病性症状，甚至人格发生变化。

三、心理康复的必要性

恶性肿瘤患者不仅是躯体上的创伤，也是一种强烈的精神创伤。在肿瘤的诊断和治疗过程中绝大多数患者都会出现上述的一些不良心理反应，而身心的交互影响会导致进一步的恶性循环。患者获知恶性肿瘤诊断，出现消极的心态，影响生理功能和治疗效果，使病情加重，预后不良，生存质量下降，从而心理状态更加恶化，而阻断这种恶性循环的关键在于进行恰当的心理康复治疗，解除患者紧张、焦虑、悲观、抑郁的情绪，调动患者的主观能动性，树立起生活的信心，积极与疾病作斗争，帮助患者适应新的社会角色和生活环境。越来越多的资料表明,重视恶性肿瘤患者的心理治疗,不仅有利于肿瘤患者的治疗和康复,还有利于肿瘤的消退,是肿瘤综合治疗的重要手段之一。

四、心理康复措施

(一)制定心理康复计划

在对恶性肿瘤患者开展心理康复之前,康复治疗师应首先对患者进行心理评估,掌握患者的心理状态、存在问题以及严重程度,并在此基础上制定科学翔实的心理康复计划,为日后正确地进行心理康复奠定基础。

(二)建立良好医患关系

有效的心理康复是建立在良好的医患关系之上。心理治疗师要随时与患者进行充分的心理交流,加深与患者及其家属的理解和信任,耐心倾听患者的倾诉,尽可能地满足患者的合理意愿需要。根据患者的性格和兴趣爱好布置住院的病房环境,如家庭式病房或工作式病房。让患者在身患绝症住院期间,感觉到一样可以得到工作和生活乐趣,一样可以实现个人的人生价值,从而唤起患者对生命的渴望,产生出强烈的生存意愿,主动配合治疗去战胜病魔,提高自己的生活质量。

(三)告知患者真实信息

患者的恶性肿瘤诊断明确无误后,是否告知及如何告知患者这一事实,是医务人员及患者家属立即面对的难题。目前,国内外的大多数学者都主张根据患者的人格特征及病情,灵活地选择时机和方式,提供给患者肿瘤诊断和治疗的真实信息。其目的在于,一方面有利于患者了解自己的病情,接受身患恶性肿瘤的事实,及时地调整心态,进入角色适应,建立良好的治疗关系和树立战胜疾病的信心;另一方面,有利于使患者配合并主动参与各种治疗,对治疗中的各种不良反应、并发症及预后有心理准备。

(四)纠正患者对恶性肿瘤的错误认识

目前,恶性肿瘤患者的各种心理障碍均源自于"癌症是不治之症"的错误认识,患者一旦得知自己的病情,都会经历对死亡的恐惧。因此,医务人员应运用支持性心理疗法等措施改变患者对恶性肿瘤的错误认识,树立对恶性肿瘤的正确态度,既要让患者认识到恶性肿瘤对健康的严重危害性,又要使患者相信,随着医学的不断进步,积极的治疗、良好的心态是可以战胜恶性肿瘤的。

(五)正确处理患者不良情绪

宣泄性心理疏导,如松弛训练、音乐疗法等转移机制,即心理活动的转移,尽量减少不良因素的刺激,通过引导患者参加琴、棋、书、画等活动或其他形式的活动来转移患者的不良情绪,提高生活情趣,转移情志,陶冶情操。

(六)发挥社会支持系统作用

社会支持是来自社会各方面包括家庭、亲戚、朋友、同事等个人或组织所给予的精神和物质上的帮助和支援。在我国,恶性肿瘤患者的亲属在社会支持系统中发挥不可替代的重要作用,亲属的精神与情绪可直接影响患者的心理状态。亲属的乐观开朗、积极向上心态可感染患者,给患者战胜疾病的信心;而亲属的负性心理也可以使患者的低落情绪更加严重。

心理治疗师应通过对恶性肿瘤患者亲属开展心理支持，让他们明白自己的表情、态度、言行举止都会给患者造成重大影响。因此，亲属们要用乐观、积极应对的策略感染患者，在对患者的照顾过程中保持言语亲切、态度和蔼、耐心细致，还可以给患者一些肌肤的安慰，如抚摸患者的身体等，让患者感受到家人的关爱和家庭的温暖，树立乐观向上、战胜病魔的信心。

思考题

1. 烧伤患者心理障碍的常见原因有哪些？
2. 烧伤患者心理障碍的临床表现有哪些？
3. 怎样对烧伤患者的心理障碍进行康复治疗？
4. 恶性肿瘤患者心理障碍的常见原因有哪些？
5. 恶性肿瘤患者心理障碍的临床表现有哪些？
6. 恶性肿瘤患者心理障碍的康复措施有哪些？

（朱红华）

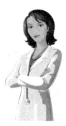

实训指导

实训 1　心理咨询技术实训

【实训目的】

（1）掌握心理咨询中怎样建立良好的咨询关系。

（2）掌握心理咨询中怎样使用参与性技术。

（3）掌握心理咨询中怎样使用影响性技术。

（4）掌握心理咨询中怎样消除阻抗。

【实训准备】

（1）学生：衣着规范，熟悉心理咨询的理论知识及操作技术。

（2）工具：记录用纸、笔。

（3）房间要求：房间内应安静、温馨，光线充足、整洁安全、温湿度适宜。

【实训学时】　2 学时。

【实训方法与结果】

（一）实训方法

实训课前，教师制作康复医学科常见病例。实训课上，首先由教师演示和讲解操作方法；然后学生 2 人一组，根据病例轮流进行角色扮演，相互操作，带教老师巡回观看，分组指导；可请 2 名学生进行回示，其余进行观摩评议；最后由老师总结并布置作业。操作方法与步骤如下。

1. 建立咨询关系、收集资料

（1）收集资料的途径：摄入性会谈与记录、观察与记录、心理测量与问卷调查、实验室记录。

（2）资料的内容

1）求助者的一般情况：如姓名、性别、年龄、职业、文化程度、民族、宗教信仰、婚姻状况、收入等。

2）求助者面临的主要问题：包括自我心理评估、心理与躯体方面的主要症状、最迫切想解决的问题。

3）求助者的背景资料：围绕求助者的主要心理问题，进一步了解其背景资料，必要时可进行心理测验及其他检查。

在此过程中,心理咨询师应运用"积极关注、尊重、真诚、共情"等技术与患者建立良好的咨询关系,并使用"倾听、核实、有效提问、释义、情感反应、总结"等参与性技术准确把握患者的整体情况,为后续的咨询过程奠定基础。

2. 分析诊断、拟定方案　根据收集到的资料,与求助者进行分析和讨论,弄清问题的实质,找出造成心理困扰的主要原因,做出诊断。在此阶段,咨询师应根据需要合理运用心理咨询的"参与性技术"和"消除阻抗技术"开展工作。而后,咨询师以简明的语言把自己对问题的了解和判断反馈给求助者,通过和求助者讨论,达成共识,共同建立咨询目标,并制订出一个切合实际的、有效的咨询方案。

3. 调节行为、改善心态　这是心理咨询的关键阶段,主要任务是咨询师应用心理咨询的"影响性技术",如"解释、指导、情感反应、内容表达、自我开放、面质、影响性概述"等技术,帮助求助者缓解情绪、改变心态、减轻或消除症状。在咨询时要注意不能使求助者成为一个被动、接受、依赖的角色。咨询师一般不要直接、具体地告诉求助者如何做,而是提出建议和多种可能解决的办法,让求助者通过讨论和比较,自己选择其中最为适合解决自己问题的方法。

4. 巩固成效、结束咨询　咨询师对整个咨询过程作一个总结评价性评价,即将整个咨询过程作简洁明确的小结,帮助求助者回顾咨询的要点、检查咨询目标的达成情况,使求助者对自己的情况有更加清楚的认识,对咨询过程中所接受的有益帮助、启示和领悟记得更加深刻,巩固咨询效果。同时也可进一步理清咨询师的思路,反思自己的咨询工作。

(二) 实训结果

(1) 学生掌握心理咨询的过程。

(2) 学生掌握心理咨询的技术。

【实训评价】

(1) 学生在实训过程中心理咨询过程是否把握得当。

(2) 在心理咨询过程中学生是否合理运用心理咨询的技术。

(3) 学生是否树立关爱患者的思想。

(朱红华)

实训 2　心理测验实训

【实训目的】

(1) 掌握康复医学科患者的常见心理问题。

(2) 掌握临床常用心理评定量表的评定标准及使用方法。

【实训准备】

(1) 学生:衣着规范,熟悉心理评定理论知识及操作技术。

(2) 工具:评定量表、记录用纸、笔。

(3) 房间要求:房间内应安静、温馨,光线充足、整洁安全、温湿度适宜。

【实训学时】　2学时。

【实训方法与结果】

(一)实训方法

实训课前,教师准备各种评定量表。实训课上,首先由教师演示和讲解操作方法;然后学生 2 人一组,根据病例轮流进行角色扮演,相互操作,带教老师巡回观看分组指导;可请两名学生进行回示,其余进行观摩评议;最后由老师总结并布置作业。操作方法与步骤如下。

1. 焦虑状态的评定

(1)评定工具:Zung 焦虑自评量表(SAS)(实训表 1-1)。

(2)评定方法:患者根据近 1 周的实际情况填写 Zung 焦虑自评量表,各项得分相加得粗分,用粗分乘以 5/4,取其整数部分即得标准分。

(3)评定标准:标准分<46 分,正常;46~50 分,轻度焦虑;>50 分,焦虑。标准分愈高,症状越严重。

2. 抑郁状态的评定

(1)评定工具:汉密尔顿抑郁评定量表(HAMD)(实训表 1-2)、Zung 抑郁自评量表(SDS)(实训表 1-3)和抑郁状态问卷(DSI)(实训表 1-4)。

(2)评定方法:①HAMD 量表:有 24 个项目,大部分项目按无、轻度、中度、重度、很严重 5 级评分为 0~4 分;少数项目按无、轻中度、中度 3 级评为 0~2 分,总分为 78 分。②Zung 抑郁自评量表和抑郁状态问卷:患者根据近 1 周的实际感觉填写,各项得分相加得粗分,用粗分乘以 5/4,取其整数部分即得标准分。

(3)评定标准:①HAMD 量表:总分<8 分,无抑郁;8~20 分,可能有轻度抑郁症;20~35 分:肯定有抑郁症;>35 分:严重抑郁症。②Zung 抑郁自评量表和抑郁状态问卷:标准分<50 分,无抑郁;50~59 分,轻度抑郁;60~69 分,中度抑郁;≥70 分,重度抑郁。

实训表 1-1　Zung 焦虑自评量表(SAS)

评定项目	评定等级			
	很少有	有时有	大部分时间有	绝大多数时间有
1. 感觉比往常更加神经过敏和焦虑	1	2	3	4
2. 无缘无故感到恶心	1	2	3	4
3. 容易心烦意乱或感到恐慌	1	2	3	4
4. 感到我的身体好像被分成几块,支离破碎★	4	3	2	1
5. 感到事事都很顺利,不会有倒霉事情发生	1	2	3	4
6. 我的四肢抖动和震颤	1	2	3	4
7. 因头痛、颈痛和背痛而烦恼	1	2	3	4
8. 感到无力且容易疲劳	1	2	3	4
9. 感到很平静,且能安静下来★	4	3	2	1
10. 感到我的心跳较快	1	2	3	4
11. 因阵阵的眩晕而不舒服	1	2	3	4
12. 有阵阵要晕倒的感觉	1	2	3	4

续表

评定项目	评定等级			
	很少有	有时有	大部分时间有	绝大多数时间有
13. 呼吸时进气和出气都不费力★	4	3	2	1
14. 手指和脚趾感到麻木和刺痛	1	2	3	4
15. 我因胃痛和消化不良而苦恼	1	2	3	4
	1	2	3	4
17. 我的手总是温暖而干燥★	4	3	2	1
18. 我觉得脸红,发热发红	1	2	3	4
19. 我容易入睡,晚上休息好★	4	3	2	1
20. 我做噩梦	1	2	3	4

注:★标注项目为用正性词陈述的,为反序计分。

实训表 1−2　汉密尔顿抑郁评定量表(HAMD)

项目	评分				
	0	1	2	3	4
抑郁情绪	无	只有在问到时才诉述	谈话中自发表达	不用语言也可以从表情、姿势、声音或欲哭中流露出这种情绪	患者自发言语和非言语表达几乎表现为这种情绪
有罪感	无	责备自己,感到自己已连累他人	认为自己犯了罪,或反复思考以往的过失和错误	认为目前的疾病是对自己错误的惩罚,或有罪恶妄想	罪恶妄想伴有指责或威胁性幻想
自杀	无	觉得活着没意思	希望自己已经死去,或常想到与死有关的事	消极观念(自杀念头)	有严重自杀行为
入睡困难	无	主诉有入睡困难	主诉每晚入睡困难		
睡眠不深	无	睡眠浅,多恶梦	半夜(晚12点以前)曾醒来(不包括上厕所)		
早醒	无	有早醒,比平时早醒1 h,但能重新入睡	早醒后无法入睡		
工作和兴趣	无	提问时才诉述	自发地直接或间接表达对活动、工作或学习失去兴趣,如感到没精打采、犹豫不决,不能坚持或需强迫自己去工作或活动	活动时间减少或成效下降,住院患者每天参加活动或娱乐不满3 h	因目前的疾病而停止工作,住院者不参加任何活动或没有他人帮助便不能完成病室日常事务

项目	评分				
	0	1	2	3	4
阻滞(指言语和思维缓慢,注意力难以集中,主动性减退)	无	精神检查中发现轻度阻滞	精神检查中发现明显阻滞	精神检查进行困难	完全不能回答问题(木僵)
激越	无	检查时有些心神不定	明显心神不定或小动作多	不能静坐,检查中曾起立	搓手、咬手指、扯头发、咬嘴唇
精神性焦虑	无	问及时才诉述	自发地表达	表情和言谈流露出明显忧虑	明显惊恐
躯体性焦虑	无	轻度	中度,有肯定的上述症状	重度,上述症状严重,影响生活或需要处理	严重影响生活和活动
胃肠道症状	无	食欲减退,但不需要他人鼓励便能自行进食	进食需要他人催促或请求,需要应用泻药或助消化药		
全身症状	无	四肢、背部或颈部沉重感,背痛,头痛,肌肉疼痛,前身乏力或疲倦感	症状明显		
性症状(指性欲减退,月经紊乱)	无	轻度	重度		
疑病	无	对身体过分关注	反复考虑健康问题	有疑病妄想	伴幻觉的疑病妄想
体重减轻按病史评定或按体重记录评定	无	患者诉述可能有体重减轻,1周内体重减轻>0.5 kg	1周内体重减轻>1 kg		
自知力(知道自己有病,表现为抑郁)	无	知道自己有病,但归咎伙食太差、环境问题、工作过忙、病毒感染或需要休息	完全否认有病		

项目	评分				
	0	1	2	3	4
日夜变化		如果症状在早晨或傍晚加重,先指出是哪一种,然后按其变化程度评分,早上变化评早上,晚上变化评晚上			
早	无	轻度变化	重度变化		
晚		轻度变化	重度变化		
人格解体或现实解体(指非真实感或虚无妄想)	无	问及时才诉述	自然诉述	有虚无妄想	伴幻觉的虚无妄想
偏执症状	无	有猜疑	有牵连观念	有关系妄想或被害妄想	伴有幻觉的关系妄想或被害妄想
强迫症状(指强迫思想和行为)	无	问及时才诉述	自发诉述		
能力减退	无	仅于提问时方引出主观体验	患者主动表示有能力减退感	需鼓励、指导和安慰才能完成病室日常事务或个人卫生	穿衣、梳洗、进食、铺床或个人卫生均需他人帮助
绝望感	无	有时怀疑"情况是否会好转",但解释后能接受	持续感到"没有希望",但解释后能接受	对未来感到灰心、悲观和失望,解释后不能接受	自动地反复诉述"我的病好不了啦",诸如此类的情况
自卑感	无	仅在询问时诉述有自卑感(我不如他人)	主动诉述有自卑感	主动诉述"无一无是处"或"低人一等"。与评2分只是程度上的差别	自卑感达妄想的程度,例如"我是废物",或类似情况

实训表 1-3　Zung 抑郁自评量表(SDS)

评定项目	评定等级			
	很少有	有时有	大部分时间有	绝大多数时间有
1. 我觉得闷闷不乐,情绪低沉	1	2	3	4
2. 我觉得一天之中早晨最好★	4	3	2	1
3. 我一阵阵哭出来或觉得	1	2	3	4
4. 我晚上睡眠不好	1	2	3	4
5. 我吃得跟平常一样多★	4	3	2	1
6. 我与异性接触时和以往一样感到愉快★	4	3	2	1
7. 我发觉我的体重在下降	1	2	3	4
8. 我有便秘的苦恼	1	2	3	4
9. 我心跳比平时快	1	2	3	4

评定项目	评定等级			
	很少有	有时有	大部分时间有	绝大多数时间有
10. 我无缘无故地感到疲劳	1	2	3	4
11. 我的头脑跟平常一样清楚★	4	3	2	1
12. 我觉得经常做的事情并没有困难★	4	3	2	1
13. 我觉得不安而不能平静	1	2	3	4
14. 我对将来抱有希望★	4	3	2	1
15. 我比平时容易生气激动	1	2	3	4
16. 我觉得做出决定是容易的★	4	3	2	1
17. 我觉得自己是个有用和不可缺的人★	4	3	2	1
18. 我的生活过得很有意义★	4	3	2	1
19. 我认为如果我死了别人会生活得更好	1	2	3	4
20. 平常感兴趣的事我仍然照样感兴趣★	4	3	2	1

注:★标注项目为用正性词陈述的,为反序计分。

实训表 1－4　抑郁状态问卷(DSI)

评定项目	评定等级			
	从无或偶尔	有时	经常	持续
1. 你感到情绪沮丧、郁闷吗	1	2	3	4
2. 你要哭或想哭吗	1	2	3	4
3. 你感到早晨心情好吗★	4	3	2	1
4. 你夜间睡眠不好吗,经常早醒吗	1	2	3	4
5. 你吃饭像平时一样多吗,食欲如何★	4	3	2	1
6. 你感到体重减轻了吗	1	2	3	4
7. 你的性功能正常吗,乐意注意具有吸引力的异性,并好与其在一起说话吗★	4	3	2	1
8. 你为便秘烦恼吗	1	2	3	4
9. 你的心跳比平时快吗	1	2	3	4
10. 你无故感到疲劳吗	1	2	3	4
11. 你坐卧不安,难以保持平静吗	1	2	3	4
12. 你做事情比平时慢吗	1	2	3	4
13. 你的头脑像往常一样清楚吗★	4	3	2	1
14. 你感到生活很空虚吗★	4	3	2	1
15. 你对未来感到有希望吗	1	2	3	4
16. 你觉得决定什么事情很容易吗★	4	3	2	1
17. 你比平时更容易被激怒吗	1	2	3	4
18. 你仍旧喜爱自己平时喜爱的事情吗★	4	3	2	1
19. 你感到自己是有用和不可缺少的人吗★	4	3	2	1
20. 你曾经想过自杀吗	1	2	3	4

注:★标注项目为用正性词陈述的,为反序计分。

（二）实训结果

（1）学生掌握康复医学科患者常见的心理问题。

（2）掌握临床常用心理评定量表的评定标准及使用方法。

【实训评价】

（1）学生在实训过程中是否对患者实施人文关怀。

（2）学生在与患者进行交流时是否注意言语表达和表情。

（朱红华）

实训 3　心理治疗技术实训

【实训目的】

（1）掌握行为疗法（系统脱敏疗法、冲击疗法、松弛疗法）的基本理论、操作技术及其在康复临床中的应用。

（2）掌握认知疗法（理性情绪疗法）的基本理论、操作技术及其在康复临床中的应用。

（3）掌握支持性心理疗法的基本理论、操作技术及其在康复临床中的应用。

（4）掌握催眠暗示疗法的基本理论、操作技术及其在康复临床中的应用。

【实训准备】

（1）学生：衣着规范，熟悉心理治疗技术的理论、操作技术及其临床应用。

（2）教师：准备若干符合实训需要的临床病例（病例1：在人多公共场合焦虑、恐惧症患者；病例2：对康复治疗悲观、失望和失去信心的脊髓损伤患者；病例3：心理性性功能障碍患者）。

（3）工具：记录用纸、笔。

（4）房间要求：房间内应安静、温馨，光线充足、整洁安全、温湿度适宜。

【实训学时】　2学时。

【实训方法与结果】

（一）实训方法

实训课上，教师首先让学生分析临床病例，并对患者进行心理诊断和给出康复心理治疗的方法；然后学生2人一组为实训小组，根据病例轮流进行角色扮演，相互操作，带教老师巡回观看分组指导；可请两名学生进行回示，其余进行观摩评议；最后由老师总结并布置作业。操作方法与步骤如下：

1．行为疗法（系统脱敏疗法、冲击疗法、松弛疗法）的应用实训

（1）实训小组中一人扮演心理康复治疗师，一人扮演在人群众多的公共场合出现时有严重焦虑、恐惧的异常行为患者。

（2）心理康复治疗师根据患者的情况分别采用系统脱敏疗法、冲击疗法、松弛疗法来为患者实施心理康复治疗，各种治疗方法的操作要点如下。

1）系统脱敏疗法：也称交互抑制法、缓慢暴露疗法。治疗师帮助患者建立与不良行为反应相对抗的松弛条件反射，然后引导患者缓慢地暴露在引起这种行为的条件刺激中，将习

得的放松状态用于抑制焦虑反应,使不良行为逐渐消退(脱敏),最终矫正不良行为。根据系统脱敏疗法的治疗原理,在治疗时应从引起个体较低程度的焦虑或恐怖反应的刺激物开始进行。一旦某个刺激不再引起求助者焦虑和恐怖反应时,治疗师再继续向求助者呈现一个比前一刺激略强的刺激。如果该刺激所引起的焦虑或恐怖在求助者所能忍受的范围之内,经过多次反复的呈现,便不会对该刺激感到焦虑和恐怖,也就达到了治疗目标。

2) 冲击疗法:也称快速暴露法或满灌疗法,方法是鼓励患者直接接触或想像地间接体验引起的情境或事物,一直坚持到紧张感消失,以达到脱敏目的。冲击疗法采用的是消退原理,所以它总是把危害最大的刺激情境放在第一位,尽可能迅速地使患者置身于最为痛苦的情境之中,尽可能迅猛地引起患者最强烈的恐惧或焦虑反应,并对这些焦虑和恐惧反应不作任何强化。任其自然,最后,迫使导致强烈情绪反应的内部动因逐渐减弱甚至消失,情绪的反应自行减轻或者消失。强调快速地、长时间地暴露于患者感到恐惧的刺激物,此时常伴有强烈的情绪反应,以收物极必反之效,从而消除恐惧。冲击疗法程序简洁,没有繁琐的刺激定量和确定焦虑等级等程序,而且不需要全身松弛这一训练过程。

3) 松弛疗法:又称放松疗法、放松训练,它是按一定的练习程序,学习有意识地控制或调节自身的心理生理活动,以达到降低机体唤醒水平,调整那些因紧张刺激而紊乱了的功能。松弛疗法具有良好的抗应激效果。在进入放松状态时,交感神经活动功能降低,表现为全身骨骼肌张力下降即肌肉放松、呼吸频率和心率减慢,血压下降,并有四肢温暖,头脑清醒,心情轻松愉快,全身舒适的感觉。同时加强了副交感神经系统的活动功能,促进合成代谢及有关激素的分泌。经过放松训练,通过神经、内分泌及自主神经系统功能的调节,可影响机体各方面的功能,从而达到增进心身健康和防病治病的目的。近年来,放松训练发展到五大类型:一类是渐进性肌肉放松,二类是自然训练,三类是自我催眠,四类是静默或冥想,五类是生物反馈辅助下的放松。

2. 认知疗法(理性情绪疗法)的应用实训

(1) 实训小组中一人扮演心理康复治疗师,一人扮演对康复治疗悲观、失望和失去信心的脊髓损伤患者。

(2) 心理康复治疗师运用理性情绪疗法来为患者实施心理康复治,操作要点如下。

1) 心理治疗师与患者建立良好的治疗关系,取得患者的充分信任。

2) 心理治疗师运用理性情绪疗法理论,帮助患者分析产生悲观、失望的原因是由于患者对脊髓损伤存在不合理的信念,即认为脊髓损伤是不可康复的,脊髓损伤的发生会导致非常可怕或灾难性的后果,在这个错误信念的刺激下患者才会产生了目前这种情绪、行为上的不良后果,这是一种错误的判断。然后,心理治疗师通过专业知识和成功案例,告知患者通过合理的康复治疗,脊髓损伤可以在某种程度上康复,使其重返家庭和社会,并不像患者所预想的那样,以此来帮助患者建立理性思考,修正潜在的非理性信念,改变自己不合理自我挫败行为,最终获得理性的生活哲学。

3) 治疗师评估治疗的效果和反思治疗过程。

3. 支持性心理疗法的应用实训

(1) 实训小组中一人扮演心理康复治疗师,一人扮演对康复治疗悲观、失望和失信心的脊髓损伤患者。

(2) 心理康复治疗师运用理性情绪疗法来为患者实施心理康复治,操作要点如下。

1）心理治疗师与患者建立良好的治疗关系，取得患者的充分信任。

2）心理治疗师运用支持性心理疗法技术（倾听；指导、鼓励患者表达情感；解释；鼓励和安慰；保证；促进环境的改善），帮助患者表达自己的情感和认知问题，消除患者内心存在的疑虑，改善其心境，矫正其不良行为，增加其战胜疾病的信心，从而促进患者心身的全面康复。

3）治疗师评估治疗的效果和反思治疗过程。

4. 催眠暗示疗法实训

（1）实训小组中一人扮演心理康复治疗师，一人扮演心理性性功能障碍患者。

（2）心理康复治疗师运用催眠暗示疗法来为患者实施心理康复治疗，操作要点如下。

1）心理治疗师与患者建立良好的治疗关系，取得患者的充分信任。

2）心理治疗师通过言语刺激、安慰、保证、疏导使患者进入催眠状态，并使用暗示操纵患者的潜意识，使患者在催眠状态下大脑皮质处于抑制状态，过去性功能障碍的经验被抑制，失去对治疗师给予的新刺激的鉴别批判力，新刺激产生极大的征服力，使患者遗忘的既往性生活成功的经验得以再现、压抑的情感获得释放，从而活动积极的治疗效果。

3）治疗师评估治疗的效果和反思治疗过程。

（二）实训结果

（1）学生掌握行为疗法的基本理论、操作技术及其在康复临床中的应用。

（2）学生掌握理性情绪疗法的基本理论、操作技术及其在康复临床中的应用。

（3）学生掌握支持性心理疗法的基本理论、操作技术及其在康复临床中的应用。

（4）学生掌握催眠暗示疗法的基本理论、操作技术及其在康复临床中的应用。

【实训评价】

（1）学生在实训过程中是否关注与患者建立良好的治疗关系。

（2）学生是否能熟练应用康复心理治疗技术。

（3）学生是否树立关爱患者的思想。

（陈涌标）

实训 4　脑血管意外患者的心理康复实训

【实训目的】

（1）熟悉脑血管意外患者心理康复的意义。

（2）掌握脑血管意外患者心理障碍的原因及表现。

（3）掌握脑血管意外患者心理康复的方法。

【实训准备】

（1）学生：衣着规范，了解患者病情及心理行为状况、理解和配合能力；并熟悉怎样进行角色扮演。

（2）教师：准备脑血管意外病例。

（3）环境：治疗室安静、整洁、温馨，温湿度适宜。

【实训学时】　2学时。

【实训方法与结果】

（一）实训方法

1. 理论讲授　首先,教师讲授脑血管意外患者心理障碍的原因、临床表现、心理康复的意义和心理康复措施和本次实训课的操作方法。

2. 病例分析　教师展示临床病例,让学生分析该患者的心理状况,并给出心理诊断,制定心理康复治疗计划。脑血管意外患者常见的心理障碍如下:

（1）恐慌:为患者主要的心理障碍。由于脑血管意外多呈急性发病,患者很短时间内失去了生活自理的能力,肢体功能部分或完全丧失。面对这种由正常人突然变成患者,甚至残疾人的巨大角色转换,首先表现出恐惧心态。另外,患者对脑卒中发生、发展及其转归的不了解、甚至错误认识也是造成恐惧心态的重要原因。患者情绪紧张不安,患者整日心情烦躁,忧心忡忡,对外界刺激敏感,常难以入睡、多梦易惊,易激惹。

（2）忧虑:脑血管意外患者最为关心的问题是偏瘫发生的原因、治疗方法及最终的疗效。当患者详细了解了这些问题后,常对能否恢复肢体功能、生活自理、重返家庭和社会表现出不同程度的忧虑。特别是在恢复期药物和康复治疗效果不明显或病情反复,甚至加重时尤为显著。治疗经费、家庭问题及亲朋好友的态度等也可造成或加重患者忧虑状态。

（3）失落:失落心理是脑血管意外患者发病后的常见症状。患者表现为感觉由于患病失去了往日的健康、生活方式、社会和经济地位,即使通过康复治疗仍可能难以重新开始原来的生活。因此,情绪消沉,失去战胜疾病的信心,看不到未来的希望,不积极配合医务人员的治疗和康复训练,有的甚至消极地抵触、甚至放弃康复治疗。

（4）抑郁:患者情感基调低沉、灰暗,轻者郁郁寡欢、苦恼忧愁;重者悲观绝望,主观感觉生活失去意义和希望,心情沉重。常可出现睡眠障碍,食欲减退,体重减轻。患者思考问题困难,思维内容消极悲观,往往不客观地用批判的眼光、消极否定的态度看待自己和过分贬低自己,甚至在过度的自责中难以自拔而产生轻生的意念和举动。

3. 心理康复　学生2人一组组成实训小组,根据病例轮流进行角色扮演,相互操作。在角色扮演中,心理治疗师应用下列措施开展心理康复实践。

（1）建立融洽的治疗关系:有效的心理康复必须建立在医患双方融洽的治疗关系基础之上。首先,康复治疗人员为了解除患者及家属在发病初期的紧张、恐慌和焦虑心理,在入院时应热情周到地接待,让其尽快适应陌生的医院环境,同时,共同制定康复计划和选择康复治疗方法;在康复训练开始后,客观正确地判断功能障碍的预后,并告知患者。其次,对于患者在康复治疗过程中因种种不适或错误认知所引发不尊重、不理解,以及愤怒情绪,有时甚至是对康复治疗人员的攻击性行为,康复人员应宽容地对待,并努力帮助患者克服这种不良情绪。再次,康复治疗人能耐心倾听患者因长期的残疾折磨所导致的种种苦恼和抱怨,成为患者内心痛苦的倾诉对象,并进行正确的疏导。

（2）建立心理防卫机制:人的一生会遭遇许多日常生活中的突发事件,使我们毫无防备之下产生生理和心理的应激,影响健康。因此,对待种种意外和不测,我们应拥有自我保护意识,这样可树立勇气去适应困难和寻求新的出路,应付人生的各种不幸遭遇。脑血管意外患者更需要自我保护,同时医务人员和家属要不断地从言语和行动上给予支持鼓励,让患者认识到疾病本身并不可怕,可怕的是自己在疾病面前的退却。这样有助于预防和治疗患者的不良心理,解除疾病的约束,促进早日康复。

（3）纠正错误认知：人类的各种行为都是在长时期生活中不断学习而来，有些行为是良好的认知，对人类生存有重要意义；有些行为是不健康的负性认知，有损于健康或对健康造成障碍。所以，错误的认知活动，会歪曲客观事实，导致负性情绪的发生，干扰和阻碍脑血管意外患者康复过程的进行，影响治疗效果和预后。康复治疗人员要向患者及家属宣传医学卫生保健知识、康复治疗知识和技术，指导他们正确求医和开展康复训练，保持乐观情绪，积极配合治疗，摒弃愚昧落后的行为。

（4）安慰和鼓励患者：患病后，特别是预后差的患者，容易对治疗和未来生活失去信心而出现消极悲观的情绪，表现为哭泣不止，乞求医务人员的救治，此时康复治疗人员应安慰疏导患者，消除种种不良情绪，保持情绪平稳，并告知情绪波动可致使血压突然升高，再次发生脑卒中，导致病情恶化，更难治愈。同时对这类患者进行鼓励和安慰，给予同情及支持，指出其存在的各种有利因素，列举治疗成功的病例，帮助患者振作精神，建立信心，提高自觉训练的积极性，让患者主动参与康复训练。

（5）阳性强化训练：利用行为（学习）因素的作用原理，采用正强化原则激励患者。人的行为是对一定外界刺激环境的反应，这种反应往往是通过学习获得的。对脑卒中后遗症患者，通过针灸、理疗时电刺激对肢体肌肉的反应，不断强化患者的肢体功能，使患者处于正强化之中，并制定一个切合实际的大目标，作为鼓励患者的奋斗目标，扎根于患者头脑之中，激发起他们基本的治疗动机，并时刻自觉地把自己的训练与目标联系起来，正面鼓励。同时要将大目标分解成若干小步骤，即较易达到的小目标，及时进行信息反馈。当基本上达到一个小目标时，就必须及时给予肯定和强化鼓励，使患者感到对平时训练所付出的认可，从而产生一种实现目标后的胜利感和战胜疾病的成就感，鼓舞信心，振奋精神，使其自觉地进入下一阶段的小目标。

（6）满足身心需要：在脑血管意外患者的整个康复过程中，康复治疗人员还须注重满足患者生理需要，如环境舒适、睡眠安静、饮食可口、冷暖适宜、解除病痛等；以及满足患者的心理-社会需求，如安全、关爱和被尊重、归属与亲情等。如果这些需要满足了，对患者能产生积极的诱导作用，解除患者的忧虑情绪和失落心理，促使患者心情舒畅，对生活充满信心，使患者最大限度地提高康复训练效果和日常生活自理能力，改善生活质量。

（7）改善社会环境：整个社会应积极营造关心、爱护、尊重、接纳残疾人的人文环境，切实为残疾人提供学习、工作的机会，改善残疾人的福利待遇，建立和健全无障碍设施等，便于残疾人重返社会，再次融入社会大家庭。

（8）集体治疗：集体治疗可在病程后期开展，采用的形式通常有上课、开讨论会、参加文娱活动等，以改变患者的心理障碍。

（二）实训结果

（1）学生学会了脑血管意外患者心理诊断方法。

（2）学生学会了脑血管意外患者心理康复方法。

【实训评价】

（1）学生对患者的心理诊断是否准确。

（2）学生是否注意与患者建立良好的治疗关系。

（3）学生应用各种心理康复措施是否熟练。

（罗　宇）

实训 5　脊髓损伤患者的心理康复实训

【实训目的】

（1）熟悉脊髓损伤患者心理康复的意义。

（2）掌握脊髓损伤患者心理障碍的原因及表现。

（3）掌握脊髓损伤患者心理康复的方法。

【实训准备】

（1）学生：衣着规范，了解患者病情及心理行为状况、理解和配合能力；并熟悉怎样进行角色扮演。

（2）教师：准备脊髓损伤病例。

（3）环境：治疗室安静、整洁、温馨，温湿度适宜。

【实训学时】　2 学时。

【实训方法与结果】

（一）实训方法

1. 理论讲授　首先，教师讲授脊髓损伤患者心理障碍的原因、临床表现、心理康复的意义、心理康复措施和本次实训课的操作方法。

2. 病例分析　教师展示临床病例，让学生分析该患者处于脊髓损伤后心理发展的哪一阶段，并给出心理诊断，制定心理康复治疗计划。脊髓损伤患者常见的心理障碍如下。

（1）震惊期：多发生在伤后听到或意识到自己的伤病的严重程度后，不能正视和接受现实而采取回避现实的状况。患者的临床表现有思维反应迟钝，行为表现为不知所措、沉默，对周围人或事件无感觉、无反应，感情和身体的麻木可持续数秒或数天。

（2）否认期：患者一方面对自己的病情缺乏全面客观的了解，不相信现实；另一方面又希望用科学方法治疗疾病，对病情产生部分或完全的曲解，以逃避心理负担与痛苦。具体如下：对康复期望值过高，超出身体恢复的可能性；不承认终身残疾；不愿别人提及他的真实病情，不愿接触有关残疾的一切事物；有的患者出现攻击行为，如发脾气、摔东西、骂人，并伴有忧伤、悲观、苦闷情绪。

（3）抑郁期：随着患者对病情的了解，其心理防线逐渐瓦解，出现了消极情绪反应。患者开始考虑将如何面对残疾及生活问题，紧张、焦虑、抑郁悲伤、忧愁的情感占主导地位，对生活彻底失去信心。临床表现有患者情绪低落、心情压抑、悲观、忧伤；对外界环境反应迟钝，感情麻木，记忆下降，注意力不集中，少言寡语，易激动，脾气暴躁，将自己的愤怒情绪转移，发泄到家属或医务人员身上；无用感增强，自暴自弃，放弃治疗，严重者可产生失助感和绝望情绪，甚至有自杀倾向或行为。

（4）反对独立期：随着患者抑郁症状的基本缓解，病情已趋于稳定，行动、心理基本默认，接受自己的残疾并开始为自己今后的生活作具体打算。临床表现：经济或生活上尽可能依靠家人、单位或社会，不想通过自己的努力，不愿出院，反对自己照顾自己；懒散乏力，满足现状，不愿参加康复训练等。

（5）适应期：随着时间的推移，患者对身体残疾逐渐适应，能以一种积极的心态回归家庭和社会,建立起新的社会适应行为。临床表现:承认自己有不同程度的残疾,了解功能障碍康复的可能性;放弃不切合实际的想法,接受现实;生活上努力做到自理,尽可能少依靠别人;根据自身残疾、特长及社会环境等因素来选择适当的新职业;焦虑、抑郁、恐惧情绪基本消失,常可见到愉快的表情,能积极配合康复治疗。

2. 心理康复 学生 2 人一组组成实训小组,根据病例轮流进行角色扮演,相互操作。在角色扮演中,心理治疗师应用下列措施开展心理康复实践。

(1) 建立心理康复系统

1) 个体心理调节机制:是指在心理康复的过程中让脊髓损伤患者通过接受系统的心理干预,逐渐适应生活、学习、家庭或者工作等方面发生的变化,主动面对出现的各种困难,并在此基础上,形成一种积极的心理调节机制,以应付可能出现的各种心理问题,保持心理的健康。

2) 建立有关人员协助比较系统:脊髓损伤后患者生活在一定的群体之中,相关人员的态度对于其心理状态有着重要的影响,特别是家属、同事或者病友等联系比较密切的人员的态度对于其心理状态的影响是十分重要的。因此,心理康复不仅要重视患者本身的心理及其变化,也要注意这些人员的心理辅导工作,让他们理解残疾造成的心理问题,并且要解除由于家庭与小团体中出现残疾患者而造成的心理压力,从而为脊髓损伤患者的心理康复创造一种良好的心理氛围。

3) 建立专家协助机制:心理治疗有其特殊性的一面,只有经过专门训练的人员才能从事此项工作。心理康复师必须掌握心理咨询与治疗的理论与方法,拥有从事心理治疗的技能与临床经验,并且要有极为敏感的观察力与分析问题与解决问题的能力。

4) 建立社区辅助支持系统:脊髓损伤患者回归家庭与社会后,要发挥社区中有关专家与相关人员的作用,在脊髓损伤患者出现心理问题的时候,随时给予必要的支持与帮助,从而能够更好地为脊髓损伤患者的心理康复提供保障。

(2) 损伤部位以下感觉与知觉的康复:脊髓损伤患者在损伤截面以下肢体感觉的部分与全部丧失,会造成患者严重的心理问题。因此开展感知觉的康复训练,有助于患者的心理康复。

(3) 开展心理健康教育

1) 震惊阶段的心理健康教育:治疗师运用体贴性的语言,向患者正面解释脊髓损伤的知识;收集对患者恢复有利的信息,让他们相信脊髓损伤的恢复仍有希望,缓解患者对残疾的恐惧感;同时,指导家属或朋友给患者更多的关心和照顾。

2) 否认阶段的心理健康教育:治疗师认真倾听患者的想法,建立良好的医患关系。对有较强自制力又愿意接受帮助的患者,可在患者情绪较平静后,有计划、有策略地逐步向患者透露病情,使其在不知不觉中,逐步接受自己的病情;有些不太愿意接受帮助的患者,则鼓励他们多接触病友,逐渐从周围病友、医护人员处了解病情;对于只相信药物治疗、手术治疗,甚至偏方、秘方,对康复治疗不了解,不接受的患者,可举一些错失康复治疗时机的典型病例给他们听,实事求是地宣传脊髓损伤的康复知识,使他们明白康复治疗的重要性,早日接受康复治疗。

3) 抑郁阶段的心理健康教育:抑郁期患者一般都有自卑心理,无法正确评价自己的价值,对残疾生活过分悲观,所以要引导患者积极面对残疾的现实,让患者逐步明白,残疾并不等于残废,脊髓损伤只要坚持康复,可以重新回归家庭和社会,还可以用角色转换的方式,让患者自己思考,让其放弃轻生的念头。

4)对抗独立阶段心理健康教育:治疗师同患者将心比心进行交谈,劝患者认真思考一下,假如为了有依靠,自己什么也不动,也不参加康复训练,日后受到影响的最终是自己。建议患者一面和单位或肇事方谈判,一边做好康复训练,这样才能一举两得,既康复了身体,又解决了问题。有条件的话可以帮助患者和单位协商,争取作出对患者有利的结果,这对患者的康复很重要。

5)适应阶段心理健康教育:帮助患者开展求职咨询和职前培训,让他看到自己的潜能,扬长避短,努力适应环境;指导患者正确进行残疾后的人际交往;可以指导患者改造家居条件,以适应轮椅在家中自由通行和家中康复训练。

(4)支持性心理疗法:治疗师采用支持性心理康复方法,使患者有一种健康的心理状态,帮助患者建立信心,保持正常的心理活动水平。

(5)认知行为疗法:脊髓损伤患者要面临的一个重要问题是其性功能障碍并由此而导致的心理障碍,对于完全性损伤的男性患者而言,该心理问题更为严重,常常可能导致家庭破裂以及严重的心理压力,许多患者不愿意也不知道如何应对由此而产生的问题。因此,心理康复要帮助患者重建自信心,建立新的性生活认知和行为方式。

(二)实训结果

(1)学生学会了脊髓损伤患者心理诊断方法。

(2)学生学会了脊髓损伤患者心理康复方法。

【实训评价】

(1)学生对患者的心理诊断是否准确。

(2)学生是否注意与患者建立良好的治疗关系。

(3)学生应用各种心理康复措施是否熟练。

(周振辉)

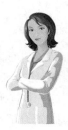

案例分析

案例1 癔症型人格障碍患者心理康复

【患者一般情况】

姓名:邱某某　　　　　　出生地:广东阳江

性别:男　　　　　　　　职业:劳务工

年龄:26岁　　　　　　　入院时间:2010－7－5　10:30

民族:汉族　　　　　　　记录时间:2010－7－5　15:00

婚姻状况:已婚　　　　　病史叙述者:患者母亲

主诉:因喜欢表现自己,感情用事,易激惹13年入院。

现病史:患者于13年之前,不明原因逐渐表现爱模仿戏装演员的动作,身着戏装或其姐的红毛衣,头扎鲜花,抹口红,打扮自己,行为举止女性化。同时容易发脾气,自己的愿望如不能得到满足,就烦躁,甚至打人。变得非常自私,把家里电视机和洗衣机搬至自己的房间,不许别人使用,并常紧锁门户,防止他人进入。爱听表扬的话,与人谈话时,总想让别人谈及自己如何有能力,亲戚如何有地位,自己外貌如何出众等,如果别人谈及别的话题,患者常常千方百计地将话题转向自己,而对别人的讲话内容则心不在焉。因此患者常与家庭地位、经济情况、个人外貌等不如他的人交往,而对强于他的人常常无端诋毁。患者常常感情用事,以自己高兴与否判断事物的对错和人的好坏,对别人善意的批评,即使很婉转,也不能虚心接受,不但不领情,还仇视别人,迫使别人不得不远离他。因此许多人说他不知好歹。与别人争论问题时,总要占上风,即使自己理亏,也要编造谎言,设法说服别人。患者常到火车站站口或公共汽车上帮助检票、售票。有时对人过分热情,但若别人稍违于他,就与别人吵架,从而导致关系破裂,几乎无亲密朋友。近几年来,与人发生纠纷次数有所增加,给家庭带来许多麻烦。于1992年3月25日入院。患病13年来,病情从未缓解过,但饮食、睡眠、大小便基本如常。

既往史:平素体健,无高热、抽搐、昏迷史,无中毒、肝炎、结核等病史,无服用成瘾物质病史。

个人史:母孕期健康,足月顺产,幼年发育正常。7岁上学,学习成绩较好,初中毕业后参加工作,从事一般体力劳动。姐弟3人与2个姐姐为同母异父,因此父母对其特别溺爱、娇惯、任性,不让人,听不得批评意见。

精神状态检查:意识清,仪表整洁,自行步入病房,年貌相符,接触主动合作,对周围环境不感陌生,定向力完整,饮食、睡眠好,生活可自理。未发现感、知觉障碍和思维联想障碍。言语流畅,语量稍多。注意、记忆、计算无明显障碍,智能正常。自知力不完整,对自己易烦躁、发脾气,认为属病态,但对自己自私、爱表现等无正确认识。情感反应协调,但强烈而多变,谈及戏装或某人长相时,表现很大兴趣,面带笑容,表情夸张,谈及人际关系时则又抱怨别人,带有敌视情绪。以医护人员对他的态度好坏来评判对方长相是否漂亮。否认身着戏装时有性快感。言谈举止富有女性色彩。行为幼稚,有时故意尖声怪叫,以引起病友注意。

  辅助检查:血常规、肝功能化验正常。心电图正常。脑电图呈界限性脑电图。染色体显带分析未见异常。MMPI测查不合作,回答均为"是",测图无效。

【康复诊断】

  癔症型人格障碍。

【康复治疗】

  1. **药物治疗** 用苯二氮䓬类抗焦虑药。

  2. **认知行为疗法** 让通过参加治疗性团体(又称治疗性社会)组织的活动以控制和改善其偏离的行为。

  (1) 提高认识:帮助患者了解自己人格中的缺陷。只有正视自己,才能扬其长避其短,适应社会环境。如果不能正视自己的缺陷,自我膨胀,放任自流,就会处处碰壁、导致病情发作。

  (2) 情绪自我调整法:表演症型人格的情绪表达太过分,旁人常无法接受。所以,首先要做的便是对亲朋好友作一番调查,听听他们对这种情绪表达的看法。对他们提出的看法,千万不要反驳,要扪心自问,这些情绪表现哪些是有意识的,哪些是无意识的;哪些是别人喜欢的,哪些是别人讨厌的。对别人讨厌的要坚决予以改进,而别人喜欢的则在表现强度上力求适中,对无意识的表现,可将其写下来,放在醒目处,不时自我提醒。此外,还可请好友在关键时刻提醒一下,或在事后请好友对自己今天的表现作一评价,然后从中体会自己情绪表达过火之处,以便在以后的情绪表达上适当控制,达到自然、适度的效果。

  (3) 升华法:表演症型人格患者有一定的艺术表演才能,不妨"将计就计",让他们把兴趣转移到表演艺术中去,使患者原有的淤积能量到表演中去得到升华。因此,表演症型人格的人投身于表演艺术是一条很有效的自我完善之路。

【疗效观察】

  通过近半年的心理康复治疗,患者能认识到自身的病情,基本能进行自我控制,情绪比较稳定,幼稚行为和抱怨明显减少,能比较客观地评价周围人,待人比较友好。

(王晓东)

案例 2 脊髓损伤患者的心理康复

【患者一般情况】

  姓名:刘某某   出生地:河南正阳

  性别:女   职业:公司职员

  年龄:25 岁   入院时间:2013 - 2 - 5 19:30

民族:汉族　　　　　　　记录时间:2013-2-5　21:00

婚姻状况:已婚　　　　　病史叙述者:患者本人

主诉:双下肢功能障碍、二便障碍伴抑郁1月余。

现病史:患者于2013年1月1日晨因头晕从5楼(约15米)坠下,当时出现剧痛,随即昏迷,工友急呼"120"送至观澜人民医院急诊科,行相关检查,因血气胸予"开胸引流术",术后意识转清。因双下肢活动障碍完善脊柱CT检查提示:T5-9、L1椎体爆裂性骨折。因病情危重,1月10日转至深圳市第二人民医院脊柱外科,完善脊柱CT、MRI检查,于18日行"T5-L2内固定术",术后予脱水、营养神经、抗炎等对症支持治疗,后患者病情逐渐平稳。目前患者病情稳定,因遗留双下肢功能障碍、二便障碍,为进一步康复,门诊以"脊髓损伤"收入院。发病以来患者精神欠佳,情绪低落,心情压抑,少言寡语,不愿意外出活动,对外界环境反应迟钝,无动于衷;常无故发怒,并将自己的愤怒情绪转移、发泄到家人和医务人员身上;参与康复治疗积极性不高,对医护人员的治疗不配合;睡眠差,双下肢麻痛,大小便不能自理。

既往史:既往体健。一年前曾行剖宫产手术。否认冠心病等病史;无肝炎、结核等传染病史;无食物及药物过敏史;否认输血史,预防接种史不详。

个人史:原籍出生长大,否认疫水、疫区及毒物接触史。平时生活起居规律,无不良嗜好。

月经、婚育史:月经14岁3～5天/26～28天,末次月经2012-12-26;已婚已育,家人均体健。

家族史:家属中无特殊及类似病史可询。

体格查体:血压90/60 mmHg,神志清楚,精神尚可。右侧肋部可见一长约15 cm弧形瘢痕,愈合良好。右锁骨下中心静脉置管,置管处皮肤无红肿,皮温正常。双肺呼吸音清,未闻及啰音。心率70次/分,律齐,未闻及杂音。后背正中可见长约30 cm手术瘢痕,愈合良好。双上肢肌力5级。T6以下感觉减退,T10以下感觉消失,两侧感觉基本对称。腹部可见一长约10 cm弧形陈旧性瘢痕。双侧上腹壁、中腹壁、下腹壁反射未引出,肛门反射未引出,肛门指检肛门括约肌无收缩。双下肢腱反射未引出。双侧病理征阴性。双下肢肌肉萎缩。四肢循环良好,双侧足背动脉搏动良好。

辅助检查:CT检查(外院2013-1-11)提示:T5-9、L1椎体爆裂性骨折。

专科情况:①神经系统检查:神志清楚,精神尚可。双上肢肌力5级。T6以下感觉减退,T10以下感觉消失,两侧感觉基本对称。腹部可见一长约10 cm弧形陈旧性瘢痕。双侧上腹壁、中腹壁、下腹壁反射未引出,肛门反射未引出,肛门指检肛门括约肌无收缩。双下肢腱反射未引出。双侧病理征阴性。双下肢肌肉萎缩。四肢循环良好,双侧足背动脉搏动良好。②日常生活活动能力评定:见Barthel指数,得分:15分。③脊髓感觉评定:轻触得分(左30分、右30分);针刺得分(左30分、右30分);运动评分(左25分、右25分)。④HAMD抑郁评定得分28分。

【康复诊断】

(1) 脊髓损伤双下肢功能障碍、二便障碍(ASIA分级:A级,平面:T6)。

(2) T5-L2内固定术后。

(3) T5-9、L1椎体爆裂性骨折。

(4) 血气胸引流术后。

（5）脊髓损伤抑郁期。

【康复治疗】

1. **运动治疗**　四肢主动、被动运动,重点是加强各关节的全范围主动运动,降低下肢肌张力。加强呼吸功能训练。

2. **作业训练**　强化残存功能,穿脱衣、吃饭等日常生活能力训练,提高患者生活自理能力,提高生存质量。

3. **物理因子疗法**　低频、气压、皮温生物反馈等改善血液循环,预防胸膜粘连、血栓形成。

4. **传统康复治疗**　针灸、推拿等改善循环及预防肌肉萎缩。

5. **药物治疗**　营养神经等药物治疗。

6. **心理治疗**　帮助患者建立信心,早日回归社会。

（1）建立良好的治疗关系:心理治疗师在一个安全、温馨的环境中,通过亲切、真诚、友好访谈,积极地关注和尊重患者,并恰到好处地与患者共情,与患者建立良好的治疗关系,让患者敞开心扉,最大限度地表达自己。

（2）健康教育:心理治疗师通过脊髓损伤后治疗成功案例和康复医学的发展与进步,让患者明白脊髓损伤后即便出现各种残疾,但只要坚持科学地康复训练,就可以在某种程度上实现康复,可以重新回归家庭和社会,成为自食其力之人。

（3）支持性心理疗法:心理治疗师应用支持性心理疗法的治疗技术帮助患者振作精神,增强康复信心,以积极的心态参与康复训练和开展日常生活。

（4）认知行为疗法:治疗师帮助患者分析目前抑郁、悲观的心理状态并不是脊髓损伤本身引起,而是患者错误地认为脊髓损伤后就会残疾和一无是处的错误观念导致的,但事实并非如此,以此来帮助患者摒弃这种错误判断,建立理性的心态。

（5）家庭心理康复:指导家庭成员更多地关爱患者,让其感受到家庭的温暖和爱的伟大力量。嘱家属注意患者言行,防止患者自残、自杀。

【疗效观察】

患者经过心理康复治疗师的系统治疗后,能正确对待自身残疾,情绪明显改善,平时笑容增多,愿意主动与医护人员、家属及病友交谈,会主动外出参加活动;睡眠显著改善,精神状态好转;参与康复的积极性、主动性明显上升,愿意与康复治疗师一起讨论自己的康复治疗计划,会主动学习有关脊髓损伤的康复知识。

（王晓东）

案例3　脑血管意外患者的心理康复

【患者一般情况】

姓名:吴某某	出生地:深圳市罗湖区湖贝村
性别:男	职　业:退休
年龄:54岁	入院时间:2013－6－18　18:00
民族:汉	记录时间:2013－6－18　20:00

婚姻状况:已婚　　　　　　病史叙述者:患者家属

主诉:认知、言语、四肢肢体功能障碍伴抑郁7月余。

现病史:患者于7月余前,在饮酒后突然出现言语不利及肢体无力症状,不能交流,不能自行行走、站立及持物,并呈进行性加重,伴有反应迟钝,当时可以认人。无头痛、恶心、呕吐,无肢体抽搐、大小便失禁。遂就诊于北大医院,行头颅MRI检查示"脑桥、左侧颞叶脑梗死",诊断为"脑梗死"收入神经内科,予抗血小板聚集、改善循环、清除自由基、营养神经治疗,患者病情加重,意识不清,转入ICU科行气管切开等治疗,后患者意识转清,扶助下可站立,有饮水呛咳症状。先后就诊于深圳市人民医院及市中医院,给以康复及改善循环、营养神经治疗。于18天前,再次就诊于深圳市中医院,给以针灸、推拿、吞咽功能训练等康复治疗及改善循环、营养神经、调节情绪治疗后,患者认知、言语及肢体无力略有改善,患者可翻身、支具下站立。但不能行走,仍有饮水呛咳症状,无头痛、肢体抽搐、大小便失禁。近期患者睡眠欠佳,情绪低沉,整天一言不发,愁眉苦脸,目光呆滞,对周围人群反应淡漠,参与康复治疗也心不在焉。为求进一步康复治疗,今日求诊我科,门诊拟"脑梗死后遗症期"收入住院。

本次发病后,患者精神差,饮食一般,夜间休息差,现每晚口服氯硝安定2 mg促进睡眠。于深圳市中医院诊断为"卒中后抑郁",现口服舍曲林75 mg 1次/天、奥氮平2.5 mg 1次/天对症治疗治疗。

既往史:有高血压病史8年,最高血压达180/110 mmHg,未规律服用药物。无肝炎、结核等慢性传染病史,无心脏病、糖尿病、高脂血症及肾病史,无外伤、手术、输血史,否认食物及药物过敏史。按时预防接种。

个人史:当地出生长大,否认疫区、疫水接触史。否认放射性物质接触史。长期大量酗酒病史。无吸烟、吸毒等不良嗜好。30年前结婚,配偶及孩子健康。

家族史:家人健康,否认有特殊疾病患者,无肿瘤、糖尿病、精神病等遗传性疾病患者。

体格检查:血压110/74 mmHg,神志清楚,精神差,不完全运动性失语。左侧肢体肌张力高,Ashworth分级Ⅱ级。右侧肌张力正常。左侧肢体Brunnstrom分级:左上肢、左手1级、左下肢2级。右上肢、右手4级,右下肢4级。四肢腱反射亢进,病理反射阳性,踝阵挛阳性,病理反射阳性,踝阵挛阴性。双下肢跟腱挛缩。四肢循环良好。Barthel指数评定,得分20分。

辅助检查:深圳市中医院头颅MRI检查提示:脑桥、左侧颞叶脑梗死。

专科情况:①神经系统检查:神志清楚,精神差,不完全运动性失语。双侧瞳孔等圆等大,对光反射灵敏。双侧鼻唇沟无变浅,口角不偏,伸舌居中。左侧肢体肌张力高,Ashworth分级Ⅱ级。右侧肌张力正常。左侧肢体Brunnstrom分级:左上肢、左手1级、左下肢2级。右上肢、右手4级,右下肢4级。四肢腱反射亢进,病理反射阳性,踝阵挛阳性,病理反射阳性,踝阵挛阴性。双下肢跟腱挛缩。四肢循环良好。②认知功能评定:不配合。③日常生活活动能力评定:Barthel指数评定,得分20分。④HAMD抑郁评定得分21分;DSI评定得分62分。

【康复诊断】

(1)脑梗死后遗症期,认知、言语、四肢肢体功能障碍。

(2)高血压病3级。

（3）卒中后抑郁。

【康复治疗】

1. 物理因子疗法　气压、中频改善血液循环,预防血栓形成;针灸、推拿、中频等改善血液循环。理疗时防止烫伤。

2. 作业治疗　右侧肢体协调能力训练,结合主动运动,强化上下床、穿脱衣、个人卫生等日常生活能力训练。作业治疗中训练内容要贴近实际动作,动作设计力求患者努力后可以完成,并根据患者肢体功能的提高而不断增加动作难度,最终达到提高患者生活自理能力。

3. 药物治疗　营养神经、改善认知等治疗。

4. 心理康复

（1）与患者建立亲密的治疗关系:热情周到地接待患者,帮助患者尽快适应康复科的环境,并为患者营造舒适、安静、温馨的康复治疗环境和休息环境;关爱、尊重、理解患者,耐心倾听患者因长期的残疾折磨所导致的种种苦恼和抱怨,成为患者内心痛苦的倾诉对象。

（2）帮助患者建立心理防御机制:让患者了解脑卒中发病原因,如高血压、吸烟酗酒、生活不规律、缺乏运动等,以及了解康复治疗的作用和治疗计划,给予患者康复希望,并不断地从言语和行动上给予支持鼓励,让患者认识到疾病本身并不可怕,可怕的是自己在疾病面前的退却。

（3）理性情绪疗法:帮助患者分析目前的抑郁心理,是由于经过一段时间治疗后仍然存在运动功能、言语和认知功能障碍,错误地认为康复无望和自己会成为家庭的累赘而引起的,让患者明白这是一种错误的认知;并通过进行康复治疗知识和技术的宣教让患者理解脑卒中的康复需要较长的过程,在康复进程中患者自身的积极心态和主动参与训练是康复成功的关键,同时借助康复成功的诸多案例来影响患者,逐渐帮助患者建立乐观、积极向上的心理。

（4）阳性强化训练:通过针灸、理疗时电刺激对肢体肌肉的反应,不断强化患者的肢体功能,使患者处于正强化之中,并制定一个切合实际的大目标,作为鼓励患者的奋斗目标,扎根于患者头脑之中,激发起他们基本的治疗动机,并时刻自觉地把自己的训练与目标联系起来,正面鼓励。同时要将大目标分解成若干小步骤,即较易达到的小目标,及时进行信息反馈。当基本上达到一个小目标时,就必须及时给予肯定和强化鼓励,使患者感到对平时训练所付出的认可,从而产生一种实现目标后的胜利感和战胜疾病的成就感,鼓舞信心,振奋精神,使其自觉地进入下一阶段的小目标。

（5）营造家庭心理康复氛围:告知并指导家庭成员不要受患者患病和抑郁心态的影响而出现焦虑、悲观等低落情绪,每天要保持乐观和积极向上的心情来感染患者,并积极营造关心、爱护、尊重、接纳患者的温馨氛围。

（6）集体治疗:心理康复治疗师特意把乐观向上、积极主动参与康复训练的脑卒中患者与抑郁患者放在一起进行集体康复治疗和开展文娱活动,让患者在耳濡目染之中受到影响和感染。

【疗效观察】

患者经过一段时间的心理康复治疗后,睡眠明显好转,精神状态明显改善,愿意与他们交流,能积极主动参与康复治疗,康复治疗效果明显提升。

（王晓东）

案例 4　慢性疼痛患者的心理康复

【患者一般情况】

姓名:郑某某　　　　　　　出生地:广东省惠来县

性别:女　　　　　　　　　职业:自由职业者

年龄:46 岁　　　　　　　　入院时间:2014 - 4 - 22　10:00

民族:汉族　　　　　　　　记录时间:2014 - 4 - 22　15:30

婚姻状况:已婚　　　　　　病史叙述者:患者本人

主诉:反复颈肩部疼痛伴右上肢麻痛伴睡眠差、焦虑 2 年,加重 1 周。

现病史:患者于 2 年前无明显诱因出现颈肩部疼痛,颈部功能活动受限,伴右上肢麻痛,曾在外院就诊,颈椎 X 线示:颈椎退行性变,诊断:颈椎病。曾多次在外院行颈椎推拿、针灸、理疗等治疗,症状好转。但病情反复,2 年来患者每因劳累或气候变化时上述症状加重,经颈椎推拿、针灸、理疗等治疗,症状均可缓解,多方打听该病的情况和后果,寻找偏方,以期能尽快痊愈。1 周前患者因劳累后,再次出现颈肩部疼痛,颈部功能活动受限,伴右上肢麻痛,严重影响夜间睡眠,门诊治疗症状无缓减,今日来我科门诊就诊,门诊以“颈椎病”收入院。起病以来,精神较差、睡眠差,心情烦躁,焦虑不安,食欲尚可,大、小便正常。

既往史:既往体健,一年前因咽部不适(扁桃体Ⅰ度肿大)曾于深圳市人民医院就诊(具体不详),现仍有扁桃体Ⅰ度肿大。否认肝炎、结核病史,否认肿瘤、糖尿病病史。否认重大外伤史,否认食物及药物过敏史。按时预防接种。

个人史:原籍出生长大,否认疫区、疫水接触史。否认放射性物质、粉尘接触史。否认吸烟、酗酒等不良嗜好。

月经及婚育史:初潮 14 岁,3~5 天/26~28 天,已绝经。已婚,配偶及子女均体健。

家族史:否认家族中有肿瘤、糖尿病、精神病等遗传性疾病病史。

体格检查:血压 122/85 mmHg,神志清楚,查体合作。咽部未见充血,扁桃体Ⅰ度肿大,无充血,左侧扁桃体可见一滤泡。双肺呼吸音清晰,未闻及干湿性啰音。心率 90 次/分,律齐,心脏各瓣膜听诊未闻及杂音。颈椎生理曲度存在,颈项部肌紧张,活动受限,压痛(＋)。头后仰压颈试验(＋),右上肢臂丛牵拉试验(＋),椎间孔压缩试验(＋)。感觉检查基本正常,腱反射对称。四肢肌力肌张力正常,神经系统检查未引出阳性体征。SAS 评分为 55 分。

【康复诊断】

(1) 颈椎病(神经根型)。

(2) 高甘油三酯血症。

(3) 慢性疼痛性焦虑

【康复治疗】

1. 传统康复治疗　针灸、推拿、牵引等减轻水肿,改善头晕。

2. 物理因子疗法　红外线、超短波、中频等预防肌肉萎缩。

3. 药物治疗　营养神经、改善循环等药物治疗。

4. 心理治疗　帮助患者接受现实,正视疾病,减轻焦虑和抑郁,重新建立信心,积极主动参与康复训练。

（1）支持性心理疗法：心理治疗师首先帮助患者分析焦虑情绪的原因是因为病情反复发作、长期受到慢性疼痛的折磨，以及急切盼望能寻找到药到病除的方法来彻底治愈而导致的；然后给患者讲解神经根型颈椎病产生的原因、临床表现和康复治疗方法，让患者了解该病的治疗情况，并分析焦虑情绪对该病的治疗预后和健康的消极影响；同时医护人员以高度的责任心和同情心、安静舒适的环境及耐心、细致地解答患者对疾病的疑惑来建立良好的治疗关系，取得患者的信任，多以鼓励和安慰的话语使患者心灵得到满足和放松。通过上述措施帮助患者建立对疾病和康复治疗的正确认识，树立康复的信心，改变焦虑、恐慌的消极心理，积极地配合医生参与康复治疗。

（2）呼吸止痛法：指导患者采用正确的呼吸止痛法，疼痛时深吸一口气，然后慢慢呼出，而后慢慢吸慢慢呼，呼吸时双目闭合，想象新鲜空气缓慢进入肺中。

（3）自我暗示法：当患者疼痛难忍时，患者应当清楚疼痛是机体的一种保护性反应，说明机体正处在调整状态，疼痛感是暂时的，鼓励患者增强同病魔作斗争的决心和信心，特别在使用镇痛药物的同时，配合自我暗示法，能够大大加强镇痛药物的镇痛作用。

（4）松弛止痛法：患者疼痛时如能解除紧张，松弛肌肉，就会减轻或阻断疼痛反应，起到止痛作用。松弛肌肉的方法很多，如叹气、打哈欠、深呼吸、闭目冥思等。

（5）音乐止痛法：疼痛患者通过欣赏自己喜欢的音乐缓解疼痛，可以边听边唱，也可以闭目静听，并伴手脚打拍轻动，既可分散注意力，又可缓解紧张情绪。

（6）转移止痛法：患者的注意力如集中于疼痛上，将使疼痛加重，可通过多种形式分散患者对疾病的注意力，减轻疼痛的作用，如看电视、相互交谈、读书看报等，把注意力转移到其他事物上去，疼痛就会减轻甚至消失。

（7）刺激健侧皮肤法：疼痛时，可以刺激痛区对侧的健康皮肤，以分散患者对患处疼痛的注意，如左臂痛，可以刺激右臂，刺激的方法如按摩、捏挤、冷敷、涂清凉油等。

【疗效观察】

患者在系统康复的基础上，精神状态明显好转，睡眠得到改善，食欲增加，心情烦躁和焦虑不安的不良情绪已经少见，能与康复治疗师一道参与康复计划的制定和主动开展康复训练。

（王晓东）

案例5　孤独症谱系患者的心理康复

【患者一般情况】

姓名：杨某某　　　　　　　　年龄：3 岁

性别：男　　　　　　　　　　出生地：广东省珠海市

民族：汉族　　　　　　　　　病史叙述者：患者母亲

入院时间：2015 - 7 - 1　9:00　记录时间：2015 - 7 - 1　10:30

主诉：自幼语言发育差、不理人。

现病史：患者自幼语言发育差、不理人、兴趣独特、好动、脾气大，患儿自幼无明显诱因表现语言发育差,1岁时会有意识地叫"爸爸、妈妈",目前只会无意识地偶尔叫"爸爸、妈妈";不理人,叫之不应,1岁时尚能听指令,目前不听指令,眼神接触差,与人互动差,独自玩耍,不会分享,不会炫耀,但会躲猫猫;兴趣独特,不喜欢玩玩具,喜欢插孔,喜欢音乐;有时会模仿父亲,会模仿动物的声音,有时对认识的小朋友哈哈笑,跟着小朋友跑,能感受到家人的情绪,会察言观色;好动,动个不停,不怕危险,不怕陌生人;易分心,注意力不集中;脾气大,不能满足其欲望,其即大发脾气,哭闹不止。家长见其语言发育差、不理人,故带其前来我院我科进行评估,语言评估提示语言发育迟缓,为明确诊断,前来心理科就诊。起病以来,无高热、昏迷、抽搐、休克史。G1P1,足月剖宫产,否认过去史、家族史,运动发育正常,语言发育迟缓,二便有表示,饮食、睡眠可。

母妊娠史:初期感冒:无;早期流产:无;其他:无。

发育史:运动发育:2个月抬头,6个月独坐,12个月独走。

　　　　　语言发育:5个月发咿呀声音,不会有意识叫人,至今不会交谈。

过去史:无特殊。

家族史:无特殊。

【康复诊断】

孤独症谱系障碍。

【康复治疗】

1. 咨询指导　避免独自玩,加强人际互动。

2. 地板时光　以儿童为导向,强化人际沟通。强调以孩子为中心,让孩子意识到自己是一个有意图、懂得与人交往的个体;强调互动,在互动游戏中加强孩子的能力。操作方法:通过"听""看"来观察孩子的表现,如面部表情、身体语言、动作;参与儿童的沟通圈;尽量让孩子主导;尽量扩展儿童游戏,随时响应儿童随意或没有意识的活动,把它投入到有意义;指导孩子终止活动。

3. 语言训练及指导　通过听理解训练、口语表达训练、阅读和朗读训练等方法来训练患者言语功能。

4. 综合能力训练　包括认知能力、日常生活活动能力训练等。

5. 心智解读　训练患儿推测他人想法、情绪等心理活动能力。主要帮孩子认识他人的表情,解读喜、怒、哀、惧等各种感情产生的原因,学习该种情境下应该做出的反应。如:开心、不开心、生气、害怕各是什么样子的?为什么会开心、不开心、生气、害怕?在别人开心、不开心、生气、害怕时我应该怎么办?在我开心、不开心、生气、害怕时希望别人怎么办?进而进化到理解感动、内疚、惭愧、羞耻、宽容等感情。例如:别人不开心,不能打他,而要去安慰他。

6. 对患儿家长的心理干预　首先,帮助患儿家长接受并适应自己孩子的现实,给予心理上的支持,处理一些常见的心理问题,如焦虑、不安等;其次,要帮助他们维护正常的家庭生活和社会生活;最后,帮助他们解决现阶段在儿童在教育方面出现的各种各样的问题,从而保障日常生活的顺利进行。

【疗效观察】

通过1年6个月的综合能力、语言能力训练和家庭教育下,孩子情绪稳定,无故哭闹减少,愿意拥抱成人和小朋友,开始对外界反应增加;孩子生活自理能力提高10个月,手操作能力提高了8个月,认知能力提高了8个月,语言表达提高了6个月,社交提高了5个月,能听懂老师的指令并执行,行为问题渐减少。将继续参加小组训练和语言能力训练及家长的配合。

(吴瑜媛)

案例6 脑性瘫痪患者的心理康复

【患者一般情况】

姓名:朱某某　　　　　　　　年龄:5岁5个月

性别:女　　　　　　　　　　出生地:广东省江门市

民族:汉族　　　　　　　　　病史叙述者:患者母亲

入院时间:2015-12-2　13:00　记录时间:2015-12-2　16:30

主诉:运动障碍和语言发育迟缓5年。

现病史:患儿出生至今发育异常:全身松软,运动障碍。头部控制可,跪坐较稳,盘腿坐及蛙式坐稳定性差,牵手迈步笨拙、不能独站独走。手指分离运动稍差,动作缓慢、握笔姿势异常、紧张时张口、手握拳。日常交流可,流畅性欠佳,音量小,部分发音不清。

能力总论:大运动评估(GMFM-88)得分49.4%;精细运动相当于3岁6个月～3岁8个月水平;认知、理解能力及社会适应能力相当于3岁8个月～3岁10个月水平。

患儿优势:基本日常生活交流及理解尚可、能配合训练。

患儿略势:运动能力差;语言表达流畅性差,发音不清。

既往史:

母婴期:口服板蓝根,孕3个月感冒发热,轻度贫血,孕后期胎监提示胎心快,胎动增加曾吸氧。

出生史:足月顺产、有催产、脐带绕颈1周、脐带细且扭转。分娩过程中胎心变慢、最低69次/分。

新生儿情况:有低血糖,代谢性酸中毒、轻度贫血。

家族史:无特殊。

【康复诊断】

(1) 脑性瘫痪(不随意运动型)。

(2) 抽动障碍。

(3) 儿童期情绪障碍。

【康复治疗】

1. **游戏治疗,建立安全感**　提供安全的环境建立信任的关系保持荣许和责任的态度,与游戏为媒介而展开与患儿的心理互动交流并借由患儿选择的玩具和扮演的活动达到宣泄支持和重整的效果,选用的器材为木偶、洋娃娃和艺术器材等。

2. **体感音乐治疗,稳定情绪**　是通过"身体感知音乐"的方式,将音乐中16～150 Hz的低频信号,经过物理转换成振动,通过"骨传导作用"和心理、生理的双重刺激,能够在短时间内激活大脑中枢,使人迅速获得高质量的身心愉悦与放松。选用的音乐为:五音疗法。

3. **感觉统合训练,改善前庭功能及加强注意力**　通过大脑和身体相互协调的学习过程中机体在环境内有效利用自己的感官,以不同的感觉通路视觉、听觉、味觉、嗅觉、触觉、前庭觉、本体觉选用:平衡板、bobath 球、滑动板、冰块、辣椒、醋等。

4. 多参与当患儿的活动 增强患社会交际能力、提升的自信心。

5. 全面康复、提升患儿的综合能力 运动治疗、作业治疗、言语治疗、电疗等。

6. 家庭指导训练 设定好家庭训练方案。

【疗效观察】

通过采取的措施进行训练患儿目前敏感度低,现在能跟陌生人打招呼,如挥挥手、再见等,在家长的陪同下能在陌生的地方游玩,现在听到小孩的哭声,多数不哭,少数哭,训练时,由妈妈陪同到单独进行训练,在治疗师的鼓励下敢于挑战、尝试。治疗方案同前,继续观察发现问题及时修改治疗计划。

(蔡楚丹)

案例 7 脑外伤患者的心理康复

【患者一般情况】

姓名:甘某某	出生地:江西省赣州市
性别:男	职业:建筑工
年龄:31 岁	入院时间:2016 - 2 - 28 10:00
民族:汉族	记录时间:2016 - 2 - 28 14:30
婚姻状况:已婚	病史叙述者:患者家属

主诉:不慎从高处坠落伤致神志不清,伴左耳道流血。

现病史:患者于 2016 年 2 月 28 日上午从事建筑施工时不慎从高处坠落,当时即神志不清,伴左耳道流血,工友急呼"120"送至赣州市人民医院急诊科入院。入院时神志不清,格拉斯哥昏迷量表评定 3 分,为重度昏迷状态,刺痛无反应,双侧瞳孔对光反射迟钝,双侧Babinski 阳性。头颅+胸部 CT 提示:①中线结构右偏,警惕脑疝形成;②左侧颞部硬膜下血肿;③蛛网膜下腔出血;④右枕骨骨折;⑤左颞枕部皮下软组织肿胀;⑥右肺挫裂伤。入院后急诊手术处理,在 ICU 病房始就介入相关康复治疗,以促使运动、言语及吞咽等功能恢复。

经系统康复治疗 2 个月后,现对事物有部分不能正确地理解,不知道今年是那一年,对于三位数以上数字的加、减、乘、除计算不了,欠缺主动、容易发怒、感到不安、情绪波动大、容易与别人发生争执,容易感到苦闷,对事物诸多不满,感到焦虑和寂寞,失去自信,难以安睡,性格转变,说话口齿不清,注意不集中,记忆力障碍,性格粗暴固执,偶有全身疼痛如针刺感,头昏,头痛,失眠,急躁,焦虑、抑郁、易激惹甚至阵发暴怒。吞咽轻微呛咳,右侧上肢Brunnstrom 分期 Ⅱ 期,手 Ⅱ 期,下肢 Ⅲ 期。上肢肌力 2 级,下肢肌力 2+级。坐位平衡 3 级,站位平衡 1 级,Berg 评分 11/56 分,平衡较差,在 2 个人扶持下能轻微步行。

既往史:既往体健。否外伤病史;无肝炎、结核等传染病史;无食物及药物过敏史;否认输血史,预防接种史不详。

个人史:原籍出生长大,否认疫水、疫区及毒物接触史。平时生活起居规律,无不良嗜好。

体格检查:血压112/84 mmHg,神志清楚,精神差。右侧上肢Brunnstrom分期Ⅱ期,手Ⅱ期,下肢Ⅲ期。上肢肌力2级,下肢肌力2+级。坐位平衡3级,站位平衡1级,Berg评分11/56分,平衡较差,在2个人扶持下能轻微步行。

辅助检查:头颅+胸部CT提示:①中线结构右偏,警惕脑疝形成;②左侧颞部硬膜下血肿;③蛛网膜下腔出血;④右枕骨骨折;⑤左颞枕部皮下软组织肿胀;⑥右肺挫裂伤。

专科情况:①神经系统检查:神志清楚,精神差。双侧瞳孔等圆等大,对光反射灵敏。右侧上肢Brunnstrom分期Ⅱ期,手Ⅱ期,下肢Ⅲ期。上肢肌力2级,下肢肌力2+级。坐位平衡3级,站位平衡1级,Berg评分11/56分,平衡较差,在2个人扶持下能轻微步行。②言语功能检查:不完全运动性失语。③认知功能评定:现对事物有部分不能正确地理解,不知道今年是哪一年,对于3位数以上数字的加、减、乘、除计算不了。③日常生活活动能力评定:Barthel指数评定,得分26分。④汉密尔顿抑郁量表HAMD抑郁评定得分29分,汉密尔顿焦虑量表HAMA焦虑评定得分23分。

【康复诊断】

（1）左侧颞部硬膜下血肿。

（2）蛛网膜下腔出血。

（3）右枕骨骨折。

（4）右肺挫裂伤。

（5）焦虑症。

（6）抑郁症。

【康复治疗】

1. **支持性心理治疗** 支持性心理治疗是采用倾听、指导、劝解、鼓励、安慰疏导以及保证等方法的一种心理,伴有精神障碍脑外伤患者普遍情绪不稳定、自我力量不足,支持性心理治疗能够有效稳定患者的情绪、缓解防御与戒备心态,为进一步接受显示和康复治疗创造条件。

2. **艺术性心理治疗** 伴有精神障碍的脑外伤患者部分存在语言功能障碍,无法用言语、交谈的方式来表达自己内心的体验,或者是有意识障碍的患者无法清晰地呈现自己的内部感受。此时,艺术性心理治疗,比如绘画治疗和音乐治疗便可以成为一座沟通的桥梁。房、树、人绘画测验可以帮助我们更原始、清楚地了解患者的人格现状、精神状态,而音乐治疗可以帮助患者宣泄情绪,激活意象,帮助患者走出创伤。

3. **认知行为与行为治疗** 伴有精神障碍的脑外伤患者常有自卑心理,对外部环境十分敏感多疑,容易产生非理性的信念,对此可以采用认知行为疗法冲击患者的非理性信念,让患者意识到当前感受的困难是由自己的非理性信念所带来的,并且帮助它们建立合理的信念,身体力行,接受现实与治疗。脑外伤患者的脑组织受损,原有的神经联结遭到破坏,使得其他原有的初级神经环路重现并被启用,以代偿大脑高级功能,此时行为治疗中的强化、行为塑造便可以帮助患者建立新的神经联结,提高患者的情绪控制力、认知水平和行为控制力。

4. **家庭治疗** 伴有精神障碍的脑外伤患者往往不能处理好与家人之间的关系。患者因受伤而无法承担原有的家庭责任,发挥不了原有的功能,心中有内疚感和负罪感,在依赖于家人照顾的同时又无法很好地表达和控制自己的情绪、思维,这种无法语言化的复杂感受通常变成语言攻击或行为攻击表现出来。而患者的致伤事件对其家人来说也是一次创伤,他们同样承受着巨大的精神压力。家庭治疗可以帮助患者家属正确认识及接纳患者伤后的改变,同时帮助患者学会更好的表达方式,加强和提高其社会支持系统的功能。如定期召开家属座谈会,做好家属的思想工作,取得合作,改善患者的心态和行为方式,提高疏导效益。

5. 创造良好的医疗环境 给患者以安全、舒适感,减轻思想负担。

【疗效观察】

给予两周的心理康复后现在患者对事物大部分能正确理解、认知和反应,主动配合治疗、发怒减少、情绪波动较小、很少与别人发生争执,说话口齿较清、记忆力障碍减轻。

(温优良)

案例8 截肢患者的心理康复

【患者一般情况】

姓名:宋某某	出生地:江西定南
性别:女	职业:家庭妇女
年龄:37 岁	入院时间:2016-1-10 10:30
民族:汉族	记录时间:2016-1-10 11:00
婚姻状况:已婚	病史叙述者:患者本人

主诉:左小腿膝下截肢2个月,伴睡眠障碍、易激惹约1个半月。

现病史:患者于2015年11月13日在骑自行车上班途中不慎被右转弯货车撞倒在地,左下肢小腿被压在车轮下面,左膝下小腿几近离断,当时人事不省,由"120"送往医院急诊科抢救。因左小腿严重粉碎性骨折、软组织大量坏死,遂急转入骨科,紧急行截肢手术,左小腿膝下15 cm截肢,术后给予抗感染、营养支持、促进残端定型和功能训练等对症治疗。2周后,患者残端愈合良好,生命体征平稳,转入康复科进行治疗。患者自入院以来,丈夫忙于工作并没有陪伴其身旁,儿女们尚年幼在校读书,住院期间一直是自己勉为其难地照料日常生活,缺乏关爱,常感孤独无助。虽为工伤事件,但责任方无力赔偿也时常拖欠康复治疗费,缺乏社会支持。经济负担及家庭责任加上疾病创伤造成患者沉重的心理负担。现患者生活完全依赖,精神状态不佳,双目呆滞无神,身体消瘦,情绪低落,多思多虑,精神持续性紧张敏感,经常莫名哭泣,入睡困难睡眠质量极差,容易发怒,食欲减退,二便正常。回答问题被动,对他人予以的关心态度冷漠甚至疏远隔离。有意回避与创伤有关想法,对周围环境及事件表现淡漠麻木,对疾病的治疗及预后呈悲观状态,对康复训练不抱多大希望,不配合参与康复治疗训练。

既往史:既往身体健康,无重大疾病,否认精神病家族史。

个人史:适龄结婚,丈夫长期在外务工,聚少离多,夫妻关系一般,育有二女二男,均未成年,家庭经济负担较重。

月经、婚育史:月经12岁4~6天/26~28天,末次月经2010-10-20,已婚已育,家人均体健。

体格查体:神志清楚,血压100/70 mmHg,心率70次/分,律齐,未闻及杂音。左小腿膝下15 cm处被截除,残端愈合良好,循环良好,肌力4级,右侧下肢正常,二便正常。

专科情况:①残肢残端测量:残端长度15 cm;残端周径:膝关节外侧关节间隙起5 cm、

10 cm、15 cm周径分别是30 cm、33.5 cm、33 cm;残端皮肤良好,皮温正常,无破溃和水肿,无瘢痕粘连,无压痛。②残端肌力评定:肌力4级。③心理学检查:观察评估诊断:患者面容疲倦,情绪低落,沉默少语。回答问题被动,语调低沉,两眼目光呆滞,经常莫名哭泣。通过上诉观察,可诊断为抑郁的精神状态;症状评估诊断:患者在3个月前经历高处摔落的创伤事件后,有意回避与创伤有关想法,对他人予以的关心态度冷漠甚至疏远隔离,对周围环境及事件表现淡漠麻木,对疾病的治疗预后及未来没有信心和希望,根据《中国精神障碍与诊断标准》第三版,故患者诊断为创伤后应激障碍(PTSD);测验评估诊断:汉密尔顿抑郁量表(HAMD),得分35分,汉密尔顿焦虑量表(HAMA),得分21分;共提示为重度抑郁和明显焦虑;社会支持评定量表(SSRS):得分26分其主要支持源来自其4个子女。

【康复诊断】

(1) 左小腿膝下截肢。

(2) 创伤后应激障碍。

(3) 抑郁情绪。

【康复治疗】

1. 残端训练

(1) 残端肌力训练:应用抗组等张训练和抗组等长训练来增强残端肌力。

(2) 促使残端角质化训练:取治疗用泥,对残端进行挤压,或用细沙土在残端处揉搓,每日5次。使残端形成角质层,提高残端皮肤的耐磨性。

(3) 残端负重训练:患者直接在床上、地板上练习残端负重的步行;或在木凳上垫一层软垫,身体重心向残肢转移,使残端适应负重。

2. 步行训练 请假肢技师进行残端的测量,准备安装永久性假肢,并给患者进行假肢行走训练。

3. 预防残肢并发症

(1) 预防残端挛缩:每日4次作关节全范围活动。

(2) 预防残端压疮:指导患者正确的假肢行走,定期检查残端有无红肿和破溃。

4. 心理治疗 截肢术对患者的心理打击巨大,患者往往会出现焦虑、恐惧、愤怒、悲观、抑郁和孤独等消极心理反应。因此,心理康复是极其重要的,应通过各种方式的心理治疗,帮助患者迅速度过心理危机,正确面对现实,认识自我的价值,重新确立自尊,积极投入康复训练。若能安排与类似截肢的术后患者进行交流,常能收到很好效果。

(1) 支持性心理治疗:建立良好的咨询关系,耐心倾听,对该患者不幸和目前的心理状况,给予充分的同情和理解。并建议管床护士多关注其思想动态,适时给予相关护理心理支持。

(2) 情绪疏泄疗法:合理解释患者出现的心理问题,如焦虑和恐惧情绪等,鼓励患者表达宣泄内心的负面情绪,减轻心理压力。建议其必要时可以找一个相对僻静处,进行呐喊、歌唱及呼唤等情绪宣泄。

(3) 放松松弛疗法:康复治疗师先教会其掌握肌肉放松法,然后通过意识控制使肌肉放松,同时间接地松弛紧张情绪,从而达到心理轻松的状态,减轻焦虑。

(4) 认知心理治疗:帮助患者改变对自己残疾和生活的各种不正确的态度,矫正自我否定的消极思维,感受自我存在的价值。学习合理的观念以及接受积极的应对方式,使患者的认知更接近实际,增强患者战胜疾病的信心。

（5）家属辅助治疗：根据"家庭系统理论"认为，患者发生变化时家庭成员也必定出现变化。应向患者家属解释说明病情，鼓励家属去帮助患者适应面对困难，给予心理、身体方面的关怀。嘱托其丈夫在做工间隙或节假日期间多带儿女们来医院短期陪伴，实在不行，也可以多打电话进行问候。

（6）物理治疗：重复经颅磁刺激（rTMS）可产生兴奋性突触电位总和，导致部位神经异常兴奋，提高情绪，增强对周围事物的兴趣，加强行为心理治疗方面的疗效。

（7）精神药物治疗：予以抗抑郁药及抗焦虑药物联合使用，减轻情绪低落，改善睡眠质量。

【疗效观察】

患者在进行心理干涉 3 周后，汉密尔顿抑郁和焦虑量表评分明显下降，患者的情绪趋于稳定，睡眠质量提高。现患者逐渐认识到残疾现实，并且从心理到行为开始适应，主动向主管医生了解本身疾病的预后及治疗，讨论康复训练方案，向周围病友寻求经验。积极配合参与康复功能训练，日常生活能部分自理，生活质量得到了明显提高。

（温优良）

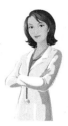

主要参考文献

1. 彭聃龄.普通心理学(修订版).北京:北京师范大学出版社,2004.
2. 叶奕乾、何存道、梁宁建.普通心理学(修订二版).上海:华东师范大学出版社,2004.
3. 梁宁建.心理学导论.上海:上海教育出版社,2006.
4. 吴玉斌,郎玉玲.护理心理学.北京:高等教育出版社,2007.
5. 马存根.医学心理学(第二版).北京:人民卫生出版社,2003.
6. 吴玉斌、白洪海.心理学基础.北京:科学出版社,2003.
7. 张伯华.医学心理学.北京:人民卫生出版社,2005.
8. 陆斐.心理学基础.北京:人民卫生出版社,2002.
9. 刘纪志.医学心理学.广州:广东科技出版社,1996.
10. 陆再英.内科学.北京:人民卫生出版社,2008.
11. 吴在德.外科学.北京:人民卫生出版社,2008.
12. 姚树桥.医学心理学.北京:人民卫生出版社,2008.
13. 贺丹军.康复心理学.北京:华夏出版社,2005.
14. 王拥军.卒中单元.北京:科学技术文献出版社,2004.
15. 杨莘.神经疾病特色护理技术.北京:科学技术文献出版社,2008.
16. 李晓雯,袁欣,张瑾.临床常见心理问题及心理护理.北京:人民军医出版社,2008.
17. 燕铁斌.现代康复治疗学.广州:广东科技出版社,2004.
18. 李忠泰.疾病康复学.北京:人民卫生出版社,2002.
19. 南登崑.康复医学.北京:人民卫生出版社,2001.

图书在版编目(CIP)数据

康复心理学/朱红华,温优良主编.—2版.—上海:复旦大学出版社,2017.1(2024.1重印)
卫生职业教育康复治疗技术专业教材
ISBN 978-7-309-12314-2

Ⅰ.康… Ⅱ.①朱…②温… Ⅲ.康复医学-精神疗法-中等专业学校-教材 Ⅳ.R493

中国版本图书馆 CIP 数据核字(2016)第 107092 号

康复心理学(第二版)
朱红华　温优良　主编
责任编辑/傅淑娟

复旦大学出版社有限公司出版发行
上海市国权路 579 号　邮编:200433
网址: fupnet@ fudanpress. com　http://www.fudanpress.com
门市零售: 86-21-65102580　团体订购: 86-21-65104505
出版部电话: 86-21-65642845
盐城市大丰区科星印刷有限责任公司

开本 787 毫米×1092 毫米　1/16　印张 14.75　字数 341 千字
2024 年 1 月第 2 版第 5 次印刷

ISBN 978-7-309-12314-2/R·1556
定价: 42.00 元